光之手3

核心光療癒

我的個人旅程・創造渴望生活的高階療癒觀

Core Light Healing
My Personal Journey and Advanced Healing Concepts
for Creating the Life You Long to Live

芭芭拉・安・布藍能 Barbara Ann Brennan ———— 著
Aurelien Pumayana Floret、Bona Yu ———— 插圖
呂忻潔 ———— 譯　心夜明 ———— 審校

謝　辭

　　我對所有相信我、信任我工作的人們表達最深切的謝意。在我的人生中，指導靈們一直都是重要的一部分，並且對於《核心光療癒》一書中所傳遞的訊息，他們的作用至關重要。我對我的丈夫伊萊・威爾納（Eli Wilner），致以無盡的感謝，他富有智慧與力量，見證我走過這段光輝之旅。

　　對公司裡所有忠誠敬業的員工致以特別的謝意：黛安・道奇（Diane Dodge），她以卓越的遠見與領導力帶領本書從構思走向結果；斯圖爾特・亞當斯（Stuart Adams），在本書從初稿到成書的全程中，一直以其嫻熟的技巧精益求精、盡心盡力地工作；丹尼斯・莫洛（Denise Mollo），作為插畫顧問和編輯顧問，對該項目進行了出色的管理，並提供了寶貴建議。還有一直支持我的芭芭拉・布藍能療癒學院全體工作人員，我永遠感激你們。

　　衷心感謝麗莎・凡・歐斯崔德（Lisa Van Ostrand）協助本書的誕生，以及插畫家奧雷里安・普梅亞納・佛羅倫（Aurelien Pumayana Floret）與余波納（Bona Yu）堪當重任，創作出書中如此精美的插圖。

各界讚譽

　　個人療癒需要核心認同，對於已經習慣三維物理現象的我們、在探索神祕的世界往往充滿了期待偏見和迷惑，然而，靈界和物質界從來不曾分離過。如果你想整合自我生命，你需要進入療癒科學的世界，而探索這個世界你需要一本充滿靈力的百科全書，本書正是最齊全的靈魂生命成長指南手冊，適用於所有想要心靈與物質雙豐收的人士。

── 上官昭儀／光能身心藝術發展協會理事長

　　閱讀初稿，心中震驚不已。在三十年多前，老早就有人將物理和形而上學研究地如此透徹，而且又是一名以女性科學研究家身分，任職於以男性為尊的NASA，她在科學、神祕學與能量學上的研究，歷經三十多年依然令世人難望項背，她扎實的經歷已經為此書做了一個最強而有力的背書與支撐。

　　能獲邀為此書推薦是我的榮幸。在此我先做幾項的心得分享：

一、此書涉及的層面非常廣，從科學、人文、能量以及神祕學，它讓有心想從事身心靈療癒工作者的視野，瞬間將思考點無限延伸至更高的層次。

二、身心靈療癒從西方傳至台灣已近三十年左右，此書正好補強了熱衷於身心靈領域的朋友在「文化、人文思想融入療癒能量」上的欠缺。

三、作者從科學研究跨足到能量療癒，此生的生命角色從科學家進入靈媒，足以顯示，物理與形而上之間的關係並非如此壁壘分明。

四、此書收錄了作者從她的指導靈黑元通靈所得的靈界訊息，閱讀時切勿讓這一些通靈詩篇輕易流過，以同為靈媒的我來說，每一則的靈界訊息背後透露的資訊極其珍貴。（尤其是〈一元核心觀念〉）

五、扎實理論、熟稔技巧以及對人文的關懷，是作者以身作則的最佳典範。

　　誠摯地推薦給正走在內在靈性療癒的每一位朋友。

── 宇色／「我在人間系列」作家、靈修、瑜伽士

《核心光療癒》帶我們穿越創造性的療癒循環，踏上夢想顯化的創造過程。在身心靈療癒的道途上有此書相伴，足矣。

——張淑瑤／心語身心靈中心負責人，回溯催眠療法訓練師

要達成療癒，我們所需的就是光和愛，芭芭拉對此眞知灼見。她將我們帶到療癒知識的新深度。

——露易絲・賀（Louise Hay）／《創造生命的奇蹟》作者（方智出版，2012）

本書是所有胸懷大志的療癒師和醫護人員的必備讀物；並鼓舞了想眞正瞭解人類眞相的人們。

——伊麗莎白・庫伯勒—羅素（Elisabeth Kübler-Ross）
西方生死學大師、臨終關懷之母／《天使走過人間》作者（天下文化出版，2009）

二十多年來，我一直是芭芭拉的忠實讀者，她的療癒天賦影響了成千上萬的人。在《核心光療癒》中，芭芭拉創建了不可或缺的療癒指引，對於想要瞭解能量在肉體與靈性健康中所扮演之角色的人，絕對是心醉神迷的閱讀體驗，除此之外，還能學會如何解除生命中的阻礙及釋放創傷，以成爲更好的自己。

——詹姆斯・范・普拉格（James Van Praagh）／紐約時報暢銷書《愛的力量》作者

想要瞭解芭芭拉・布藍能，就要瞭解這本《核心光療癒》。我和芭芭拉熟識已四十餘年。初見面時，她還是個滿頭金髮的美國太空總署科學家。不久之後，她展現了另一個更深層次的、連接心靈和療癒的世界。她是討人喜歡的老師和朋友。她活出了靈性生命，並在所做的每件事中帶入「不可思議的魔力」以及療癒師的原則。

——伯特（Bert）與莫伊拉・蕭（Moira Shaw）／50/50工作創始人

目錄

謝辭 2
原文版編者序 16
【中文版譯序】致完整的你 19
【中文版審校序】愛和光芒，精美絕倫又充滿魔力的創造工具 20
【導言】給21世紀生活的工具 22

第1篇 療癒阻塞並釋放創造性能量 31

1 人類能量意識系統 32
超越三維物質世界 32
人類能量意識系統 33
核星 34
哈拉 35
人體能量場 36
肉體（物質身體）40

2 經人類能量意識系統的創造過程 42
流經人類能量意識系統的生命之創造脈衝 42
人類能量意識系統各面向間的關係如何產生維度觀念 43
創造過程經人體能量場顯化的概述 43
創造過程如何經由核星與哈拉維度顯化 43
經由人體能量場的創造脈衝 44
創造脈衝顯化於物質世界 45
進一步釐清生命脈衝 45

生命創造脈衝的四個階段　46
　　人類意識系統中暢通的創造過程之結果　47

3　**療癒受阻的創造過程**　49
　　受阻或扭曲的創造過程　49
　　人體能量場中阻塞的樣貌及所在位置　51
　　二元實相與整體實相　52
　　孩童意識　56
　　阻塞如何影響創造過程及我們的生活　57
　　清理人體能量場阻塞，解放創造力　58
　　釋放你的創造能量，重新創造生活　59

4　**解開纏結的人生**　60
　　換個角度審視阻塞　60
　　解開人生纏結的三個基本步驟概述　60
　　導致人生纏結的原由：創造阻塞　61
　　子宮中創造的阻塞　61
　　出生不久創造的阻塞　61
　　童年和成長期創造出的阻塞　61
　　無望、絕望與自我去權的惡性循環　62
　　惡性循環的結構　62
　　打破惡性循環　64
　　打破惡性循環的步驟　65
　　培養正向成人自我來處理權威問題　68

5　**重新創造生活的工具**　70
　　整體觀念　70

第 2 篇　通過能量場第四層來療癒創造力：關係 82

6　實用的超感知力 82

超感知力的特性　82

基礎超感知力　82

脈輪是具備特定超感知力的感知器官　82

反射光與放射／或自生光所帶訊息的重要差異　83

開發超感知力　84

開啟脈輪感知封印的超感知力機制　84

學習開啟超感知力時的常見問題　87

如何調頻至你想觀察的能量場層級　87

改變心智處理訊息的方式　88

帕坦伽利《瑜珈經》中的五種心智狀態　88

舞動於心智的主動狀態與接受狀態之間　89

超感知力當中的擴展與收縮　90

練習建立超感知力的動覺連結　90

舞動於主動性心智與接受性心智之間　91

超感知力訊息的性質　91

對應物質世界、第四層世界及靈性世界的超感知力和人體能量場　92

不同的超感知力與療癒技巧在人體能量場中之能級　92

在人體能量場中建立連貫性　93

超感知力與肉體感知的區別　93

在助人和療癒職業中使用與提供超感知力訊息的協議　95

超感知力訊息協議　95

其他要點　96

7 進入第四層實相 97
  平面國 97
  運用於療癒的多世界理論 98
  美洲原住民薩滿 98
  遠古女神信仰 98
  現今文化對其他世界的看法 99
  羅伯特‧門羅的研究 99
  人體能量場和能量意識世界 99
  開啟超感知力，踏上個人的旅程 100
  透過超感知力經驗第四層世界 100
  童年經歷如何影響超感知力 101
  童年經歷對我們第四層世界觀的影響 102
  負面童年經歷對超感知力的影響 102
  觀察世界交界處的初體驗 103
  成年後的自發性第四層初體驗 103
  人數眾多的天使和指導靈！ 105
  嘗試將我的意識覺知投射到書中 106
  在第四層世界的困惑 106

8 第四層實相世界、物體和存在體 108
  跋涉於第四層實相 108
  第四層實相世界中的物體 109
  第四層實相世界的物體清單 109
  第四層實相的存在體們 109
  第四層實相世界存在體清單 109
  心智形體 111
  第四層實相世界及其居民 111
  物以類聚法則 112

環地球噪聲帶外殼　114
　　濫用噪聲帶進行宣傳　114
　　在全球創造中的個人責任　115
　　人類創造的第四層實相世界及存在體　115
　　第四層實相世界的未來　115

9　第四層實相的物理規則　117
　　星光界的基本架構　117
　　第四層實相或星光界的物理規則　117
　　從第四層實相較低層中脫身的方法　120
　　結論　121

10　第四層的其他現象：附著物、植入物與外星人　122
　　附於能量場表層或其中的星光附著物　122
　　星光力量的本質　122
　　星光力量的二元性或一元性取決於意願　123
　　我見過的星光物體　123
　　我見過的星光存在體　124
　　所謂的地外生命——即眾所周知的外星人　128
　　與伊麗莎白・庫伯勒—羅斯的親密相逢　129

11　低層星光界中極端的二元性　132
　　進入人體能量場星光實相較低層黑暗之中的新方法　134
　　認識到「負面意願」是一種建立聯繫的努力　134
　　黑色「邪惡」靈體　135
　　第一次以療癒師的身分走訪「地獄」　139
　　新千禧年的任務　140

12 負面意願和星光界 141
魔咒、詛咒與靈體 141
何為黑魔法？為何它如此強大？ 141
我經歷過的黑魔法、魔咒和詛咒 142
人體能量場第四層物體／存在體及詛咒／魔咒的基本總覽 146
業力 147

13 前世療癒概述 149
用深度放鬆法跟隨身體進入前世 150
看見個案的前世 151
看見個案前世時如何處理 152
更宏觀的「前世」觀點 152
前世現象總覽 152
前世體驗範疇的領導者們 153
療癒師梅在第四層工作中遭遇的絆腳石 154
第四層實相現象的誤用及處理方式 155
在個人功課治療中，對星光界的幾個反應階段 156
個人功課中的移情和投射 156
被個案誤用的前世功課 157

14 時間膠囊療癒：釋放過去的束縛 159
我們的內在二元性 160
時間膠囊療癒的目的 161
時間膠囊的描述 161
時間膠囊的解剖結構 162
時間膠囊療癒起效的主要領域 162
時間膠囊療癒的過程 163
時間膠囊療癒中用到的療癒技術 164
我的時間膠囊療癒工作經歷 166

關於人類存在的多世輪迴理論和時間膠囊療癒重點　168
為何時間膠囊療癒比前世療癒更佳　169

15 臨終時的人體能量場　171
死後的拜訪　171
我父親最後的道別　172
母親等待姊妹們到來　173
馬喬麗　1713
馬喬麗再度現身　175
死亡時的人體能量場變化　175
東方的死亡準備方式　177
如何處理所愛之人的死亡，使他們與你都能獲益　177
哀悼愛人離世　178

16 死後的生活　179
羅伯特‧門羅的工作　180
羅伯特‧門羅　182
放下死亡　184

17 療癒我們的關係帶　186
我們的能量帶連結　186
能量帶的五種類型　187
療癒基因帶和關係帶　187
基因帶的產生　187
子宮內的關係帶發育　189
能量帶簡要總結　189
療癒基因帶和關係帶　190
進行關係帶療癒的必備技巧　191
健康的能量帶和封印　191

18 療癒傳統祖先根 193
對於我們根源的困惑 193
我們的祖先根 194
傳統祖先根 194
死亡過程中傳統祖先根的問題 196
療癒一位和露絲有相似祖先問題的女士 197
療癒黛布拉的傳統祖先根 198
黛布拉的傳統祖先根療癒結果 199

19 一元核心觀念 201

【附錄A】人體能量場及超感知力調查 212
人體能量場的暗室測量 212
觀察一位通靈者用超心靈能量（PSI ENERGY）影響植物 213
用人體能量場影響雷射（鐳射）束的輸出 214
在聯合國大樓攝錄人體能量場 217
用AMI對布藍能療癒科學進行的一項快速小測試 218
觀察馬塞爾・沃格爾為水晶充能 219
觀察一位黑帶的猶太教拉比使出輕觸技巧 220
觀察來自菲律賓的通靈外科療癒師 221
與瓦萊麗・杭特博士的會面 222
與羅素・塔格博士一同進行遙視和超感知力的比對 224

【附錄B】芭芭拉・布藍能療癒學院 226

參考文獻 227

插圖索引

彩色插圖位於第108至第109頁。

圖表依章節順序排列，未標示頁碼的部分是彩圖。

第 1 章

圖1-1：黑絨虛空

圖1-2：核星

圖1-3：哈拉光管

圖1-4：哈拉

圖1-5：第一層乙太體

圖1-6：第一層所看到的腎臟

圖1-7：第二層情緒體

圖1-8：第三層心智體

圖1-9：第四層星光體

圖1-10：第五層乙太模板

圖1-11：第六層天人體

圖1-12：第七層因果模板

圖1-13：人類能量場的七個能量層級

圖1-14：七個主要的脈輪與垂直能量流（VPC）

圖1-15：主要脈輪中的小漩渦數 ……………… P.39

圖1-16：人類能量意識系統

第 2 章

圖2-1：在正位上的哈拉線

圖2-2：經由人類能量場移動到物質顯化之清晰的創造過程

第 3 章

圖3-1：人類能量場中的「強制能量流防衛」（Forcing Current Defense）

圖3-2：人類能量場中的「被動順從防衛」（Passive Submissive Defense）

圖3-3：人類能量場中的「被動攻擊防衛」（Passive Aggressive Defense）

圖3-4：阻塞的解剖結構

圖3-5：被阻塞的創造過程

圖3-6（a）：個案在第三脈輪（太陽神經叢）有阻塞

圖3-6（b）：阻塞開始沿著垂直能量流上移

圖3-6（c）：阻塞在個案能量場中循環

圖3-6（d）：阻塞返回原本所在的位置，負面能量增加

圖3-7（a）：療癒師清理個案能量場中的阻塞——將能量注入其中。

圖3-7（b）：療癒師清理個案能量場中的阻塞——療癒師將更多能量注入該阻塞；阻塞沿著垂直能量流上升

圖3-7（c）：療癒師清理個案能量場中的阻塞——將疏通的能量意識整合到人類能量場更高層面中

圖3-8：阻塞被釋放的細節

第 4 章

圖 4-1：確認惡性循環並增強「孩童意識」

圖 4-2：剖析 ER / IR ………………… P.64

圖 4-3：打破惡性循環並以螺旋的方式進入核心

第 6 章

圖 6-1：脈輪

圖 6-2（a）：脈輪的封印與垂直能量流

圖 6-2（b）：垂直能量流中放大的七個脈輪封印

圖 6-3（a）：療癒師將關於個案的訊息（痛楚）拉近自己的體內

圖 6-3（b）：療癒師用超感知力偽足與個案連結

圖 6-4：連貫一致的能量場圖

第 14 章

圖 14-1：時間膠囊的解剖結構

圖 14-2：進行能量螯合時的手位

第 15 章

圖 15-1：星光界旅行

圖 15-2：死亡時刻人體能量場的循環

第 17 章

圖 17-1：希望出生者與準媽媽之間的能量帶連結

圖 17-2：心輪深處稠密、黑暗的阻塞阻止了受孕

圖 17-3：孩子與雙親之間的關係帶連結

圖 17-4（a）：唐納德和他母親之間扭曲的能量帶

圖 17-4（b）：療癒後，唐納德和母親的能量場獲得改善

圖 17-5：健康的能量帶和封印的解剖結構

第 18 章

圖 18-1（a）：傳統祖先根阻礙對現實清晰的知見，造成第六脈輪受損

圖 18-1（b）：傳統祖先根穿透脈輪封印

圖 18-1（c）：封印上的盲點

圖 18-2（a）：傳統祖先根療癒步驟——移除傳統祖先根療癒的起始階段

圖 18-2（b）：傳統祖先根療癒步驟——解開傳統祖先根

圖 18-2（c）：傳統祖先根療癒步驟——所有世代都接收到療癒

原文版編者序

我認為芭芭拉‧布藍能當之無愧為21世紀最具影響力的雙手療癒師與靈視者。她的工作極具遠見與開創性。布藍能的**人體能量場**（Human Energy Field, HEF）理論至今仍然被廣泛引用。事實上，她的人體能量場理論被能量療癒領域所採納與運用，並為許多新近產生的能量療法提供了信息與指導。關於她的著作的其他面向，譬如「清晰意願」的重要性，也被證實是意義深遠的。她的療癒學院、工作坊、書籍、學生和整體影響範圍，毫無疑問已經觸及全球——多則上百萬，少則上萬人的人生。

人們對布藍能的人生故事十分著迷，想知道她的童年、她的療癒能力，以及她所能看到與體驗到之不可見的超自然現象世界。這些主題常常出現在學生和演講聽眾的提問裡。布藍能通靈傳遞的訊息涵蓋小到個人、大至全球的問題，題材相當廣泛，包括但不局限於：健康、療癒、心理、靈性、天使與惡魔等範疇。只要對他人有幫助，任何話題都不算越界。

現在，讀者有史以來第一次聽到布藍能講述自己的生平故事。有些內容可能令人覺得有些過時，甚至觀念守舊。這一點也可想而知，因為布藍能成長於20世紀40年代美國威斯康辛州的一座農場。她經常與大家分享，在她上大學前，沒見過太多世面——除了一天到晚都見到奶牛。在布藍能的童年時期，大多數父母普遍仍以「打屁股」作為懲罰手段；而她成長的時代，無疑與現今世界大相徑庭。然而，無論以全球角度還是個人角度觀之，布藍能提供的信息都不局限於任何時代。從全球角度來看，現在與過去的人類面臨著同樣的掙扎；從個人的角度來看，作為人類，我們都渴望過上有意義的生活，並最大幅度地發揮自己的創造潛能。

布藍能在本書《核心光療癒》描述自己的生活時，著墨於那些使她之所以在療癒領域中與眾不同的一些現象。布藍能在應對這些眾不同之處時，以及努力平衡自己「科學家與療癒師」的雙重身分時的諸多見解，在本書中隨處可見。許多人都渴望能看見、感受並體驗那個不可見的世界。這一渴望可能簡單到只期盼能聯繫上已故親屬。布藍能偉大的天賦之一就在於此：她能在可見與不可見的世界之間架起一座橋梁，並使讀者能夠與她一同穿行其間。

《核心光療癒》將告訴你，夢想生活顯化的創造過程！

本書第一部分，布藍能先回顧了**人類能量意識系統**（Human Energy Consciousness System, HECS）的結構，繼而描述了這一創造過程是如何在該結構中流動的。當「創造性脈動」暢通無阻時，我們便能顯化心中渴望。不幸的是，我們都有一些阻塞，會阻止創造

性能量的流動。這些阻塞所在之處，是我們因童年傷痛或創傷而阻止了能量流動的部位。這些阻塞使我們無法創造所想，並導致我們陷入重複模式的惡性循環。布藍能引導我們一步一步釋放這些阻塞。當這些阻塞被釋放後，創造性的能量便可自由流動，最終我們不但能顯化心中渴望，亦能彰顯更多核心本質、核心之光。

《光之手》作為靈性療癒方面的突破之作，向讀者介紹了人體能量場作為實相體驗載體的深遠影響。同樣的，《核心光療癒》的第二部分，會帶領讀者踏上一趟前所未有的旅程，去領略人體能量場的第四層或星光層，揭示這個神祕且經常被誤解的世界，以及它對我們、對人際關係和人類的深遠影響。能量場的第四層，是三維物質世界與高層靈性世界之間的橋梁，含有從物體、存在體到思想形式的一切。這是一個關於「關係」的層面，因而我們一直在透過「物以類聚、同類相吸」的法則，與第四層的居民進行著共同創造。該層面也被稱為星光界❶。由於第四層並不存在於三維現實中，所以肉眼無法得見，然而從遠古時代開始，就已經有幾種不同文化描述過並能接觸到這一世界。

第二部分開篇描述了**超感知力**（High Sense Perception, HSP）如何運作，以及如何感知人類能量意識系統。在我們能瞭解第四層之前，必須先能感覺到它！隨後，布藍能詳細描述了第四層，以及這一層的運作方式與物質世界的不同之處。布藍能列舉出大量其個人療癒工作中的實例，包括她與第四層各種物體和存在體打交道、拜訪第四層的下界並與黑魔法交鋒的經驗。

布藍能將位於第四層中阻止創造過程的阻塞定義為**時間膠囊**。這些時間膠囊很可能經由多個前世而生成。她描述了藉由「時間膠囊療癒」的方法釋放這些受阻塞之創造性能量的過程；同時也解釋了，在死亡以及通過「星光體」旅行的過程中，人類能量意識系統受到了哪些影響。

因為第四層是關於「關係」的層面，所以這一層中有各種類型的**能量帶**。這些能量帶能夠在無形之中傳輸信息——通常是在二人之間。例如，我們與親生父母之間，創造了基因帶（genetic cord），然後與有「個人連結」的人們之間創造了關係帶（relational cord）。

編按：註號〇為原文註；●為審校註。
❶ 星光界（Astral World）：或譯為星芒界、星光世界。最初由新柏拉圖派哲學家提出，認為它是一個天體層面，未出生和死後人所在之處，其中也有天使、靈體與其他不死的生命體。19世紀末，該概念被神智學（Theosophy）重新定義，為人體七個身體之一，比乙太層（etheric plane）更精細，比心智層（metal plane）更稠密，是容納情感、信念和欲望的層面。

這些能量帶可能是健康的，也可能攜帶了扭曲，並將干擾我們的創造過程。受損的基因帶，即**祖先根**（ancestral root），將我們連接到祖先並攜著多代相傳的錯誤信念系統。關於如何療癒基因帶、關係帶及祖先根，布藍能均作出了詳盡的解釋。

書中也收錄了從她由指導靈黑元（Heyoan）處通靈所得的詩篇，這些詩篇進一步闡明並整合了全書中提出的各種概念。最後，每個章節結尾都會提出一些問題，以鼓勵讀者進一步探索和使用該章節中提供的素材。享受這段旅程吧——讓我們從自我探索開始，接受引導踏入物質與靈性世界的交界。在旅程尾聲，你將對你如何「身為自己人生的創造者」產生更深刻的理解！

麗莎・範・歐斯崔德（Lisa Van Ostrand）
芭芭拉・布藍能療癒學院（BBSH）1995年畢業生
BBSH A&P部門主管
前BBSH高級研究院院長

【中文版譯序】
致完整的你

你，看見自己嗎？你選擇讓什麼樣的經驗，成為自己的一部分？為了生存，你以何種姿態活著？你這一生為何而來？你，快樂嗎？

從追求生活到追求生命，需要因緣。而所有在塵世中的際遇，皆為啟動因緣的境，並淨化著我們的心。然而，我們總需要一些時間，才能領悟際遇背後的意義。

在時間的旅程中，我們或許似懂非懂的經驗了一些歡樂與悲傷，或許有意識、無意識的被形塑了。但是，自由與愛，是所有在這物質世界中的受制約靈魂之渴望。

當我們真正願意對生命付出關懷，允許錯誤，明白生命的重點不在於過得華麗；每個跌跌撞撞，不是為了心碎。接受這些自以為的不完美，將讓自己變得更完整並且自由。

本書是靈性路徑上的一位前行者，提供了看世界不同向度的觀點，但非一切的答案或終點。

或許，你能從本書提供的方法，將生活創傷轉化為生命的祝福，因此而生的內在喜悅與關懷能力，將成為你真正的力量，引導踏上屬於你的靈性道途。

對生命的耐心，帶來安定。

本中譯版得以付梓，要感謝橡樹林總編輯張嘉芳、編輯和所有參與的工作者；感謝另一位譯者陳楷勛溫暖協助；感謝心夜明讓譯稿更加完善；感謝 Thomas、Bella、美君，及所有支持的親友與靈性存在們。因個人無知心意若有翻譯錯誤，懇請讀者見諒並不吝指正。

最後，感謝敬愛的靈性導師聖給瑞達瑞斯瓦米（HH Giridhari Swami）與聖帕布帕德（HDG A.C. Bhaktivedanta Swami Prabhupada），您們以靈性真知穩定了我的心，所有榮耀歸於您們。Hare Krishna！

呂忻潔
2021 年，春

【中文版審校序】

愛和光芒，
精美絕倫又充滿魔力的創造工具

　　本書作者芭芭拉・安・布藍能，是靈性療癒領域的大師，同時也是一位科學家。《核心光療癒》是她繼《光之手》和《光之顯現》之後講述療癒的第三本書，也是最後一本書。這三部按時間順序出版的作品由淺入深，帶領我們從認識人體能量場和神奇的療癒技術開始，一步步到「創造過程」在我們人體能量中的運作，以及創造我們渴望生活的方式。作者以自身四十多年的療癒實踐和教學經驗，將讀者帶入了靈性療癒這一神秘卻又貼近每個人生活與內心的事業之中。因為她在這一領域的專業性和權威性，她對人體能量場的一些定義，早已成為這一領域的常識。

　　無論是專業的療癒師，對療癒有興趣的業餘實踐者，還是在靈性領域有各種探求的修行者，都可以從本書獲益。我想，相當一部分作為非療癒師的普通讀者，閱讀她的書是出於對作者「超感知」能力的好奇，想要瞭解自己看不見的靈性現象。這種好奇，常常會引導我們開啟對靈性最初的追尋。

　　然而，許多靈修者容易被書中似乎與「現實世界」相去甚遠的奇妙現象吸引，收集大量知識，卻忽視實踐本身，無法將書中的信息落地，無法通過靈性知識真正改變自己的生活。

　　但布藍能的任何一本書，其內容都不止於知識。在對靈性世界和靈性現象探索的外衣之下，是對我們如何療癒自身，如何覺察自我，如何創造自己渴望人生的教導。比如，作者在本書中詳細描述了「創造過程」在每一層人體能量場受阻的表現，這就是實實在在設定了路標，讓我們在生活中可以根據這些表現覺察自己，發現自己創造能量的阻塞之處。

　　「療癒」這一行為，絕非擁有「超感知」能力的人所獨有。也許，你一直認為自己普普通通，沒有任何靈性天賦，你的療癒永遠只能停留在「等待某位療癒師來幫助」這一層面。但作者卻在書中告訴我們，每個人內在都有一位療癒師，你可以自己療癒自己，而向內覺察就是一種絕佳的療癒。

我與同是從事專業靈性書籍翻譯的朋友空青，於2020年曾共同參與布藍能第二本書《光之顯現》的翻譯，如今又有幸參與本書的翻譯審核。深入接觸這位療癒大師的每一部作品，對我們來說都既是緣分，也是榮幸，更是「修行」本身。

布藍能這位療癒大師，將一件精美絕倫又充滿魔力的工具埋藏在其作品的字裡行間，希望這件工具能以其智慧和能量，療癒讀者的人生。而我們，作為她書籍的翻譯者與審核者，雖然深知靈性領域還是翻譯領域都是博大精深、學無止境的，以我們的水平依然是管窺蠡測，但仍舊希望憑藉自身的靈性領悟以及對翻譯的執著，盡可能完好無損地將這件工具傳遞到廣大華語讀者手中。倘若您能在閱讀時心有所感，為原作者的智慧、愛和光芒所打動，從而接納自我，療癒創傷，向著內在家園前進一小步，這對我們來說，就是最好的消息。

心夜明

【導言】

給21世紀生活的工具

你一腳立於基於物質的實相，
另一腳立於基於靈性的實相。

在這兩者之間，
是你核心的堅實根基。

——黑元（HEYOAN）

    我的第一本書《光之手：人體能量場療癒全書》，主要描述了人體能量場的前七個層面的結構與功能，該能量場與人體的關係，以及在雙手療癒當中的運用。在雙手療癒的方法和原理方面，《光之手》一書提供了更清晰的認識。

    我的第二本書《光之顯現：個人療癒之旅・來自人體能量場的核心訊息》，主要釐清了我們用於創造人生的「個人療癒過程」。我們的個人療癒過程，會遍歷自身的人類能量意識系統，該系統由四個維度構成：肉體（物質身體）、人體能量場、哈拉（Hara）以及核星（Core star）。

    在這第三本書《核心光療癒：我的個人旅程・創造渴望生活的高階療癒觀》，我描述了如何通過學會理解、療癒、釋放，並運用生命存在之源核心本質（核星）中所湧出的創造性生命能量，去創造自己渴望已久的生活。要如此，就要學習認知並熟悉你之「存在」❶的深層部分，其中包含你內在的美善及黑暗。要釋放創造性核心能量，你必須學會尊重靈魂的渴望，那光、愛與生命的更深層源頭。這股你內在的創造力之源，其強大可能遠超你的想像。學習接受它的存在，並與它同在，這將永遠改變你的生命。地球眾生，甚至可能是宇宙每個角落的生命，內在都擁有其獨一無二的內在「核心之光」，或者「核心本質」。事實上，這「核心之光」，就是你本身！

    我邀你與我一同共赴這旅程。
這將是你的旅程。

---

❶ 存在（being）：作者在本書中使用此詞表達人類生命意識的所有層面，從肉體到能量場以至於核星，亦包括所有正面及負面的所有部分。

每一個體的旅程都是獨特的，
亦是個人化的。

讓自己成為本我吧。
你的本我是神性的。
讓這屬光的自我本質
穿透你的身體、你的能量場、
你的四個維度以及你的人生，
閃耀出來。
讓它光耀宇宙；它是無限。
它將帶你進入並穿越你的人生
超出你最美的渴望。

它將帶你進入你的人生，
那你自有記憶以來所魂牽夢縈的人生！
與我一起，走進最為燦爛尊貴的你自己！

那個你從未夢想過會成真的自己！
那個你終其一生渴望的自己！

我的道路，我的人生

我以自己的人生故事為例，展示我曾走過的路，才成為現在的我。學會尊重過去，就是尊重一個人的人生功課——無論是何種功課。

我出生於美國奧克拉荷馬州，一幢大片麥田中的簡陋棚屋。由於臍帶繞頸，我出生時全身發青、沒有發出半點聲響。當時沒有醫生在場，雙親不知道我是否能存活下來——不過後來，母親總愛跟我說，「妳開始發出很多噪音，直到現在都沒停過！」當然，我相信她。她從不說謊。

在我出生後不久，父母決定移居到另一州，並不斷搬遷住所，我們似乎每兩年左右就會搬家。

從很小時候的開始，我便經常質疑現實中的一切，我身邊的人都因此不勝其煩。那些好像其他人都能理解的現實，我從來就沒弄懂過。對我來說，那都只是些規則：不要說什麼、不要做什麼、不該如何表現，以及該相信什麼——哪怕它是荒謬的。人們對自己的真

實所想或所感似乎並不誠實,只是假裝自己「理當該有」的感覺。我的想法和別人的不同。我確實沒興趣同別人一樣,甚至在高中時期也沒興趣!我尤其想和其他女孩不同,別人認為女孩該學家政,我只想學物理和數學──全校學生反而選了我當返校節❷王后!我知道會是我當選,但壓根兒不明白為什麼。那時我連個男朋友都沒有,身為返校節王后,我還得邀請一位男孩跟我一塊參加返校舞會。但我實在太害羞了。最後,我邀請了似乎理所當然該邀請的足球隊員,但我根本不認識他,在此之前我連個招呼都沒跟他打過!他答應了。由於完全不認識彼此,我們完全不知道該聊些什麼。其他人都穿了父母買的正式、精美的禮服,而我則穿著母親縫製的「媽媽牌」洋裝,這讓我極為窘迫,我急不可耐地希望舞會快點結束。

威斯康辛大學麥迪遜分校

　　由於父母無法資助我的大學學費,我在十二歲就開始打工。我替鄰居做過花園的活,還照看過孩子;整個高中時期,都在霍華德的A&W根汁啤酒銷售攤當免下車服務員。在那之後我還當過服務生、在高檔餐廳當領檯員。大學讀到一半,還得休學一學期去賺學費。為了賺錢,我在一家生產門的工廠上大夜班(午夜到清晨),用榔頭敲入從大型機器裁切出來的門面裝飾,這大概是我做過最差的工作了。等賺夠了錢,我便從州立大學轉到威斯康辛大學麥迪遜分校。

　　在威斯康辛大學的第一份研究工作,是在穿梭於門多塔湖(Lake Mendota)的研究船上測量湖面空氣的溼度和溫度。風吹過湖面時,會吸收水蒸汽,實驗的目的便是測量空氣經過湖面時溼度增加了多少。

　　我先後在威斯康辛大學獲得了物理學學士學位、氣象學碩士學位。在氣象系,我專攻的是高層大氣物理學,而非天氣預測。維爾納・索米(Verner Suomi)博士是我的導師,擬的碩士論文是設計並製造全向紅外輻射計(Omnidirectional Infrared Radiometer),這件儀器會搭載於美國發射的第三顆衛星:泰羅斯三號(Tiros III)上。索米博士曾是甘迺迪總統(John F. Kennedy)科技諮詢委員會中的一員。

美國太空總署戈達德太空飛行中心

　　大學畢業後,我的第一份工作是在美國太空總署(NASA)戈達德太空飛行中

---

❷ 返校節(homecoming):美國學校每年(通常在秋季的某一個週末)舉辦的活動,邀請歷屆校友返校,會有一些慶祝活動如足球賽和舞會,並會選出返校節的國王或王后。
❸ 戈達德太空飛行中心(Goddard Space Flight Center):NASA首座太空飛行中心,位於華盛頓特區。以太空先驅羅伯特・戈達德來命名。

心❸擔任物理研究員。那時NASA處於草創初期，我在戈達德研究搭載於衛星雨雲二號（Nimbus 2）上的遙感裝置：中等分辨率紅外輻射計（Medium-Resolution Infrared Radiometer，或簡稱為MRIR），負責這件裝置的搭建、測試，以及在實驗室中監控衛星發射前、升空後的調校工作。

MRIR可測量地球發出的五種不同波段的輻射，測量從紫外線到可見光、紅外線的電磁波譜。我判讀這些儀器上的數據，並根據得知的信息來撰寫、發表論文。

我是利用航空測量來檢驗MRIR衛星數據的「首席研究員」。當衛星數據難以解讀時，我們會使用名為伽利略（Galileo）的康維爾990飛機來檢驗數據，盡可能地飛向高空，好讓機體位於雨雲二號運作時的正下方。我們在各種地表環境中進行該項檢驗，例如：南加州的高濃度鹹水湖索爾頓海（Salton Sea）；阿根廷極度乾燥沙漠中的阿塔卡馬鹽沼；在亞馬遜河源頭，名為尼格羅河（Rio Negro）的茂密叢林；在北極冰蓋；在冰冷的南極羅斯冰架（Ross Shelf）；在大西洋與太平洋的暴風雨中，以及不同浪高及成雲型態條件下。這些都是為了要測量出不同地表在不等的海拔，所發出的反射與輻射光的差異，用以調校地表輻射對大氣的影響。我們將這所有的數據，與衛星測得的數據進行比較。考察探測的空檔，我會處理數據，找出方法去修正大氣層對衛星測得數據造成的干擾及偏差。我熱愛在戈達德太空飛行中心的工作，至今仍然懷念。

隨後幾年，當我仍在戈達德埋首研究時，美國開始發生一些變化，尤其是我當時所居住的華盛頓特區。婦女解放運動和種族暴動每每登上華盛頓頭條新聞，這股風潮也席捲了全國。身為物理學家，我從未思考過女性解放運動這回事，後來才發覺自己的工作對當時的女性來說並不尋常。事實上，在瑪麗‧托賓（Mary Tobin）獲聘之前，好些年來我都是部門裡唯一的女性物理學家；再之後，我和瑪麗成了部門裡「唯二」的女性科學家。我猜想戈達德還有其他女性員工，只是不在我所處的部門。

當時，我在華盛頓特區，住在主要是黑人聚居的社區。在威斯康辛州長大、年紀輕輕就開始工作賺錢的我，沒想過種族或性取向這類問題；我不瞭解黑人和同性戀者所面臨的不公待遇。在戈達德，有些同事就是黑人，而對於租同一輛車、和純粹是同事關係的朋友四處逛逛，瑪麗和我從不覺得這有什麼。然而有一天，當我們一夥人要飛往美國南方一座城市時，有兩位朋友拒絕跟我們一同前行。

我們很訝異，不明白怎麼惹惱了他們！我們想不通哪裡做錯了。朋友提醒，我們將置身於美國南方的州，要是與黑人同行，就太危險了。這令我們感到震驚，僅僅是與同事同乘，竟然也可能招致危險。這讓我如夢初醒，開始覺察當時的國內局勢——我其實也身處其中！

我支持所有人的平權，甚至參加了女權運動和女性同酬遊行。即使在工作中我一向被尊重，薪資也與NASA的男同事們相當，我還是參與了這些活動。我發現在美國有許多女

性的薪資過低,這眞是當頭棒喝,令我開始思考人生中存在的其他問題。隨著這些問題在華盛頓特區升溫,我也開始改變。

我對內在空間和心理歷程產生興趣,開始參加週末的生物能量學❹工作坊。我太熱愛這個課程了,因而前去參加由華盛頓的身心整合學會(Institute of Psychophysical Synthesis)所舉辦的生物能量療癒師培訓。

身心整合學會

我在華盛頓的身心整合學會,接受爲期兩年的身心療癒(body psychotherapy)全職培訓(每週40小時)。在這期間,我學會了感知人體能量場。當時負責我所在團體的工作人員之一,因爲白內障而失明。但她能清楚看見並描述能量如何在同學們的身體間流動。我決定觀察她是如何「看見」的,並模仿她的做法。令我驚奇的是,這眞的管用!一旦我學會了她的方法,就能看見她所描述的景象。一開始,我對自己所「看見」的感到震驚,因爲當時我對這些現象聞所未聞。

我造了「超感知力」這個詞,因爲當時通靈(Psychic)或靈視(Clairvoyant)這類詞都有些「怪力亂神」的隱喻。用超感知力觀察個案的人體能量場的同時,我也系統地觀察自己的人體能量場如何運作,我的超感知技巧在磨練中不斷提升。超感知力不過是以我們天生內置的感知來接收資訊的一種方法,但是大多數人對這種能力毫無認知,更遑論去運用它。人們只是沒有去發展這一能力罷了。我從這些單純的超感知觀察中收穫良多,但有好些年,我都選擇不對他人提及我所看到的。

人體能量場運作時的系統性與邏輯性令我驚奇。我發現人體能量場與我在戈達德用MRIR測量到的自然地球能量場是那麼相似。但人體能量場的不同在於,測量的工具就在我自己的腦中。多麼不可思議呀!甚至它的運作方式與MRIR也有近似之處。所以,通過繼續用超感知力觀察人體能量場現象,我感知人體能量場的能力就得到了進一步的發展和微調。我運用超感知力,觀察個體內及個體間的人體能量場現象。在接受生物能量療癒師培訓時,我觀察人們在經歷個人心理歷程時的人體能量場互動。在成爲療癒師和團隊領導以後,我繼續進行這樣的觀察練習。對於最終導致人們肉體健康問題的「習慣性能量防衛系統」,我學到了很多。

我訝異於超感知力竟能傳遞如此多的資訊。人們的想法、感受和變化在物質世界中表現出來之前,早已全盤顯現於人體能量場中。

---

❹ 生物能量學(Bioenergetics):主要由威廉・賴希(Wilhelm Reich,曾是心理學家弗洛伊德的學生)提出的一種應用身體心理學進行心理治療的方法,其學生亞歷山大・洛文(Alexander Lowen)和約翰・皮拉克斯(John Pierrakos)亦發展出該方法的分支。

為了弄清楚超感知力是如何運作的，我會在觀察個案人體能量場的同時，觀察自己的人體能量場，方法是在對方和自己之間快速切換專注焦點。我從觀察中發現，在這些自然的生物能量場中，蘊含了巨量的細節訊息：包括個案的健康情況、不健康的原因、心理和情緒運作的關係、人體能量場的運作如何影響肉體健康，還有個案的人生選擇以及因之導致的生活方式。這些內容，我在《光之手》中已有著墨。

在《光之顯現》一書中，我主要描述了通過人體的四個維度，或稱人類能量意識系統——肉體、人體能量場、哈拉以及核星——進行療癒的過程。我也闡述了如何從四個維度的角度來理解人與人的互動。這四個維度的知識，最初是我在進行療癒教學的通靈時獲得的。

新的觀念需要時間來適應，尤其是影響個人的那些觀念。有時，宗教教條會阻礙對新觀念的理解！科學已經將我們從諸多舊思維中解脫出來。有好些年，教會都在教導地球是宇宙的中心。地球是人類的國，而天國位於繞著地球旋轉的透明的天空之中。然而科學的誕生實屬不易，當伽利略透過他的望遠鏡仔細地觀察天空時，他看到地球並非宇宙的中心，被教會視為異端並遭到拘禁。多年後，當巴斯德（Louis Pasteur）嘗試教導細菌病源論時，人們嘲笑他說：「小到肉眼都看不到的玩意兒能殺死我？」如今，這些已經被接受為常識，我們學會了相信科學，科學也徹底扭轉了我們對現實的看法，要解釋可觀察的自然現象，諸如地心引力和電磁，就需要引入超距作用❺和力場❻的概念。總有人會構想出這些概念，於是牛頓和麥克斯韋❼相繼出現。他們用科學的方法證明了，不需要實質的接觸，人也能對事物產生影響。

科學帶給我們驚喜，因為它挑戰了人們老舊的信念。現今，我們望向宇宙，看到了其他可能存在的世界。火星上有水存在！那裡有生命嗎？有的，我們找到了微生物（並非我們幻想中的綠色火星人）。後來，卡西尼號探測表明，星際之間含有的水比地球上的水還要多。哇，這是個新發現！之所以找尋水，是因為（據我們目前的認知）水與生命，甚至是智慧生命，是處處都有的，而非鳳毛麟角？是的，我們得找出證據。然而，為何要先持有否定的假設呢？為何不說，「生命必然是多樣化的！也許生命無處不在！讓我們試著找到令人驚奇的多種生命型態吧！」科學發現遍布宇宙的生命形態，只不過是時間的問題。我們才剛起步探索。

---

❺ 超距作用：指的是分別處於空間兩個不毗連區域的兩個物體彼此之間的非局域相互作用。
❻ 力場：在物理學中，力場是一個向量場，描述了空間中不同位置上作用於粒子的非接觸力。常見的力場有引力場、磁力場（簡稱磁場）、電力場（簡稱電場），被稱為「物理中的三大場」。
❼ 詹姆斯·克拉克·麥克斯韋（James Clerk Maxwell, 1831-1879）：蘇格蘭數學物、理學家。其最大功績是提出將電、磁、光統歸為電磁場中現象的「麥克斯韋方程組」。

在科學的協助下，有朝一日我們將能開發出儀器，來找尋並測量（在我看來）與生命密不可分的能量意識場。然而要想研究某種事物，人必須對可見現象開始好奇，然後對所觀察的以及要尋找的有一定的想法。

擁有一些能激發尋找正確問題的好奇心之個人經驗，當然會更好。這樣就能通過觀察提出問題，繼而引出更多問題，最終得出某些有待檢驗的假設。接著，假設可轉為理論，通過實驗證據來驗證它。最終，經過一番艱苦工作去證明或推翻這一假設理論。世上總有更多未知有待發現。

我鍾愛那份在NASA的工作，並且尊敬與我共事的竭誠獻身的科學家。我們是少數有幸參與到NASA早期探索的人們之一。

但是，到了20世紀70年代初期，時代改變了；我也變得對內在空間更感興趣。我開始專注於內在空間，探索自身內在需要療癒和發展之處。我參加了個人轉化的療癒，來探索內在實相，看它是如何發展起來的，以及我的童年經驗又如何影響我對實相的體驗。我探究在個人關係方面所做出的選擇，並改變對我來說不健康的選擇。因為探索自我「內在空間」實在是太有意思了，我決定正式學習，辭去了戈達德的研究工作。在正式的離職單上，必須填寫離職原因，我便寫下了一首流行歌曲《偉大的曼荼羅》❽中的歌詞，講述當生命之輪轉動，經過個人在時光中的瞬息片段，你要找到生命之輪上自身的位置。

我那在戈達德的上司，我最敬愛的比爾·諾德柏格（Bill Nordberg）博士，出生於奧地利深山。他為人一向愉悅而友善。我向來尊敬他，也樂於與他共事。在看過我的辭呈後，他把我叫進辦公室，用高興的語調問著：

「芭芭拉！曼荼羅是什麼？！！！」

我們二人相視而笑！

核心能量學（Core Energetics）

在華盛頓特區的身心整合學會，後來改名為全人社區（Community of the Whole Person），我向神學博士詹姆斯·考克斯（James Cox）學習了數種以身體為中心的心理學，並在該中心正式執業。為了進一步學習，我又跟隨醫學博士約翰·皮拉卡斯（John Pierrakos）學習生物能量療法，他與亞歷山大·洛文博士一起創建了紐約的生物能量學

---

❽《偉大的曼荼羅》（The Great Mandala）：亦名《生命之輪》（The Wheel Of Life），由彼得、保羅與瑪莉演唱，發行於1995年。詞意大致為「在偉大的曼荼羅中找到你的位置，當它在你短暫生命中轉動之時，輸贏就是現在，你現在必須抉擇，而就算輸了也不過是付出你的生命！」曼荼羅為梵語，亦譯為曼達拉或曼陀羅，意為有、壇場、圓滿、聚集等。

會。洛文博士是暢銷書《身體的語言》(Language of the Body)的作者。

正是在這生物能量培訓期間，我開始看見人體內部和人體周圍的各種色彩與形態。繼續觀察這「如光般」的現象後，我開始好奇，這一（對我來說的）新現象，是如何與我在威斯康辛大學研究院、戈達德中心，那些我已十分熟稔的研究工作有所連結的。

直到後來，我才發現這些現象已經在一些祕傳文獻中出現過，並被歸為神祕現象。它被稱為氣場／光環（Aura），而我對這個詞一向沒什麼好感。那些能感知氣場的人彷彿擁有什麼特殊的「光環」，然而我從不認為這是神祕的，完全不是。我只不過像在NASA進行測量一般，觀察著另一個自然現象罷了。唯一的主要區別，就是這個現象與生命緊密連結，並且與人生體驗直接相關。就我現在所知，主要的問題是，這個現象從未得到充分測量。我認為其原因在於，還需要其他的測量因素才能理解這一現象，比如對意識更清晰的理解，以及有意識的人生體驗。是否有方法可以測量它？這些研究將會是物理學、神經學和心理學，乃至於新的未知領域的融合。在能進行測量之前，我會盡我所知，使人們能瞭解這個美妙的現象。這一現象將使我們在**瞭解人類自身，瞭解我們所生活的這個世界**獲益良多。

因缺乏科學儀器來觀察或測量這個現象，我便運用超感知力來觀察它。在使用超感知力的過程中，我被引向了更多的問題和現象。我一再地為所觀察到的現象感到驚訝。它與我預期的完全不同，並且我很快瞭解到，必須拋開自己對這一現象諸多先入為主的觀念。過去的我害羞、怕窘又膽小，因此好些年來，我對自己的觀察祕而不宣。

我們現在對生命能量場的探索，仍舊在嬰兒蹣跚學步的階段。科學尚未真正踏入這一主題，即使有研究，也非常稀少。所以除非科學有所進展，否則我只得仰賴超感知力來獲取信息，從而瞭解生命能量場，以及它們在個人生活與生命自身中所扮演的密切角色。

本著研究精神，與我共赴這剛剛啓程的偉大探索吧。我希望閱讀本書後，你會對人體周圍和體內的生命能量場更加好奇。體驗到它們、對它們產生興趣的人也日益增多。為什麼？因為在目前公認（且受限）的「何為在肉體中活著」這一範疇中，生命能量場可以幫助我們理解一些無從解釋的生命體驗。

我想要從「我們的生命和肉體都是充滿能量的」這一假設開始。沒錯，這一現像是舊話重提，而且也早已被測量過——在全身各處都有磁場和電流的流動。是的，較粗重的部分更容易被測量到，甚至連人體經絡都能被測量出來。許多進行這一類測量的人都假定，身體中測得的能量波動僅僅產生於身體內部，而且是由身體創造的。但僅此而已嗎？會不會有更精微、更難以測量的能量場存在呢？會不會有些能量場來自身體，有些不是呢？會不會那些更精微的能量場，其實更優先於（或先於）肉體呢？

幾百年來，既然人類不斷以各自的語言和文化概念來描述對「能量體」的經驗和感受，諸多文化中也記載著「能量體在肉體出生之前或死後依然存在」，為什麼都不「屈

尊」測量一下，就要假設它們不存在呢？

當蘋果落在牛頓頭上時，他獲得了「萬有引力」的靈感，因爲他看到了現象的發生，並萌生了好奇心。我亦是如此。我開始看見各種現象，變得好奇，並隨之追尋和關注這類現象。我關注得越多，就看見得越多，也就更加仔細地觀察。在《光之手》一書也提及，我體驗著圍繞著自然萬物——樹木、植物、動物的能量場，我稱之爲生命能量場（我將圍繞在人體周圍的稱爲人體能量場）。因此，對我來說，在多年觀察之下，生命能量場成了日常世界的一部分。它們作爲日常世界——相當重要的一部分而運作著。某一天，也許就在21世紀，它將成爲現代生活中的日常現象。對於地球各地許多原住民而言，能量場現象作爲常識存在已有好些世紀。很快，我們將開發出測量這一現象的工具，就像對許多我們曾好奇的事物一樣。

所以我希望，本書至少能讓你產生好奇心。

好奇

好奇帶來觀察

觀察帶來調查

調查帶來發現

發現帶來瞭解

瞭解帶來應用

生活於焉改善！

當我產生好奇，便開始去觀察這類現象。我問了自己許多問題，盡可能地探索這個能量意識的新世界。每個問題的答案，都帶領我向未知更進一步。每個答案都會通向更艱深的問題，挑戰我們目前已知的世界觀。生命能量場存在嗎？與如何活出自己的人生、我們的健康狀態、如何創造人生，以及與死亡是否相關？如何相關？它們是否超越我們所認同的物質生命而存在？在物質界之外，是否有生命存在？我們的生命是否正在，或將會存在於物質之外？從更現代的觀點來看，何謂天堂？何謂地獄？依照現代宇宙觀，對於天堂和地獄的描述，是否有更爲令人滿意的方式，相比於現今主要宗教誕生伊始時？我們是否能找到對這類事物的更好理解，從而更適於人類現在的生活體驗？這些訊息，將如何協助我們創造更加健康、快樂的生活，也就是，我們能擁有力量，按照內心渴望重新塑造人生？那麼，親愛的讀者們，對你來說有意義的是什麼？人生對你來說又意味著什麼？你嚮往的人生是怎樣的？這本書就是關於如何重新創造你的人生（以及健康），過上夢想中的生活，而方法即爲「理解並運用你的生命能量場」，因爲畢竟，它，**就是你本身**！

第 1 篇

療癒阻塞並釋放創造性能量

「當時機成熟,改變自然發生。
它自內在展開,
使我們更加自由地
根據人生使命重新創造自己的生活。」

芭芭拉・布藍能

1
人類能量意識系統

愛，先於生命而存在。
愛，是生命之息，
先於靈體或肉體的第一息。

愛，先於光而存在。
你的存在蘊育自「空」中，
或「無物」之中。

愛，自虛空中升起，成為創造力。

——黑元

要瞭解「核心光療癒」，首先要研究人類能量意識系統，去理解它的結構及功能運作。這些，我在前兩本書《光之手》與《光之顯現》中已有詳細描述。在本章中，我將簡明扼要地回顧相關內容，並加入更新的資訊。

超越三維物質世界

一切要從我的童年說起，我成長於威斯康辛州的一座農場。從首次進入「超越物質」的實相之後，有好幾年我對此渾然不覺，也沒有意識到自己所進入的生命體驗空間，已經超出了人們習以為常的三維物質世界。因為在農場生活，所以我非常熟悉生命週期的循環：農作物隨季節播種，春季動物繁衍後代，秋季作物收穫等等。自然界似乎在永不止息的生命週期中流動著，每一個週期皆獨一無二，且對所有其他週期來說不可或缺。

我試著閉上眼睛穿行在林間，嘗試在撞上樹木之前就先「看到」或「感覺到」它們。我相當困惑，因為在距離樹木相當遠時，我就先感覺到了它們。我以為是自己做不到，我想也許是自己耐心不足，總是在還沒靠近樹木之前就忍不住睜開了眼睛。我感覺樹木總是比實際上要更大一些，更近一些。我弄不明白，但一直在嘗試！

夏天，我試著閉起眼看樹木，它們看起來就像巨大的綠光輪廓。秋天，輪廓變成了紅色。秋去冬來，隨著綠光被吸入輪廓內部，以及閃光而朦朧的雲霧散去，發生了許多變化。冬日為樹木帶來清透平靜的輪廓，閃爍著些許微光，就像當你看著一顆水滴時那樣，但不會像水滴那樣有因為密度高於空氣而產生自然放大的效果。

春天，圍繞著樹木的輪廓再度活躍起來，從周遭的空氣中攝入明亮的光點。冬天那透明微亮的輪廓則從其內部深處汲取綠光，將樹木的輪廓

由冬日的透靜轉變為春日的新綠。

　　過了一陣子，我漸漸習慣了睜著眼睛也能「看見」，並以為每個人都做得到，一點也不覺得有何特別。我可以看出樹木是快樂還是悲傷的（以一個兒童的觀點），是口渴還是飢餓的，是生病還是健康的。

　　我知曉四時之風，以及當它們在每年不同時節輪替時，會給土地帶來什麼樣的變化。我靜靜地坐在樹林裡，一動也不動，想看看有多少小動物會爬過我的腳。我無聲地和那些動物交談，視它們為朋友。我尤其喜歡蟾蜍和烏龜。我找到一種方法，能讓蟾蜍待在我的鼻子上很長時間，我們就這樣四目相對，凝視著彼此。「成為你是什麼感覺呢？」我心中暗自好奇。它們保持沉默，就那麼存在著，嗯——身為一隻蟾蜍。

　　圍繞著我的自然世界不斷變化、發展和重組著。我留意著發生這些變化的線索。變化是有節律的，自然而然的，並且總是從包繞並貫穿萬物的光與能量開始先發生變化，接著才出現物質現象。當然，我當時並不清楚那是光和能量，只是將其視作與萬事萬物不可分離的一種生命的自然流動。我看到這些循環無處不在——在萬物的內部、周遭、彼此之間，並與萬物相關聯。

　　成年以後，我的觀察在繼續進行。我發現能量意識現象總是先於物質現象，這是重要的發現！我想，或許是能量流組成了（物質）形態，但能量是如何做到的呢？難道這是一種自然能量，但同時也蘊含某種形式的編碼或智慧，甚或是有某種未知的意識？若果真如此，那麼我所觀察到的能量場必定具有某種意識。當我明白這一點時，反而升起更多的疑問：為什麼大多數科學家不研究這個與生命緊密相關的課題？為什麼在關於「世界如何運作」的研究——包括解剖學和生理學——當中，意識常常被摒除在外？為什麼這種心照不宣的分裂假設，長久以來如此地牢不可破？①

　　對這看似無法解釋的現象研究了多年之後，我開始領悟到：既然這些能量場似乎是生命的一部分，那麼，在能量意識世界的生命體驗，不一定會與物質世界的體驗相同。它會自然而然地運作於能量意識的世界中，而那個世界的物理法則，也和主宰物質世界的物理法則有所不同。它會是超越物質實相的生命，但同時又與物質實相緊密相連。

　　這些超越物質實相的體驗，以及從中獲取的智慧，提供了一份航向21世紀的絕妙地圖。人類正從物質、心理和智性的自我定位，朝向「生活在更廣闊的能量意識覺察當中，並探索能量意識如何創造並影響著我們的世界」邁出嬰兒蹣跚的第一步。這一步，帶領我們踏入了一片浩瀚的未知領域——「活著」的體驗，或者我更喜歡稱之為生命「活力」。這需要我們放下對許多有關「事物本來面目」的基本假設。

人類能量意識系統

　　在此，我將介紹一套系統——我稱之為人類能量意識系統。該系統是從我過去四十多年來不斷觀察人類能量意識現象的經驗中發展出來的。

---

①科學家發現並測量出自然界中無所不在的、與生命息息相關的生命能量意識場，只是時間早晚的問題。許多人正在嘗試。所以直到科學發展到那程度之前，我會通過超感知力繼續搜集生命能量場的相關資訊，瞭解它在個人生活中的密切作用。

本章，我將回顧人類能量意識系統和人體能量場。有一個要點是——在我觀察並學習人體能量場的這麼多年來，越來越清楚地發現，組成這一能量場的能量本質上就是「意識」。也正因為這一重要特性，在本書中的「人類能量意識系統」這一術語中，新增的「意識」一詞是必不可少的——用以提醒讀者：能量就是意識。

接下來，我將會描述創造過程是如何經由人類能量意識系統來運作的，以及它在我們人生各個面向中無與倫比的重要性。我還將闡述，為何「理解這一運作過程」如此重要，以便我們能創造出最佳健康狀態與渴望的生活。學會運用這一創造性人生過程的重要性，我再怎麼強調也不為過。因為它使我們能更加瞭解、掌握我們的創造力，令我們在過上理想生活的同時，完成我們個人選擇的人生目標。一旦我們理解了能量意識對物質實相的影響力，我們就能在學習新的存在狀態、培養新的行為習慣時，從內在釋放出巨大的創造力。

在回顧人類能量意識系統之後，我將提供更多有關人類能量意識系統和人體能量場的資訊，以幫助我們瞭解自己是如何在能量意識實相中運作的。此能量意識實相，不僅與人類能量意識系統的四個面向或維度相關，也與人體能量場的各層級相關。

人類能量意識系統的結構很簡單，它包含了四個主要面向或維度：核星、哈拉❶、人體能量場以及肉體。我將這四個面向視為我們存在的不同「維度」。我之所以使用「維度」這一單詞，是因為沒有更好的描述。每個維度都與其他維度有顯著的不同，其運作也大相徑庭。

核星

我們「存在」中最深的維度即核星維度，其所存在之處就是核心本質（Core Essense）。核星層是我們生命的天賦神性之源，也是內在生命之源。對於核星中心和它外圍無限延伸出去的，我稱之為黑絨虛空（Black Velvet Void，見圖1-1）。**黑絨虛空中，富含著未顯化的生命，充滿超乎想像的力量，是一切顯化的根源。此未分化的生命存在於我們的內在和周圍。**它是一切被稱之為「生命」的基石，涵蓋了我們所知的全部層面，包含上述四個維度。當我以超感知力感知核星時，它既為恆動，亦是常靜的。它是未顯化的，但我在其中體驗到的生命，卻多過於我們存在中已顯化四個維度中的任一個維度。

從我的觀點來看，這充滿未顯化生命的黑絨虛空，與量子力學中的零點場❷概念之間有關係。既然黑絨虛空與零點場是所有顯化的源頭，我相信它們是同一回事。一個是經由直接的靈性體驗來瞭解的，另一個則經由量子物理學的觀點來瞭解。在個人靈性層次上，我們帶著「創造生命」的清晰意願接入這一源頭，實現我們生活中的心願，以及自我覺醒；從物理學的觀點看，我們希望能更加瞭解物質世界、開發出可解決能源問題的設備、測量並療癒人類能量意識系統，並

---

❶ 哈拉：作者在第二本書《光之顯現》就提出的概念，借用了日本詞語。本書採用音譯。
❷ 零點場（Zero Point Field）：又稱零點能量場，為量子力學所描述的物理系統會有的最低能量。量子物理學認為，所有物質和能量都有一種表現為能量，或是所有原子和亞原子物質中的微小動盪的基本現象。當一個原子體系降至最低能量時，看似靜止了，事實上原子或原子體系仍繼續運動著，因其與零點能量之間永不停歇的相互作用著。

且以肉身造訪其他星球。

透過深度冥想，是有可能直接體驗到核星中的黑絨虛空的，而且直接體驗這無際的生命是極其美妙之事。它是我們內在以及身體每個細胞的源頭，我們透過它構建了人類能量意識系統、肉體，以及我們的生命。關於黑絨虛空的關鍵一點是：它似乎具備了許多聖哲所提及的靈性之「空」（Void）的一切特性。我採用的「人類能量意識系統」一詞，可視為包含了所有物質生命及超物質生命的顯化；也包含了所謂的「空」，即無念與無我的意識層面。但此處需要注意，無念與無我並不排除活著或覺知的體驗。

從這一「無物」的中心發散出來的，是創造之光，它是創造的邊緣，由無物進入光的顯化。核星之光是從空無而出，且朝向個體性的第一次顯化，呈一個明亮的光點，從我們向四面八方發出光芒。

它是純粹的光，但並不一定像我們一般所感知的那樣，由色彩組成（見圖1-2）。地球上的每一生物個體，核星所發出的光各不相同。它是你曾經成為的一切的總和，包括你存在當中最精微的層面，及過去幾千萬年來的生生世世的輪迴經歷。從你內在此處輻射出去的本質，是獨一無二的；它是我們曾接受、領悟、學習並實踐的所有更高指導原則中提取的精華本質。它是超越維度的，亦是全息的，存在於我們肉體的每個細胞的核心，在細胞核中，以及DNA中。核星是黑洞的對立面，與黑洞相反的是，其中會湧現出顯化的生命！

以下是黑元描述的黑絨虛空和核心本質之間的關係：

從核心本質之空無
到你生命內的一切，
彼此相連無斷。
你澎湃的生命力及其顯化
均湧自於這深邃易見的空性。
你會在每個細胞中心、
每個細胞核中、
在DNA中，
發覺此深奧、漆黑的絲絨之空，
其外周恆久包繞著核心本質那
如超新星的爆發。

哈拉

我們所存在的下一個維度是哈拉，其基礎是核星維度。在哈拉維度，**體驗到的是意願或目的。它於「成功降生化身為人，以及釐清個體人生目的與化身意願」方面，發揮了重大的作用。此外，它還影響著我們每時每刻的意向，這部分將在後續章節中詳述。**

哈拉包含位於人體中線的一條垂直光管。雙臂和雙腿中央還有兩條光管❸。由於哈拉是人體能量場的基礎（後續章節會說明人體能量場的概念），它不僅連接了身體中央的七個主要脈輪，也連接了位於雙手、雙臂、雙腿和雙腳的次要脈輪（見圖1-3）。

當人處於健康狀態時，哈拉從頭頂上3英尺半至4英尺（約1.1～1.2公尺）高，向下直通達地球中心。

在哈拉的頂端是一個倒置的小漏斗，可以通往其他維度，通往神格（Godhead）。正如之前在《光之手》和《光之顯現》中描述過的，

---

❸ 兩條光管：作者是將貫穿兩手臂中軸線的光管算一條，貫穿兩腿中軸線的光管算作第二條。

這個點是哈拉線的起源，我稱其為個體化之點（Individuation Point，簡稱為ID點），它代表著我們從核星層面進入此次化身的第一次個體化，經由這一點，我們可以直通「神格」。

靈座（Soul Seat）位於上胸骨區（胸骨柄），呈現為粉色、薰衣草紫和白色等多種色彩的脈動柔光。這道光，攜帶著靈魂想要在此生達成的渴望。這渴望帶領著我們度過一生。

哈拉線中主要的力量中心呈現為一個空心球體，稱為「丹田」。它位於哈拉中線，大約肚臍下方2～3英寸（約5.1～7.6公分）的位置，具體位置取決於個人身高（見圖1-4）。健康的丹田是蘊含著強大意願能量的球體。丹田能容納巨大的力量，可以藉由冥想與鍛鍊讓力量充滿丹田。高階療癒師知道如何控制哈拉光管裡從丹田流向手部次要脈輪的能量流，以釋放能量用於療癒。武術家也能在訓練中控制並運用丹田的力量（見附錄）。這是明晰的意願之力。

黑元舉了一個有關這個力量的例子，他說：

丹田持有一個單音，
你以此音從地球母親那裡，
得此肉身進入顯化。

當處於健康狀態，在丹田下方的哈拉線末端會一路深入地球中心，如此我們會非常接地，並與今世化身地球之目的保持一致。

人體能量場

哈拉維度是人體能量場的基礎，必然存在於人體能量場生成之前。許多讀者會認出我所說的人體能量場就是氣場（Auric Field），或是「能量體」，這些術語可以互相替代。

對「基本人體能量場結構」的描述是：人體能量場包含了許多層級，或稱為能量的「頻率範圍」，其中最廣為人知的是前面七層。請注意，人體能量場並非只包含這裡提到的七層而已。這七個頻率範圍的每一層，都擁有與我們人生歷程對應的特定功能。人體能量場不是像洋蔥那樣層層相疊的，其每一層的頻率範圍都會穿透肉體，並從肉體延伸出來。每一個較高頻率的連貫層級，會延伸至肉體之外更遠的距離。在研究創造力經過人體能量場不同層級時，每一層的健康與特性都非常重要，因為能量場就是我們自身；而經由它，我們不僅創造了自己體驗生活的方式，還創造了生活本身的諸多面向。

在本書中，我們將從幾個都會對創造過程產生影響的不同觀點，來審視人體能量場。從其中一個觀點來看，人體能量場的第一到第三層對應的是三維實相；第四層是連接物質世界和非物質世界的橋梁，並且深受我們思想和情感的影響。第五到第七層則對應靈性世界。

另一個審視人體能量場的觀點，是依據某一層是與理性、意志還是情感相關。在人體能量場的維度中，時間不再是線性的，而是每種能量意識體驗所包含的一種固有面向。既然我們的能量意識可以被劃分成人生體驗的三個面向，那麼在人體能量場「維度」中的一切能量意識，都會被體驗為理性、意志或情感之一。

在本書中，有時情感（Emotion）和感受（Feelings）兩個詞會被同等互用，有時則根據語境有不同含義。比如在第3章關於理性、意志和情感的案例中，我們會偏愛自己這三個面向當中的一個或兩個。這種偏愛會在我們的人類能量意識系統中製造一定程度的扭曲。例如，對你來說，用邏輯來理解事物比較重要嗎（理性面

向）？你偏愛去感覺事物（情感面向）？或者，你比較喜歡去完成事情（意志面向）？我用「感受」這個詞來表示能量場中非結構化層的一般感覺，以及與這些層相關的脈輪。例如，能量場第二層和第二脈輪與感受有關。任何理性、意志或情感方面的失衡，會直接顯示在對應理性（第三和第七層）、意志（第一和第五層）和情受（第二、四、六層）的層級上。

在描述與他人的互動時，我也會區分使用「情感」和「感受」。在這個語境中，「情感」是對過去情境做出的反應，並且會在人類能量意識系統中產生扭曲；而感受指的是對當下情境做出的響應。

根據我的指導靈黑元的說法，平衡這三個面向是以下工作的一部分：

一條神聖的療癒之路，
螺旋進入個人核心本質。
一條收集自我碎片之路，
將你散落於時間和空間的自我碎片，
帶入你內在神聖當下的整體之中。

還有一個審視人體能量場的觀點，是看某一層是結構化的還是非結構化的。人體能量場是由結構化（奇數層）和非結構化（偶數層）的層級交替組成的。

人體能量場的結構層：第一、三、五、七層是由結構化的光線組成的，光線中有明亮的粒子流動。第一層是由藍色光線組成的結構，它是個人意志的能量意識，也產生了肉體的結構。第三層是由黃色光線組成的結構，它是我們在物質世界中所運用的理性心智的能量意識。第五層對應著我們內在的神性意志，也是第一層的模板。它看起來很像負片❹——本應有光線之處實際上是空間；本應是空間之處，實際上卻是晦暗的深藍色。第七層由非常強的金色光線組成，對應著我們的更高心智，或叫神性心智（Divine Mind）。

這些光線包繞著身體各個部位並穿透其間。光線實際上（在三維空間中）勾勒出了身體各個部位的輪廓，包括身體內部，例如：四肢、器官和細胞，以及細胞內部。因此，在能量場的每個結構化層中，都可以看到身體任何部位的外部與內部的三維視圖。這一視圖由該層能量場的光線組成（第一層藍光、第三層黃光，第七層金光）。我的意思是，如果你看著身體的任一部位，比如在能量場的第一層，你會看到由藍色光線勾勒出的三維構圖：身體器官看起來由藍色光線構成，光線中流動著光的「粒子」。

在使用高階療癒技巧時，理解並學習如何感知這些是非常重要的。久在疾病現身之前，能量場中的光線就先行破損了。當身體受了外傷，這些光線也會受損。這一點很容易觀察到。相比不作任何重建的情況，運用「布藍能療癒科學技巧」來重建破裂、磨損，或者扭曲的光線，受傷或患病的器官能更快恢復健康。個案的身體對於布藍能療癒科學從業者所進行的重建工作能承受多少，以及療效能保持多久，取決於許多因素，例如個案肉體和人體能量場的健康狀態、個案的人體能量場能夠承受多少能量、個案是否準備好要改變、個案的自我護理情況，療癒師的能力等

---

❹負片：為攝影膠片經曝光和顯影加工產物，其明暗與被攝體相反，其色彩則為被攝體的補色，它需經印放在照片上才還原為正像。例如，黑白膠片的負片，人的頭髮是白的，白色衣服是黑色的。

等。通常需要進行好幾次的重建療程，但也並非總要這麼多。每經過一次重建，個案就會朝向健康的恢復「躍進」一大步。而且，這些高階技巧也能和專業的常規醫學治療配合得很好。

人體能量場的非結構化層：夾在單色光線層之間的，是漫射著彩色光線的非結構化的「感受層」。它們可被視為由構成我們的「感受」的基本物質——生物等離子體（bioplasma）所組成。第二層宛若彩色的光雲，攜帶著我們對於自身的感受。第四層的密度比第二層更稠密一些，是濃稠的彩色流質，像是變硬之前的凝膠。它是一種攜帶了我們對他人感受的生物離子體。我曾在《光之顯現》一書中詳細描述了人與人之間在這一層面的交互。第六層由無定形的美麗漫射光束組成，從我們的身體向四面八方輻射發散。它是我們更高神性感受的生物等離子體。（見圖1-5到圖1-12所示的人體能量場各層級彩圖；圖1-13所示為人體能量場的七個層級。）

七個脈輪：人體能量場內的能量中心稱為脈輪（Chakra），在印度傳統中，脈輪被描繪為有多個花瓣的花朵，而「Chakra」這個單詞的意思卻是「輪」。對我而言，它們看起來像圓錐形的漩渦，脈輪健康時，漩渦皆呈順時針旋轉。順時針旋轉的漩渦，會將能量意識或生物等離子體吸入人體能量場。**這些脈輪存在於能量場的每一層，並由與該層同類型的能量意識所組成：**

1. 第一層的脈輪由藍色光線組成，光線中有光粒子流動，人體能量場第一層的其他部分也是一樣的。
2. 第二層的脈輪由漫射的彩色光雲組成，光雲順著結構化光線中的能量粒子移動的方向旋繞著。
3. 第三層的脈輪由更精細的黃色光線組成，同樣也有微細光粒子流動其中，只是比第一層的光粒子更小。這些光線呈閃爍狀。
4. 第四層的脈輪由多彩的、比第二層更稠密的生物等離子體組成。
5. 第五層的脈輪看起來像第一層的負片，或者可以說是藍圖。
6. 第六層的脈輪只是放射出色彩斑斕的虹光。
7. 第七層的脈輪由非常強的金色光線組成，就像能量場第七層的其他部分一樣。

從以上描述中可見，每個脈輪的顏色因其所處人體能量場的層級而異。

每一結構化層級中的每個脈輪，其所吸收的能量意識，會沿著通達全身各部位的光線，被輸送遍布至該層人體能量場；而位於非結構化層的脈輪所吸收的能量意識，也會隨著結構化層級的光線流動，但其流動形式更似乎於生物等離子體；人體能量場所有層的脈輪所吸收的能量意識，會流向各個肢體、每個器官，以及每一個細胞；也就是說，人體的所有部位都會接收能量意識，這些能量意識來自於人體能量場各個層級的所有脈輪。

人體能量場和肉體協同合作，形成一個由生物能量意識和物質肉體合一的複雜系統，你可將人體能量場看成另一個更精微的人體電力系統，只是相比人們在解剖學和生理學中研究的肉體系統，它能更精密地與我們的思想、意志和感受協調一致。

脈輪具有三個主要功能：

1. 從我們周圍的宇宙能量意識場或生物等離子體場中，將能量意識帶入能量體的每一層。

2. 作為感覺器官，即發揮超出物質世界正常範圍的人體能量場的一些感知力（超感知力）。因此，脈輪是通往其他實相世界的入口，在物質生活中，以「突然冒出的念頭、預感、關於某件事對錯的直覺，或即將發生某事的直覺」來幫助我們。
3. 管理它們對應的各層人體能量場（第一脈輪對應第一層的基音、第二脈輪對應第二層的基音，以此類推）。對於學習使用超感知力分辨能量場的不同層級，從而能精準地感知以便重構能量場來說，是非常有用的工具。

圖1-14（脈輪側面視圖）顯示了七個主要脈輪和垂直能量流系統（Vertical Power Current system, VPC），**垂直能量流系統是沿著脊椎垂直流動的主要能量流，七個脈輪的核心或根部深植其中；哈拉的主要光管也位於垂直能量流裡。**

垂直能量流系統看起來就像美麗明亮的纏繞光繩，盤繞於身體中心，並沿中心上下搏動著。

第一輪，位於雙腿之間，經會陰處進入人體，其頂端位於骶尾關節處。

第二輪，從身體正面恥骨上方的骨盆處進入體內，再進到後背的骶骨中心位置，其頂端位於身體中央的骶骨中心。

第三輪，從身體正面的太陽神經叢進入，脈輪後部位於橫膈膜鉸合部（Diaphragmatic Hinge），其頂端位於體內深處、脊椎前方。

第四輪，位於身體中心，心臟前、後方，但不像肉體心臟那樣偏向左側。

第五輪，位於喉嚨中心的前、後方。

第六輪，位於前額中心及頭後方對應的位置，頂端恰好位於第三腦室中央。

第七輪或者稱頂輪，位於頭頂中心，其頂端與第六脈輪的頂端恰好會合於第三腦室。

每個脈輪都包含有幾個更小的漩渦，整齊地排列在一個總的大圓錐之中。第一脈輪只有四個小漩渦，而頂輪據說有一千個小漩渦。脈輪位置越靠上，小旋渦就越小，也就越難以數清數目。不同的古老傳統中，記載的每個脈輪的「花瓣數」也各不相同，圖1-15提供的是印度傳統中認為的小漩渦數或者說花瓣數。

圖1-15　主要脈輪中的小漩渦數

脈輪	小漩渦數
7-頂輪	972 紫羅蘭−白
6-頭輪	96 靛藍色
5-喉輪	16 藍色
4-心輪	12 綠色
3-太陽神經叢	10 黃色
2-臍輪	6 橘色
1-底輪	4 紅色

脈輪都是成對的。第七輪與第一輪成一對；第二、三、四、五、六在身體前、後方各自成對。每個脈輪裡的小漩渦也是前後兩兩各自配對。這一點，對於通過療癒重建能量場各層的脈輪時非常重要，因為某一脈輪或小漩渦受損，會影響到與它成對的脈輪或者小漩渦的功能。能量場每一層各脈輪中的小漩渦，會代謝不同頻率的能量意識，接著，能量意識會被帶到身體不同的部位、器官與細胞，以供身體健康運作。

脈輪、人類能量意識系統的生物等離子體代謝，以及超感知力：脈輪可以代謝人體能量場的生物等離子體。由於脈輪是帶電的，它們就會從周遭的生物場或宇宙能量場（Universal Energy

Field, UEF）中，將帶電的能量意識或能量生物等離子體吸引過來。脈輪呈圓錐形結構，可經由旋轉將生物等離子體／能量意識拉進其中心，與龍捲風將物體捲入十分相似。被吸入的生物等離子體滋養了人體能量場，同時也攜帶了周遭宇宙能量場的訊息。

脈輪也是感知中心，可以透過超感知力進行感知。當脈輪正常運作時，人類便能感知超越正常感官能力的世界。我們真正的感知範圍實際上要大得多。在第6章「實用的超感知力」中將會有詳盡的介紹。

因為這些極度重要的功能，脈輪在我們的人生歷程中扮演了主要的角色。相比人體能量場其他部分的扭曲，脈輪上的任何扭曲都會帶來更嚴重的後果。我會在第3章討論脈輪扭曲的一般類型，也會針對太陽神經叢脈輪扭曲及其後果，舉出一些實例。

關於生物等離子體要注意的點：物質有四種狀態——固態、液態、氣態、等離子體❺——我們都是由這些所組成的。等離子體是帶電的粒子群或稱離子群（它們充滿了星際空間）。由於等離子體中的粒子是帶電荷的，所以會受電磁場的影響。在我看來，人體能量場、哈拉以及核星，都是由生物等離子體所組成的。

組成人體能量場的生物等離子體，與「意識」直接相關。生物等離子體包含了能量意識。多數人無法察覺自己的能量意識，也感知不到。或者說，即使他們感知到了，也會將感知體驗解釋為「直覺」，或者「感覺」他們「知道了某些事情」，或是「該去做些什麼」，例如：要離開某地去別處，或者馬上回家。

要知道，人類肉體中還有其他類型的等離子體，比如：血漿❻或組織液，有時也被稱為等離子體，但我們此處討論的是人體能量場中的生物等離子體。

肉體（物質身體）

肉體是我們「存在」的四個面向中，最後一個維度。人體能量場是肉體的基礎，也是肉體的雛型或模板，它先於肉體而存在。肉體居人體能量場中，其起源、生命、成長、形狀和健康，完全仰賴三個更深的維度。

上述三個維度中所有其他的面向均存在於肉體內部，並貫穿其中。肉體沒有了它們便無法存在。在物質世界中所有的生命形式都是如此。每個細胞，包括細胞中的一切，都有核星和哈拉，各有其生命目的。

圖1-16顯示了人體能量場的四個面向。

---

❺ 等離子體（plasma）：亦譯電漿。

❻ 血漿（Blood plasma）：是血液中發黃的液體成分，雖然英文中也使用了與等離子相同的詞plasma，但中文譯為血漿。而組織液（interstital fluid，又譯間質液）存在於間隙組織之間，是血液與組織細胞間進行物質交換的媒介。

【自我回顧】
練習感知你的人體能量場與人類能量意識系統

1. 試著感知你的人體能量場層級。從事較多肉體活動的人，比較能先感知到較低的層級。如果你傾向於感覺型的，試著專注於第二層。如果你認為愛超越一切，那麼可以先專注於第四層。如果你傾向於向神的意志臣服，可先專注於第五層，儘管這一層可能是最難感知到的。用大量時間進行冥想的人，有時可以更容易地感知到第六或第七層。如果你的冥想專注於感受喜悅或靈性狂喜，可以先試著感知第六層。如果你的冥想專注於寧靜與神性心智，可先嘗試感知第七層。使用本章中的資訊來協助引導自己。選定某一層能量場後，去感受、去看、去聽、去知曉並感知它。
2. 你能否將人體能量場每一層與你的人生體驗聯繫起來？這可以讓你在自身人體能量場的各層級中認知自己。
3. 逐一在人類能量意識系統的四個維度中感知自己。注意自己在哪一維度中最容易感知，哪一維度最難，並進行練習。

2 經人類能量意識系統的創造過程

人類被賦予的天賦有
共同創造、
自由意志、肉體，
還有能量意識系統，
包括意願與核心本質。
你擁有成為有意識之共同創造者的工具。

——黑元

流經人類能量意識系統的生命之創造脈衝

（注意：本章中將「創造過程」和「創造脈衝」作同等交替使用。）在黑元教導過關於人類存在的四個維度或面向之後，他繼續傳遞「貫穿四個維度之創造過程」的訊息。最初，我以為他在談論的是「通過觀想創造生活中想要的事物」，即物質顯化的過程。然而，他教導的內容遠不止於此。

黑元教導，投胎化身的過程本身就是一種創造行為。更進一步說，化身是一種為自身及周圍其他人開啟更多創造可能性的方式。因為在化身的當中，我們能極大地認知自我。黑元說，化身的創造過程，早在我們所謂的化身之前就開始了，甚至早於受孕之前。

根據黑元所說，創造過程起源於核星深處的中心，源自黑絨虛空，即那充滿強大、未分化且未顯化生命之所。**在創造過程中，我們攜帶著創造的渴望融入核心，點燃我們內在那充滿未分化生命的黑絨虛空。**

只有明晰的意願才能成功，此意願需與我們自身渴望以及造物主意願對齊相諧，保持一致。

化身所獲贈禮即為創造。創造的渴望，人人生而有之。每一個體的渴望都獨一無二且十分明確，這就是化身之目的及原因。當我們以這種方式創造時，我們便擴展了居於核心之光中的個體神性本質的表達。隨著每一次這樣的創造，核心之光會更加璀璨。

而後，創造過程從我們的核心上湧，進入哈拉線的維度，並在哈拉中轉化為創造意願或目的。然後，哈拉容納這一個意願，以保持創造過程流向下一維度，即人體能量場。從而轉化為人體能量場的三個層面——理性、意志與情感——我們以此三者創造出物質生活。

人類能量意識系統各面向間的關係如何產生維度觀念

誠如第1章所闡釋，人類能量意識系統的每個面向看來都嵌入在另一個面向中。而每個面向的存在，似乎都是由所嵌入的面向產生的，並依賴著所嵌入之面向。從那充滿生命的虛空——或說「無物」的中心往外移動，黑絨虛空逐漸轉化成光——這道光是核星，即我們的起源之光，它影響著我們的哈拉，因為它就是哈拉的基礎。而哈拉，則是人體能量場的基礎，並且影響著人體能量場。人體能量場，則是我們肉體的基礎，並影響著肉體。雖然兩者之間並無直接連結，卻仿佛透過不同維度切實地相互影響著。這種影響，好似從我們更深層、更基礎的維度起，上湧進入下一個顯化的維度，其方式更像是將影響的轉化帶入下一維度，而非一種物質的直接流動或傳播。因此，隨著生命創造脈衝上湧貫穿每個維度，都會帶來影響上的重大轉化。

現在，讓我們以更實用的表述，來檢視這一轉化的含義。

創造過程經人體能量場顯化的概述

核星是由個體化的神性本質組成的。當核星的本質上湧，進入哈拉時，會在哈拉維度轉化為意願，因此，本質變成了意願。當意願轉化到人體能量場各個層，它會依據所在的層級表現為理性、意志和情感的能量意識。當人體能量場的能量意識上湧至物質世界時，就會轉化為鮮活的肉身。我們即由上述四個維度所組成的。

創造過程如何經由核星與哈拉維度顯化

你的創造過程起源於你的核心。它從黑絨虛空汲取創造性能量，通過核星層時，這一能量會先進行個體化，成為核心本質。然後繼續上湧，進入哈拉維度，通過意願來創造出你一直渴望創造的事物。當哈拉線完全對齊，並位於人體正中心的時候，創造性的生命之流能夠暢通無阻地流經你，你將體驗到「意願」毫不費力。圖2-1所示，為對齊的哈拉線。當創造力進入哈拉維度，會點燃位於靈座的宏願熱望，有些人可能會稱之為宏偉的執念。它到底是什麼，你可能還不清楚。你渴盼的是什麼？想過什麼樣的生活？移除你置之其上的任何個人禁忌，至少允許自己有此幻想，並讓幻想發展成為成熟的願景。讓自己渴望它，開始你的創造吧。這便是你生而為人的緣由。練習感受它、看到它、瞭解它的細節，然後讓它成長。讓它成長為給你帶來驚喜之物。關於渴望，黑元說道：

> 對於你所有的渴望，
> 你就是其共同創造者。
> 只是知曉自己的渴望，
> 你就能絕對肯定，
> 已開始創造它。
> 你所有甜蜜的渴望，
> 實際上都是你以前發起的創造，
> 並已在夢想成真的途中。
> 你是它們的創造者。

體驗位於丹田的強大創造力，在哈拉線的兩個遠端，體驗你與父神及地球女神的連結。

如果你的哈拉是健康的，而且在上述所有面向都保持平衡，你的創造力就會平衡地流經所有面向，並經由下一維度——人體能量場——向下進入物質世界。

經由人體能量場的創造脈衝

接著,創造力從哈拉維度上湧,進入人體能量場的維度。請注意圖2-1中哈拉與人體能量場之間的連結;哈拉的主要管道位於人體能量場的垂直能量流中。在人體能量場中,它首先顯化於最高層,然後逐級由高到低,直至物質顯化。

在通過人體能量場每一層時,創造力便具有該層的理性、意志或情感特質,也呈現我們在該層級的進化發展狀態。比如,理性層中,我們的理解力和清晰度;在意志層中,我們將個人意志對齊神性意志的能力;以及在非結構化情感層中,我們在一切人生境遇裡去選擇愛的能力。

想要覺察這些,你必須能夠在生命創造脈衝通過能量場每一層時有清楚的感知。以下將解釋生命創造脈衝如何通過人體能量場的每一層:

創造脈衝位於人體能量場第七層

人體能量場的第七層,是我們「較高心智」或「神性心智」的顯化或運作。當生命創造脈衝進入第七層時,會被感知為一種神性智慧。如果你能在第七層覺知到它,你可能會覺得自己的創作如獲神啟。

創造脈衝位於人體能量場第六層

當生命創造脈衝行經第六層時,它表達為你對神性的感受。在這一層,你強烈地感受到創造力,讓你覺得無論是經歷什麼,自己的創造都會很棒。創造力通過第六層,即為信心(Faith)。在這一層,許多人可能也會對自己的創造感受到神性的狂喜。

創造脈衝位於人體能量場第五層

當生命創造脈衝行經第五層時,它表達為你的自由意志,並受到你的「理解力以及選擇對齊神性意志的能力」的影響。如果你在第五層能覺知到它,那麼隨著創造的展開,你將體驗到神聖精確的完美模式。

創造脈衝位於人體能量場第四層

當生命創造脈衝行經第四層時,它表達為你對他人的愛意,並受你「在人際關係中愛他人的能力」的影響。如果你在第四層覺知到它,就會體驗到與你的創造之間那充滿愛的關係,這關係會支持你的創造過程。

第四層是處於物質顯化之前的一層。第一、第二和第三層發生在三維實相中,第四層則是你與他人的一切互動所在,因而是關係層。而且,因為這一層處於物質實相之前,所以既包含了可見實相,又包含了不可見實相。因此,你與你所處物質世界中的每個人的關係,以及與第四層實相中所有其他事物的關係,都會對你的創造過程產生巨大的影響。在本書第二部分,我們將深入探討第四層實相的更多細節。

創造脈衝位於人體能量場第三層

當生命創造脈衝行經第三層時,它表達了你的思想和心智理解力,此一層受到人類心智發展程度的影響。如果你在第三層覺知到它,你會擁有所需的敏銳心智,以將你的創造帶入物質實相。

創造脈衝位於人體能量場第二層

當生命創造脈衝行經第二層時,它表達了你對自己的感覺,並受到你自愛狀態的影響。作為健康生活的必要技能,自愛必須被認知、被認可、被理解,並被培養。如果你在人體能量場的

第二層覺知到它，你將會感受到在生活創造自愛的個人樂趣，且會更好、更有愛地來看待自己。

創造脈衝位於人體能量場第一層

生命創造脈衝行經第一層時，會表現為肉體感受、感官，以及此次降生的意願。生命創造脈衝會受到身體能量模板狀態的影響。如果你在第一層覺知到了它，你會感受到實現創造行為的踐行意願。隨著你的創造趨近物質化，你也會對生活在物質世界以及活在物質肉體中而感到愉悅。

創造脈衝顯化於物質世界

接著，創造過程會沉澱進入肉體和物質世界，它表達為我們在物質世界中的行為，並受到肉體健康狀況的影響。肉體具有驚人的複雜性以及與生俱來的美感，它需要得到感激、欣賞和有愛的照顧。要照顧好肉體，是我們為了迎接化身過程帶來的禮物而做的約定。肉體是我們將自己的創造顯化到物質世界的載具。

創造過程也受到我們生活狀況的影響，這些狀況是我們的創造過程經年累月產生的結果。需要在肉體、情感、心理和人際關係方面認知、理解並學習改善生活狀況。

進一步釐清生命脈衝

黑元關於生命創造脈衝的教導是分階段的。首先，他教了我本章先前所述的創造過程，因而我很自然地認為物質化後的作品就是最後階段，可能是極佳的健康、一幅畫作、個人收入、一段關係。

但是，黑元後來說，

並非如此，物質化只是創造過程的一半！

「這是什麼意思呢？」我問道。

黑元繼續教導我創造過程的後半部分，即反向進入個人存在的更深層——進入之前描述過的人類能量意識系統更深的層面，只不過方向相反。（請參閱後面關於「生命創造脈衝的四個階段」的小節。）創造過程的最終完成，使核星光芒變得更加耀眼。

黑元接著闡明，

生命創造脈衝最終的「作品」
可以說，就是更多個體化的核心本質！

「那是什麼呢？」我問。

個體化的核心本質，是每個存在體內的
個體化的神性。
它既普及化又個體化。

「這怎麼可能呢？」

核星的核心本質，
其存在超越了你習以為常的物質和能量維度，
它不依靠於通常的空間座標。
空間座標，是你為了專注學習，
而在化身期間於其間暫時自我設限。

核心本質不受此限制，
它可以是你個體核心品質的獨特個性表達，
同時也可以是一切顯化、
未顯化存在體的一部分。

化身是個體化意願的結果，
以一種有組織的顯化形式進行，
其目的是為了創造出更多個體化的核心本質。

並可繼而被體驗為一種
光亮的空無（Luminous Emptiness），
同時亦不失去自我或
迷失於無差別的神性整體中。

要做到這一點，
你必須先學會如何成為神性的共同創造者。
因此，你必須先瞭解神性是如何進行創造的。
你必須問：「神性是如何通過我——
一種神性的顯化——來創造的？」
答案就是：

神性的宇宙有來有往。
它仁慈寬厚。
它成為你的共同創造者
以響應你的創造之流。
假使你停止內在的創造之流，
宇宙會一直等待
直到你允許它再次流動。

因果關係

黑元上述所說意味著，神性不會親自敦促我們做任何事，或成為什麼。神也不會因為我們做或不做某事就親自施予懲罰。而是說，神性宇宙只是等待我們啟動生命中的創造力，然後相應地對我們所有的想法、欲望和行動（包括負面的）做出響應，這就是所謂的「因果關係」。

許多人將累世的因果關係稱為「業力」，然而這個詞會帶有一種負面聯想——好像是一種懲罰，尤其在針對個人的時候。但因果不是神在施以懲罰。**因果關係只是宇宙運作的方式，如果我們沒有得到想要的結果（後果），我們只是尚不知道如何去創造它。**在我們能做到之前，還需要更多學習。我們需要充分地瞭解自身，以及人類的運作方式，還有用明晰的一體性（你也可以稱之為「整體的」）觀念取代我們對實相所抱持錯誤的二元觀念。一體性的觀念能幫助我們更好地理解世界真實的運作方式；我們瞭解得越多，就越能實現人生渴望。

生命創造脈衝的四個階段

創造過程有四個階段，我在前作《光之顯現》當中將這些階段稱為靜息、擴展、靜息與收縮。總是會有一段靜息時刻，隨後是一波擴展，接著又一段靜息時刻，最終以一波收縮結束；然後又是另一段靜息，繼而又開始另一波的擴展。所有生命體都遵循著這樣的生命創造脈衝。請注意，在某些情況下，好比在療癒中，創造脈衝始於擴展狀態，然後是靜息、收縮、再靜息。無論創造脈衝從何處開始，總會歷經這四個階段，循環相續，有如波浪般潮進潮退。

生命創造脈衝的第一階段：首先，是核星內在深處黑色虛空的靜息，所有的創造皆起於此虛空。這是一個靜息的點。

生命創造脈衝的第二階段：在第二階段，隨著起於核星的生命創造脈衝上湧，行經哈拉、人體能量場，然後進入物質世界。在這自核心向外的擴展中，通過意願維度（哈拉層）和人格維度（人體能量場或氣場層），你的自我本質得以表達，然後你的創造在物質世界中顯化出來。

生命創造脈衝的第三階段：生命創造脈衝抵達物質界之後，會進入靜止的休息態。這是我們擴展終點的靜息，我們在此暫停，反思自己的創造，進行自我觀察。一如黑元提醒的，至此創造過程只進行了一半。

生命創造脈衝的第四階段：在自我觀察之後，生命創造脈衝從物質世界開始，向內收縮，

進入到能量場，再深入哈拉層，然後回到核心。在核心深處，我們才到達了生命創造脈衝的最後一個階段。通常這個階段會有抗拒，重要的是要記得，我們需要給收縮階段以及隨後深層內在靜息階段那寧靜的虛無，予以相同的時間與注意力。當創造脈衝通過四個維度回到核星層時，它帶回所有學習所獲和創造成果，帶回個體化的自我。因此，生命創造脈衝的最終結果，就是創造出更多的神性核心本質。然後，我們會再次進入靜謐虛空中的深沉內在靜息，直至下一個創造脈衝出現。

生命脈衝

生命的創造脈衝不僅只是一次脈衝。
它是擁有無限相位❶、頻率和幅度的無限脈衝，
均源自核心本質。

它不僅來自核星，
也來自你身體的每個細胞，
來自每個細胞的每個部分：
DNA、元素和原子。

生命擴展、創造、進入靜息、
反思、收縮、提煉知識，
將意識覺察帶入你的存在中心。
生命的此創造性波動中有許多相位。
每一個都在不同的生活面向中，
以不同的擴張和收縮階段脈動著。
有的長，有的短。

有的快，有的慢。
所有生命脈衝都遍及宇宙。
每個生命脈衝都穿透萬物。
你的每一個動作、每一句話語，
皆到達宇宙之廣袤無垠。
都在偉大的生命交響曲中達到同步。

人類意識系統中暢通的創造過程之結果

在特定的渴望領域，如果你的哈拉和人體能量場是暢通、能量充沛且平衡的，你將能夠輕鬆地顯化。事實上你每天都在這樣做。你輕易在自己清晰的領域中進行創造，這是如此容易，你甚至沒注意到。對你來說，這不算什麼。

但對你的朋友來說，那可太神奇了！

他們會問：「你是怎麼做到的呢？」

你可能會回答：「喔，這沒什麼，就是自然而然的。」

另一方面，你也會對朋友們的天賦表示出相同的驚奇。這些就是核心天賦，它們直接來自你或朋友在人生經驗中所創造的核心本質，無論這些經驗來自你化身的這一世，還是前世。在你存在的這些領域中，創造性能量無阻礙地直接從核心沉澱下來。沒有相關阻塞或未癒的創傷。當我說「領域」時，我指的是你生活中任何特定面向，如健康、事業或人際關係中的身體、情感、心理和靈性狀態。

現在，讓我們來看看創造過程是如何經由理想、明晰且暢通的人體能量場來運作的。我從未見過在所有領域都完全明晰的人體能量場，包括

---

❶ 相位（phase）：在物理學中，相位與頻率（週期）、振幅，是週期性振動波的幾個特徵。相位表示振動物體在其振動週期內所處的位置（狀態）。英文phase一詞亦有「階段」之意，但此處作者使用了其物理學含義，表示創造的波動不是只有一種，而是無限種，每一種各有其不同的相位（週期內的狀態）、頻率（振動的快慢）以及幅度（振幅度的大小）。既然「相位」是無限的，此處即未作「階段」翻譯，以免與前面創造脈衝（一個週期內）有四個階段相混。

多年來我見過的許多精神領袖和靈性導師們身上。然而，我們的能量場在生活的某些領域確實會明晰。在這些領域中，我們可以暢通無阻地創造。圖2-2中，穿過人體能量場向下的箭頭，描繪出當人體能量場不受阻礙時，直達物質世界的明晰、順暢的創造過程。這是在我們生活中事物能順暢自然發生的領域。如果我們想進行一些創造，便能創造出來，毫無問題！我們通常想都不想，不必費心，就這樣做了。創造過程只是簡簡單單向下流過各層，表達每一層的本性，並創造出我們創造力的那個面向。我們把它稱為天賦。每個人都各有不同的天賦。

每一個人都擁有多種天賦。你的天賦是什麼呢？我們之中有許多人就像我一樣，被教導過不要談論自己的天賦或優點，因為擔心我們會表現得自負。這很不健康。通常，我們不會注意到生活中因天賦而輕鬆運作的領域。但是，我們的天賦不僅僅是天賦而已，它們是我們存在當中，核心本質充分閃耀流露的領域，是我們那成熟的核心本質得以自然表達的領域。最終，天賦是我們「存在」中更高原則得以表達的領域。

舉例來說，我有一位共事多年的朋友，她有種無論與誰交流都能深切支持並為對方考慮的能力，這是神性大愛的更高原則的一種展現。另一位朋友則有深度臨在的能力，甚至臨在於另一個人的身體細胞中，無論對方的情緒或身體狀況如何（甚至在臨終過程）都能做到。這是神性意志與神性大愛的展現。還有一位朋友對誠信和原則充滿熱情，並能在困惑狀況中闡明二者，這是神性真理的表達。另一位朋友，則能夠平靜而不露痕跡地引導意見相左的人們達成共識，這是神性真理與神性意志的展現。還有位朋友，是個負責的教育者，總是致力於確保學生能順利完成所學（神性真理和神性意志的又一展現）。還有一位忠誠於神性真理的；還有一位，是我所見過的最有條理的人（神性意志）。所有這些人都追隨了他們的神性渴望，在工作和學習中發展天賦，而通過天賦，他們的核心本質得以展露，在所熱愛的事物中閃耀出美麗的光芒。

【自我回顧】
關於人類能量意識系統和創造過程的自我提問

1. 跟隨創造過程穿行於你的人體能量場中。使用本章內容，盡可能感知它們，去感受、看（見）並感知到它。首先，回顧過往，找出你熱切渴望，並最終在生活中創造出來的事物。隨著它經過你能量場每一層的面向：更高的心智、意志和感受；然後經過有愛的關係；再下行通過個人／人類的心智、意志和感受時，注意你所經歷的個人歷程。
2. 現在，追隨創造過程經過創造脈衝的四個階段：靜息、擴展、靜息和收縮。
3. 在愛的創造力流經你時，將其與每個創造體驗進行關聯。

3
療癒受阻的創造過程

這項探索可視為「打開流經你的創造能量之流」的工作，
去發現並瞭解它們是如何受阻的，
其目標是學習和釐清「共同創造」。
你在此是為了有意識地覺察自己的目的，即與神性進行共同創造。
你的學習，並非是為了找出自己的錯誤、邪惡或可厭之處。
你在此是為了學習並釐清你個人與神性共同創造的過程。

——黑元

上一章中，我描述了明晰暢通的創造過程，並表明了我們的創造脈衝（及就此的創造）的最終結果是神性的核心本質，或更多的核心之光。我們的生活體驗及健康情況如何，取決於我們存在的四個維度（包括人體能量場的每一層）之結構良好、明晰與平衡的程度；每一個維度都會在創造脈衝經過該維度時對其產生巨大影響。由於更深層的維度是其上所有維度的基礎，故而其影響力更為強大，如同建築物的地基一般。任何在更深層維度的擾動，都會影響構築於其上的所有維度。

療癒工作必須將四個維度的所有面向涵蓋其中。不僅包括哈拉和人體能量場，也包括它們的具體面向：哈拉三個面向的狀態，哈拉的位置、對齊及與地球的連結狀況；人體能量場各層級的健康與平衡狀況；最後且同樣重要的是，當我們以生命脈衝來創造人生時，如何在每一刻臨在並榮耀這股能量。要做到這些，徹底瞭解我們的四個維度，以及它們如何受到阻塞是至關重要的。我們必須在創造過程流經時，有意識地臨在於每個維度，並有意識地去感知它們。

受阻或扭曲的創造過程

有時，當創造力逐級流瀉，行經四個維度時會遇到干擾。這些領域就是我們此生的課題；**換而言之，創造過程中有干擾的領域，就是需要個人成長之處。**自我當中的這種領域並不難發現。有什麼是你生活中一直想要，卻還沒有顯化出來的？哈拉或人體能量場中任何區域的任何扭曲，都會干擾你的創造過程。

哈拉中的扭曲：如果哈拉出現扭曲，創造力就會在扭曲處產生分裂，即所謂「分裂的意願」。你將創造力分裂成兩股對立的力量，它們會相互抵消以至失衡。如果它們是直接對立且力量旗鼓相當，那麼就創造不出任何東西。你的內在會陷入僵局、自相矛盾，努力創造也無法在該

領域中完成任何事。

意願（Intention）與意志（Will）大不相同。藉由闡明意願的含義以及使用方法，它可以成為歸於中心、安定、自強的利器。使用意願的方式之一，是衡量你的心理三面向的平衡度，即理性、意志和情感。在第2章我們提到過，理性、意志和情感，是檢視人類能量意識系統的途徑之一。倘若這三個面向處於平衡，那麼，你就能歸於中心，或有明晰的意願，即「成為整體，離開二元性的自我認同並進入整體之中」的意願。你會和宇宙同步，單純地活出生命的本來面目，沒有任何阻礙。因而你能以整體性的經驗與知見來創造你的人生。如果這三個面向失衡，意志面向會將你的哈拉線向後移，而情感面向則會將哈拉線向前移。

當你脫離同步、感到阻礙重重，力圖迫使世界達成所願時，哈拉線就會移動到身體後部。如此，你的創造力會受到干擾，並被一分為二。情感面向的創造能量會降低，並與意志面向分離，這就是所謂的「一意孤行」。

按照黑元的說法，大多數人類所認為的「意志」，其實是扭曲的意志，是一種「強制能量流」，也是最常干擾創造過程的方式之一。圖3-1顯示了人體能量場在強制能量流中變得失衡的常見案例。哈拉線和垂直能量流移動到了身體後部，使背部脈輪變得非常大。這種結構狀態下的個體會明顯變得有攻擊性，迫使自己的人生和別人必須服從他的小我。正是這種扭曲的結構，最初引起了人類對於意志的錯誤觀念。我們用「意志」（或者我們所謂的意志）扭曲了能量場，並操控他人／世界／神在我們想要的時間點去做我們想做的事。然而，那並非真實的意志，而是造成人體能量場失衡的強制能量流，干擾了我們創造自己想要生活的能力。

在我們迫使生活提供我們想要的事物時，還有許多較不明顯的方式。我們可能成為可憐、情緒化的失敗者，這是垂直能量流和哈拉線向前移動的情況（圖3-2）；或者我們會變得表面順從卻暗箭傷人（圖3-3），這是哈拉和垂直能量流的下半部向前移動，而上半部則向後移動的情況。哈拉和垂直能量流也會移動到身體的左側或右側。移到右側時，個人會變得亢進；移到左側時，個人會變得消沉。當然，還有更多哈拉／垂直能量流的扭曲形式，其人體能量場扭曲的細節將在下一小節詳述。

總而言之，每當意願分裂，創造之流也會分裂。創造能量會分成兩股對立的力量，相互矛盾，致使創造的原初意願受到阻礙。如果分裂出的兩個意願中，有一方比較強，那麼另一方較弱的創造力，便會順從較強的一方。但是，它可能沒有足夠的能量去顯化你的意願；或即便顯化了，所顯化出來的結果也是虛弱的、不完整的，無法令人滿意，不完全是你設想的那樣。對於一個特定意願，除非你對其建立強烈明晰的意願；以及完整且對齊的哈拉線，否則將無法把有意識設想的事物全然創造出來。要療癒這樣的分裂，需要大量的自我探索和自我發掘工作，去察覺這兩股對立的力量，瞭解它們如何阻止你原初的創造目標。造成意願分裂的原因，是位於你那「孩童意識」當中的習慣性負面信念，這部分將在本章後續及第4章中說明。一旦你瞭解了自身的分裂並療癒了它，你便能將創造目的與能量重新導向你原初的創造目標。那個原初目標可能是孩童觀念的產物，需要花上幾週時間讓它長大成熟。當它成熟之後，你的原初意願便可應用於你的成人生活以及成人創造。

人體能量場中阻塞的樣貌及所在位置

在接下來的幾個小節，我們將探討「阻塞」是什麼，以及它們如何在創造過程流經人體能量場時形成干擾。我將討論阻塞如何干擾創造過程，並展示阻塞在人體能量場中的不健康運動，以及隨之帶來的損害。然後我將給出一種能從人體能量場中移除阻塞的療癒方法。

通常所說的「阻塞」，是深暗、積滯的能量意識。這種積滯只發生在能量場的第二層與第四層，即非結構化層與感受面向。積滯產生的原因是，一個或多個含有理性和意志面向的（第一、三、五及七層）、有導引能量流通作用的結構化層受到了毀損。技術上來說，一處阻塞包括任何結構化層的毀損、任何非結構化層的薄弱或能量不足，以及非結構化層中深暗的能量積滯。通常來說，任何一處阻塞中都會含有全部這些類型的干擾。一處阻塞可能會貫穿能量場的全部前七層，也可能不會；其位置可能在人體能量場的任何部位。阻塞通常會影響二至三層的能量場；但在非常嚴重的情況下，會貫穿全部一至七層，此時個體已病入膏肓。

結構化層的失調：你所有的創造，都需要一道明晰的創造力行經人體能量場的各個面向，才能完成並完整。舉例來說，如果能量場的理性層──即第三和第七層──較為發達的話，可能會使人體能量場的能量向上，移往頭部。如此一來，我們會創造出一種「聰明的操縱者」的防衛模式❶。

在結構化層（第一、三、五及七層）以及層中脈輪受到損傷時，會出現能量場光線的破口、撕裂、纏結或扭曲。當創造能量嘗試穿過這些層，到達物質世界並顯化到物質實相中時，結構化層的失調就會扭曲、改變、偏轉，甚至完全阻止或洩漏你的創造能量。如果脈輪有撕裂，它們便無法代謝顯化創造所需的創造能量。

非結構化層的失調：非結構化層的受損也會干擾創造力的流動。第二層是自我感受的體驗，我們健康自愛的能力；第四層是我們在人際關係中對他人的感受體驗、我們在所有關係中愛的能力，還有健康地給予和接受的能力。第二和第四層失調表現為出現阻塞團塊，團塊由積滯的深暗能量意識組成，呈現出各種渾濁的顏色，例如：棕綠色或暗紅色。這些阻塞是各種未化解的情感體驗所造成的淤滯的能量意識。第二和第四層能量場的脈輪中，也會有這類阻塞。正是這類阻塞完全阻擋創造力並吸取其能量。當此類阻塞位於第二、四層的脈輪中時，它會阻止該脈輪吸收能量意識，而這些能量意識原本可用於給該層能量場充能，從而保持其強壯和健康。

第六層對應的是我們的靈性感受，以及體驗神性的靈性之愛與狂喜的能力。第六層的擾動通常表現為能量意識的虛弱或缺少，而非能量灰暗與淤滯，這是因為，大部分人沒有在生活中花費太多時間去體驗靈性的神性之愛。第四層以上的能量場，我還沒見過有變色的現象。

信念的基礎：非結構化層不僅與僵化的二元對立信念系統相關，實際上，它們就是二元對立信念系統的基礎。這是因為，非結構化層有

---

❶防衛模式：作者在前兩本書《光之手》和《光之顯現》中均提過「防衛系統／模式」，是人們習慣性的能量場扭曲或阻塞，目的是保護自己，逃避不願意體驗的情緒、情境等。

容納強烈的情感與感受的能力，因此療癒過程中不只必須清理能量場，還要學習新的整體觀念（Holistic Concepts），以取代老舊過時的二元觀念。「二元觀念」建立在將事物分為對比的兩方（黑或白、男人或女人），或者對立的兩方（好v.s.壞、你v.s.我——非此即彼的方式）。

整體觀念支持並鼓勵深層療癒，並能預防活躍的二元性所導致的阻塞。學習活出整體性，意味著活在有意識的創造中，並以截然不同的方式響應著宇宙和生活。這樣，你就以整體性的原則與觀念為基礎，構建你的人生，以便在仁慈豐盛的宇宙中，與嶄新有序的內在生命體驗融為一個整體。

人體能量場的每一層，各自對應了我們現實世界的特定部分，也關聯著對應該層功能的特定整體觀念。除非能量場各層及所有脈輪中的阻塞得以處理與清理，否則創造過程便無法以全然明晰、順暢無阻的方式，持續流經人體能量場各層。因此，學習整體性原則與觀念，是療癒人體能量場失調的關鍵一環。

二元實相與整體實相

由於人體能量場的各層是由個人意志（第一層）、對自己的感受（第二層）、理性（第三層）、關係中的感受（第四層）、內在的神性意志（第五層）、對神性的感受（第六層）、內在神性心智（第七層）所構成，那麼任一層的失調，都會導致你和你的創造在該層面的不完善或虛弱無力。因而，你也會在生命和生活的這些層面持有二元觀念，而非整體觀念。如果它們受損變形，你的信念系統也會受損。倘若你持有二元信念系統，你的哈拉和人體能量場也會變形。換句話說，

哈拉和人體能量場的變形，
是表明我們活在二元論中的信號，
因為此二者的狀態
與我們對實相的體驗密不可分。
當人體能量場和哈拉的受損變形獲得療癒，
我們也會清晰地看到整體實相。

不幸的是，我們已被灌輸陳舊的二元對立觀念千萬年之久。這些二元對立觀念不再適用於21世紀的健康生活。脫離二元論的分裂實相中固著的壓抑與懲罰，是我們在21世紀被授予的權利。認為「世界是由對立雙方組成」的觀念導致了不少問題；而當這樣的觀念延伸進入信念系統時，便會導致許多困惑。

在21世紀，隨著全球化和現代化進程，越來越多的文化之間將進行密切交流。因此，需要對「神性」的含義有新的理解，這些新觀念必須是整體性的，並整合到與神性相連的人體能量場各層。需要在基於寬容和相互尊重的語境中，對「神性心智」、「神性大愛」與「神性意志」進行完全不同的理解。

在更個人的層面上，關於「限制愛」的老舊觀念與方式必須被釋放，使我們能夠無條件地去愛。生活在當今世界裡，必然需要對「愛是什麼」有全新的理解。老舊信念系統中對「與我們不同的他人」以及「世界如何運轉」的觀念，必須被敞開心靈的溝通與探索所代替。我們需要帶著愛和尊重去理解並積極參與到這個全球社群中。這過程的一部分，包括放掉關於「與我們不同的他人」的一些先入為主的分別心。

在整體實相中，每個個體都對核心負有自我責任。正如先前提及的，學習整體觀念，取代舊的二元對立觀，是療癒過程中非常重要的一環

節。我將在本書各部分中給出這些整體觀念，其中大部分集中於第5章和第19章。

哈拉變形和能量場阻塞人人都有：事實上，以人類進化現階段的境況，距離創造出整體性社會尚遠。我從未見過恆常保持全然明晰而平衡的人體能量場或是哈拉；每個人都有需要療癒之處。療癒工作包括：學習去理解並發展你生活中所依從的更高核心原則，還要療癒哈拉與人體能量場。

總結來說，我們對於世界的不成熟理解——無意識中的二元信念系統，以及對宇宙實際運作的整體真知的缺乏，導致我們的創造過程無法暢通。因此，我們不僅需要學習瞭解自身阻塞並清除它們，還必須學習新的整體原則，以支持我們的創造性生命力。這些新的整體原則必須取代我們無意識依從的二元觀念。在本章後段，我將更詳細地解釋二元信念系統，及其對創造脈衝造成的危害。

人體能量場中的阻塞會削弱、扭曲或偏轉創造過程，導致創造結果與你預先設想不完全相同。創造結果距離你的預想目標有多遠，取決於阻塞中二元分裂的強度與程度。要理解這點，首先必須瞭解阻塞的本質。要清除阻塞，你就要挑戰自己，學習新的觀念。

所謂的內在小孩：讓我們從一個簡單的觀念開始：世界各地的療癒團體普遍使用一種稱為「內在小孩」的治療形式，然而：

不要照顧你的內在小孩！
你的內在小孩並不存在！
你創造了一個名為「內在小孩」的標籤。

新觀念

內在小孩＝未進化的意識阻塞，
內含受困的未進化意識。
真正的工作是去釋放，
並重新教育那受困阻塞之中的未進化意識。

換而言之，你的內在並沒有小孩。放掉那個概念吧！你不會想要把餘生都花在寵溺著阻塞，像對小寶寶一樣哄它入睡的！你必須打開阻塞，將被困住的未進化意識釋放出來，然後教育並幫助它進化到整體性狀態；如果你尚未發展出正面積極的成人自我，便必須發展它，才能解決阻塞問題。

讓我再詳細解釋這個部分。我們一起來探索這些問題：阻塞是如何形成的？阻塞位於人體能量場哪一部位，為什麼會在那裡？是什麼將阻塞固著一處？我們的阻塞和創傷之間有什麼關係？為什麼阻塞不會自己離開？阻塞是如何影響我們的創造過程，並進而影響我們的生活的？為什麼它們總是在生活中製造負面行為和負面體驗的惡性循環？如何打破惡性循環？當然，還有如何療癒我們的阻塞？

在人體能量場中創造阻塞的過程：當事件發生嚇到我們，我們便會創造出一處阻塞。這件事可能是一次單純的意外，或是別人以負面方式對待我們。一個非常簡單的例子：在你五歲時，你的母親正在為晚餐派對布置桌子，她拿出上好的瓷器和水晶餐具，小心翼翼地擺放它們。你拿了一個水晶高腳杯走向餐桌，卻不小心跌倒了。杯子摔破了，你嚇壞了，開始嚎啕大哭。你的母親急忙轉身，倒抽了一口氣，震驚而難以置信地瞪著你。刹那間，她腦中不由自主地閃過一幕幕情

景，她想起自己是如何辛勤工作，才終於掙得足夠的錢買到這套鍾愛的水晶餐具。她還為了必須在派對開始前收拾殘局而心煩。她的怒氣升起，大聲地叫你安靜、不要哭了。然後她又擔心你被碎片弄傷。她注意到自己的反應並冷靜了下來。但是為時已晚。在跌倒的瞬間，你屏住了呼吸。原本因為幫助媽媽產生的美好感覺已經消失殆盡，你感到茫然和恐懼。從那時起，你會對受驚嚇時的哭泣和表達自身感受變得緊張，並更加謹慎。你對於幫助他人的感受變得有所保留。這是一個簡單的例子。下一次當類似的意外發生，更多的能量意識會注入這個阻塞，你在幫助別人時就會更加地小心翼翼。每個人的童年都充滿著更為錯綜複雜、不斷重複的負面體驗。在第4章中，我將詳細描述當胎兒在子宮中甚至更早之前，阻塞被創造出來的過程。

負面體驗越痛苦、越頻繁，所造成的阻塞就越強大。由於每個家庭都有重複性的負面動力，所以每個孩子都會在自身能量場裡製造出阻塞，無一例外。

人體能量場阻塞的產生過程：在能量上製造一處阻塞其實非常簡單。一旦我們受到驚嚇或感覺害怕，就會不加思索地先猛然吸入一口氣，然後屏住呼吸。事實上它發生的速度之快，根本來不及阻止，因為這全然是一種生理反應。以下是發生的一連串事件：

我們猛然吸入一口氣，然後屏住呼吸。警覺狀態的身體進入「或戰或逃」的反應。

人體能量場的「或戰或逃」反應不太一樣。一旦我們屏住呼吸，人體能量場中原本正常的能量流便被中斷了，然後「思維能量意識」就從「感受能量意識」中分裂出來。

換句話說，我們在能量層面將感受能量與思維能量分開了。這便是發生在人體能量場中的，能量意識的真實情況。

我們的感受能量凍結了，而心智（思維）的能量變得更加活躍而警覺，就這樣，我們將自己分裂成二元性的。

心智被設定為自動去關注任何類似童年痛苦的經驗。

心智與感受之間的分裂會一直持續，直到我們重新將二者融合起來為止。這一點，必須經由療癒和個人的成長才能實現。

於是，從那一刻開始，阻塞便開始妨礙生命力的創造性之流，換句話說，當我們的創造之流通過能量場朝向物質顯化的途中，阻塞導致了創造力一分為二。

缺乏「感受能量」作為創造的燃料，我們的創造便不可能完整，我們也就無法成功，因為：

> 心智決定創造結果。
> 感受為創造過程提供燃料。
> 意志決定創造的模式或形式。
> 三者若不同步，
> 創造終不完整。

阻塞不會自行消失，反而繼續增強的原因：阻塞不會平白無故自行消失；除非我們供給它們更多的能量意識，否則就沒有促成改變的燃料動力。阻塞中的能量意識會以低能量狀態保持分裂，直到有足夠的能量意識被注入能量系統中，使感受及心智融合起來為止。

要是上文所述還不夠明白，那麼你只需回憶一次童年的痛苦體驗，這並不難做到。只要回想

在孩童時期發生的某件令你痛苦，而你卻無能為力的事。

　　　　記得嗎？想起來了嗎？
　　　　　　很好。
　　　　　你在哭嗎？

　　如果你能回憶起來，
　　但沒有當年的感受，
　這便意味著你的情感沒有在流動。
　　記憶中的感受仍然受到阻塞。
　　　既然你記得它，
　就表示你的心智能量仍然流動著。
　你並未將記憶中的心智能量阻塞起來。
　　　是吧？懂了嗎？
　　　　就是如此簡單。

除非有足夠的能量意識重新進入阻塞之中，並釋放其感受，讓感受能量再次流動，使心智和感受的能量再度融合，不然「阻塞」會一直待在原地。二者的融合很少會自然地發生，情形往往相反。

我們經常被教導，讓感受自然流動是不好的。從很小的時候，我們就被教導要壓抑感受。每當有感受被喚起時，就被壓抑下來。我們在「如何壓抑感受」這方面，可謂創造力十足。感受被壓抑得越多，就有越多低頻能量意識積滯在感受周圍，於是「阻塞」在第二和第四層能量場積滯起稠密、深暗的能量——在第二層，呈灰暗的雲狀；在第四層，呈濃厚的黏液狀。隨著時間的流逝，阻塞越發強大，阻塞的結構也更加複雜，層次越來越多。

除此之外，類似的創傷會積聚在同樣的身體區域，然後聚集在一個原型周圍。這樣，阻塞成長為能量場中結構更複雜的失調。人體能量場中的能量意識流，在流動時會繞過阻塞。我們會對特定情境變得非常敏感，因為這些情境所喚起的能量流，可能會激發阻塞，釋放阻塞中的感受；故而我們在生活中特意逃避那些情境。事實上，我們創造出整個生活方式，以便令阻塞保持在原位。

阻塞的解剖結構：圖3-4是阻塞的解剖結構，我們可以從中看到阻塞的細節。一處阻塞包含好幾層，每一層都幫助阻塞保持在原位。最外層是外部防衛，是不允許他人突破的堅固外殼。這道外部防衛，幫助我們的行為模式符合家庭的生活方式，以及所處的文化習俗。

作為成年人，如果我們無法避開某些與兒時困境類似的想法和情緒能量時，不理性的想法和未化解的情緒就會冒出來。凡是與未化解的兒時體驗相似的「外在情境」，只要強烈到足以突破外在防衛，都會激起不理性或情緒化的行為。這種不理性／情感能量一直沒有得到化解，它是童年時我們試圖保護自我卻無能為力時所殘留的防衛措施。因此當它真的出現時，也還是不成熟的。當我們以成人身分表現出這種行為（最終不再為自己那種行為而辯護），我們會（向信任的人）承認，我們的行為和當下處境並無關聯。

在兒時，我們沒有能力改變基本狀況。雖然孩子們確實也會學著操縱父母，但是生活仍被其父母管控。年幼的孩子完全無力改變自身處境。多數成年人會不遺餘力地避免感受「無力感」，如此我們便能瞭解，為何我們都抗拒進入內心深處。經沉思以後，事實看來是：

　　成人在療癒中有許多恐懼，
　　害怕沉入早期兒時痛苦的情況，
　　害怕體驗那種全然的無能為力。

孩童意識

位於阻塞內部的，就是道途課程❷的講座中所稱的「孩童意識」。**阻塞內部未進化的孩童意識，表達為不理性情緒化反應，來抗拒感受深埋於阻塞中的兒時痛苦經歷。**

作為成人，這些反應表現的是「在兒時創造阻塞時，我們的兒童意識對現實感到的困惑」。本質上，我們會從未進化的孩童意識出發，做出情緒化的反應。**孩童意識的發展程度尚處於兒童階段，心智未開，會以極端對立的方式體驗這個世界。**孩童意識對於世界所下的定論，並非事實的真相。在孩童的心裡，世界上不是好人就是壞人，事情要麼對要麼錯，非此即彼。

孩子們會將結論籠統化，然後套用到所有人身上。舉例來說，一位父親吼或打了孩子，孩子就可能會總結為：所有的男人都像父親一樣。這個對於現實的結論就簡化成了「所有男人都是殘酷的」。後來，孩子便會根據這一結論去發展行為模式。他們可能會對於男人持有負面感受，例如生氣和害怕。當這個孩子長大成人，在面對有殘酷傾向的男人時，他們的行為可能就會激發對方的殘酷。

意象（Image）：這些錯誤的結論對於我們的生活影響甚鉅，並會扭曲創造過程。**如上述的例子那樣，對實相作出的結論凝聚成為關於實相面貌的畫面或意象。這個意象凍結在過去，隨著時間流逝，這個凍結的意象成為了無意識的。但因此產生的情緒化／不理性反應，仍在阻止我們深入阻塞的內部，讓我們不去感受早期兒時因對處境無能為力導致的真正痛苦。**

我們的創傷：創傷由未進化的能量意識構成，這股受到阻塞的意識脫離了當下，也脫離了生命的創造脈衝，並滯留在創傷發生的過去時間框架裡。個人存在中的那一部分基本上停留在創傷發生的年紀，那時他／她還不夠強大，無法在不阻塞能量流及相應系統反應的情況下、在事情發生的當下處理意外情況。

創傷留在原地的另一個原因，是因為它們被固定了。如前所述，創傷中的能量意識的感受和記憶之間發生了分裂。由於能量分裂，它們就無力釋放自己。療癒它們的唯一方法，便是將它們重新整合為一體。要達此目的，療癒師會將更多能量意識引導入創傷之中，如此便啟動能量意識，並將之帶入個案的（顯）意識覺察當中，並隨著兒時經驗得以解凍並重新復活，這段兒時體驗才算完成。

一旦療癒師將創傷帶入個案的意識覺察中，那時——也只有到那時，我們才能接觸到原始創傷裡的真正傷痛，伴隨著相應的不適感受（Inconvenient Feelings）。只有深入原始創傷裡的真正傷痛，創傷才能被療癒。創傷裡的真正傷痛可能只會維持一小會，也可能會持續到整個療程結束為止。痛苦會為個案揭示很多訊息，並會在創傷釋放後的幾週內不斷出現。這些訊息是關於一個人在兒時意象的制約下經歷什麼樣的生活，包括你的選擇、逃避、不必要的自我設限、缺乏自我照顧、與權威相關的問題，以及其他不健康的行為等制約。然而與創傷發生時相比，療

---

❷ 道途課程（Pathwork Lectures）：由伊娃・皮拉克斯（Eva Pierrakos, 1915-1979）通靈帶來的一系列靈性講座，以靈性觀點聚焦於意識的淨化與轉化，帶來個人成長與自我培力，同時也有團體工作的引導與指引，目的在活出內在的真誠、自性與神性。1971年伊娃與約翰・皮拉克斯結婚，共同創造了道途中心（The Pathwork Center）。詳情請造訪國際道途基金會網站：pathwork.org。

癒時刻有兩個極大的不同。第一，療癒師在療癒期間，以慈愛、接納而非懲罰的態度來對待個案；第二，個案曾因兒時意象和創造能量的阻塞而創造出了當下處境，現在可以用成人的思維改變這種處境了。雖然需要時間、理解力和練習，但療癒會發生的。

療癒師在療程中引入的能量意識類型，會是最有助於治療創傷意象的類型。它們是更高原則與更高存在狀態的能量，諸如無條件的愛、真理、智慧、信任和勇氣，選擇哪一種，取決於創傷的性質。無條件的愛適用於任何創傷。

這種療癒會釋放出創傷深處的原初核心創造能量。自從早年幼兒期阻塞產生時，也就是我們將能量流動停止的那一刻起，創傷就被束縛在那了。從那時起，創造力的那部分便受困其中，再也無法流動或帶來任何創造。對於重新創造我們的人生來說，這是至關重要的一點。由於製造出了阻塞，我們的創造能量從此便開始缺乏。我們有著許多使創造能量停滯不流的阻塞，以致於無法使用這些能量創造想要的生活。事實上，因為我們對於生活持有的負面意象，這些阻塞以及對阻塞的情緒化／不理性的防衛，創造了我們不想要的一切。讓我們看看這是如何發生的。

阻塞如何影響創造過程及我們的生活

圖3-5顯示了，當創造過程被能量場阻塞影響時所發生的狀況。審視你的生活，什麼是你一直嘗試想要創造，可能已經嘗試了許多年的？

當你說類似「為什麼我總是遇到這種事？」或者「喔不！又是這樣。」或者「我就知道自己會再遇到那種事！」這類話時，去聆聽自己。這些都是線索，告訴你在創傷的深處、在未進化的孩童意識深處，你攜帶著「世界就是這樣運作」的信念。每當你再次遇到類似情況，你孩童意識深處的錯誤信念就會增強。這個世界，並非你的孩童意識所認為的那樣。而是因為你的創造能量受阻，所以無法創造出渴望的結果。一旦突破防衛並感受兒時最初的痛苦，去釋放阻塞。創造能量就不再被鎖於阻塞之中，你將重獲原初的創造能量，並將其用於創造你的渴望。隨後，便是需要重新教育你的孩童意識，讓它成長，且學會如何應對真實的世界。

人體能量場中阻塞的反覆循環：一旦阻塞被能量衝擊而活化，它會開始移動。激起阻塞內情緒化反應的能量，可能來自個案內在，也可能是外來的。在日常生活中，痛苦外圍的阻塞通常足夠強大，足以維持外在防衛，如圖3-4所示。然而，總有事會讓我們心煩意亂到引起反應。特別是當進來的能量意識很強大，足以突破我們的外在防衛時，它就會衝擊到下一道防線，激發情緒化反應（emotional reaction, ER）。情緒化反應給個案能量場提供能量並使其分裂，然後能量場開始進行負面反應的循環。這種負面反應會成為習慣性。一旦成為慣性，就會形成重複的行為模式，給生活帶來許多麻煩。這種重複的模式即為惡性循環（vicious cycle, VC）。情緒反應和惡性循環的概念，最早在伊娃‧皮拉克斯通靈的道途課程中有所著墨。50／50工作❸的創始

---

❸ 50／50工作（50／50 Work）：提供「道途」課程中最深刻的概念——二元性教學（100／100）、人類意識的過渡狀態（50／50），以及統一的意識狀態（100），圍繞這些概念的學習與教導，構成了50／50工作的概念。可進一步上網參考：the50-50work.com。

人伯特・蕭（Bert Shaw）和摩伊洛・蕭（Moira Shaw）夫婦，則將這些概念簡化闡明為保持了「不適感受」的原始創傷這一理念。在我的書中，我補充了一些內容，包括人體能量場將阻塞維持在原位時的能量場動力情況，情緒化反應時能量的交換，以及如何在能量上將情緒化反應改道並轉化，通過在能量上解決情緒化反應以及人體能量場的創傷結構來療癒惡性循環。下一章將更詳盡說明惡性循環的心理動力。現在，讓我們來瞭解一下，當情緒反應被激發並在能量場中循環時，會是什麼狀況。

圖3-6（a）顯示，在個案太陽神經叢中有一個非常灰暗密實的阻塞；圖3-6（b）顯示，阻塞開始沿垂直能量流向上移動——隨著能量在垂直能量流中向上移動，阻塞開始進行更多的循環；圖3-6（c）顯示，阻塞位於完整循環當中。此時，當事人通常已完全屈服於「阻塞當中對實相的二元性觀點」的影響。陷入情緒化反應與不理性思想的惡性循環（可能會，也可能不會針對他人發洩）一段時間之後，阻塞會安靜下來，並返回在能量場中平時停駐的位置（圖3-6（d））。不幸的是，每循環一次，都會為阻塞添加更多的負面／二元能量意識，且阻塞也會變得更緊密、更有慣性。

清理人體能量場阻塞，解放創造力

現在讓我們來看看，當療癒師清除如圖3-6（a）所示的阻塞時，會有什麼變化發生。如圖3-7（a），顯示的是療癒師在療程中，開始將能量注入阻塞時發生的情況。首先，阻塞開始擴張，起初這可能會擾亂療癒師，因為阻塞看起來彷彿越變越大；然而，在短短幾分鐘內，療癒師便會發現這個擴張是因為阻塞鬆動了一些。隨著療癒進行，療癒師繼續給能量場充能，個案會體驗到兒時的感受，分裂的心智能量與情緒能量開始重新融合在一起。圖3-7（b）顯示，阻塞被釋放時，沿著垂直能量流上升。隨著阻塞沿脈輪向上穿過能量場各層，療癒師幫助個案將所釋放的能量意識，整合到人體能量場的更高層當中，如圖3-7（c）所示。要實現這種療癒，療癒師會在生命脈衝的擴張期，持續將能量小心地注入能量場的更高層。

一旦療癒完成，大部分被保持在過去（個案製造出阻塞的年紀）的能量，會重新整合到當下時間框架中的整個人體能量場裡，融入個案當下生命創造脈衝之中。被困於阻塞之內時，孩童意識無法成長。現在，它可以自由成長了。成長需要數週的時間。屆時，個案的正面成人自我需要重新教育未進化的孩童意識，使其成長為平衡完整的成人。

謹記，所有的阻塞都是二元的；阻塞最初產生，是因為在痛苦處境當中，將心智記憶從感覺體驗中分裂出來。一旦發生分裂，就會產生阻塞，且阻塞比其周圍人體能量場的能量更低，這就是為什麼阻塞不容易自己消除。必須小心地將新的整合能量注入阻塞中，提供足夠的能量，使感覺與記憶二者整合才行。 做這樣的療癒時，需要療癒師保持溫柔的關愛、不間斷的專注以及臨在。

此時，療癒師和個案已經解放了創造力中受困的部分，創造力得以隨原初的正面意願，進入個案當下的創造過程。原先受阻礙的任何創造渴望，現在都有機會實現了。除此之外，通常認為只有孩子才有的正面品質，也被釋放並整合到當下的能量場中。個案會體驗到驚奇、豐盛、簡單的快樂、喜悅、對生活的興奮感，以及單純的愛

與信任，此時、此地，不受無用的負面自我控制所阻撓。個案也會感到解脫，因為生活中恐懼的經歷大大減少了。在第14章，你將會瞭解到受阻能量是如何凝結成我所說的「時間膠囊」。

請注意，圖3-7（b）也顯示了，當阻塞向上移動通過垂直能量流時，阻塞的一小部分會從能量場中完全釋放。這是積滯在人體能量場第四層的黏液被轉化並清理後的能量，它因經由垂直能量流往上移動而得以轉化。

除了垂直能量流上產生的自然流動之外，還有其他方法可以去除、轉化黏液。在類似上述的療癒過程中，療癒師還可以用能量手舀出黏液，並將其轉化為更高的頻率，釋放到光中。布藍能療癒科學的從業者絕不會只是把它舀出，不經轉化就扔在地板上。畢竟其他人路過時，有可能將它吸入自己的能量場中。如果希望把黏液舀出來，先清理它，把它轉化為地球能量，再放置到地球深處，也是可行的（圖2-2顯示，通過布藍能療癒科學方法再次恢復通暢後的創造過程）。

釋放你的創造能量，重新創造生活

讓我們看看阻塞被釋放時，內部發生了什麼變化。圖3-8是阻塞被釋放時的結構解剖圖。要記得，阻塞內部的思維能量和感情能量是分裂的。個案也會害怕感受痛苦。正確的做法是，單純地臣服於自然流動的感受，在這個例子中，即臣服於個案的痛苦。請注意，阻塞中一旦被注入足夠的、帶有療癒意願的支持性能量，阻塞中攜帶對立創造能量的分裂意願，會再次與正面的創造意願融合。這便會釋放整個阻塞，包括防衛、痛苦的感受以及核心的原初創造能量。

無論個案目前的訴求是什麼，這一療癒過程將釋放出可能已維持在阻塞中好幾世的創造能量。創造能量被釋放到個案的能量場中，因而能以原初的意願來重新創建個案的生活。

這就是為什麼如有些人所抱怨的，感受痛苦是必要的。這並不是說，療癒師就想讓個案感受痛苦；而是因為創傷的痛苦中，包含了受困的原初核心創造能量。這些能量，是釋放個案生命以創造他們的渴望之所需；是個案如願重塑人生之所需。有必要辨認出受困創造力周圍的意象，並認出這些意象是如何使個案的生活陷入困境的，如此，個案才能得到教導。從最終結果來看，這一切都是十分值得的。

【自我回顧】
受阻之創造過程的自我提問

1. 你生活中最渴望，卻還無法創造出來的事物是什麼？
2. 這和你的童年經驗有何關係？
3. 有哪些過於籠統化的二元實相，是你那未進化的孩童意識所相信的？

4
解開纏結的人生

防衛模式的惡性循環很簡單，卻往往顯得異常複雜。
在惡性循環中，你喋喋不休地細數生命中的陳年往事，
以表明自己的遭遇多麼悲慘，
生活中的固定模式如何反覆重現，生命如何對你不公。

你能再三列舉出眾多不同的際遇和事件，證明你訴說的一切。
你的惡性循環無非就是防衛模式偽裝成了生活。
它們只不過是你反芻、未消化、未吸收的體驗。

然而，
生命之流不息，匯入未知汪洋。
每一時刻皆是嶄新的，迥異於前。
人生，就是不間斷的共同創造。

——黑元

換個角度審視阻塞

拋開幻想和解開自己的人生纏結，可能是你會做的最艱難的事。它需要你的時間、努力與奉獻，但卻很值得。你將學會那些「前所未知」的事物。你的人生將會朝向你期望的方向轉變。一旦你致力於此，便會獲得所需的一切幫助。有時候可能看不出來那是幫助，但長久下來你就會明瞭。在朝向你核心的螺旋式療癒路途中，你邁出的每一步都會帶來一點一滴的成長，使你更加回歸你本是的美麗之光。你的生命拼圖將更加完整。你將能從更廣闊、更整合的角度來看待事物，就像一幅涵蓋你人生所有面向的全息圖。

解開人生纏結的三個基本步驟概述

1. 第一步，解開我們的阻塞。這些阻塞產生於二元性的能量、信念以及防衛模式。我們自己造就的痛苦的慣性循環，就是以這些阻塞為基礎的。
2. 第二步，用智慧、良善、有愛心的成人自我，來取代被稱為超我❶那個內化的負面聲

---

❶ 超我（superego）：由精神分析學家弗洛依德（Sigmund Freud）提出的概念，是人格結構中的管制者，通常由社會文化當中的行為規範和道德原則支配。

音。我們往往以超我來批判自己，而不是鼓勵自己直接去學習更好的生存與行動之道。
3. 第三步，將在下一章中談及，在我們的二元觀念和二元信念方面對自己進行再教育，並代之以符合實際的、平衡的觀念，讓這些新觀念構成穩固的基礎，以便在其上建築新的人生。我將這些觀念稱為「一元觀念」。

導致人生纏結的原由：創造阻塞

人生的預置條件：上一章討論了，我們在受到驚嚇時是如何創造阻塞的。現在我要解釋，我們是如何在人生歷程中創造阻塞的。你投生為人時，攜帶了一定量的自身及人類能量意識系統的特定預置條件，這些預置條件被稱為「傾向」。

子宮中創造的阻塞

你降生到一個具有預置傾向的肉體當中。經由胚胎在子宮內的持續發育，你與身體產生了連結。從受孕的那一刻起，你就開始受到你的世界的影響。你的傾向將左右你對這些影響的反應。母親的子宮和肉體，就是你的整個世界，母親的所有體驗都會影響到你。

你可以聽到她體內和她周圍環境的聲音：她的心跳、生理反應和生化過程。在子宮裡成長到某一階段時，你開始能看見了。我曾看過一段子宮中胎兒的影片，片中顯示了羊水穿刺術。向子宮插入一根針，當針頭插入時，胎兒轉過頭來看著針頭，並用手抓住了針頭。研究子宮內胎兒多年的大衛·張伯倫❷博士，在其《嬰兒出生記憶》（Babies Remember Birth）一書中，記錄了不少這類的情況。他曾經觀察到，雙胞胎會在子宮內一起玩耍。我特別喜歡的一個故事，是有一對雙胞胎，喜歡隔著各自的胎囊膜親吻彼此。等到他們出生成長，到了可以在後院玩耍的年紀時，他們會隔著院子中晾著的剛洗好的床單，玩相同的親吻遊戲。還有一本關於子宮內胎兒的佳作，是托馬斯·韋爾尼（Thomas Verny）和約翰·凱利（John Kelly）合著的《胎兒的秘密生活》（The Secret Life of the Unborn Child）。

出生不久創造的阻塞

出生時，嬰兒的人體能量場第一次暴露在母親人體能量場之外的宇宙能量場中；每個體驗都會讓嬰兒的能量場產生緊張。嬰兒的能量場會隨著人生經歷而成長，而每個來自「外在」（宇宙能量場）的衝擊影響，都會使嬰兒產生緊張，在能量場中加入更多色彩和構形，然後再放鬆下來。嬰兒的能量場，也會受到每一位親近家人的人體能量場的影響。

當幼童感受到父母的痛苦時，最先的反應是讓痛苦消失，去療癒它。幼童此刻尚未發展出太多的防衛系統。孩子很愛父母，會想要幫助他們。在成長過程中，孩童會受到更多家庭扭曲的影響。

童年和成長期創造出的阻塞

隨著孩子的成長，他們早早學會用防衛模式來阻斷影響自己的痛苦。同時，孩子越是成長，也會變得更加活躍，帶著好奇心接觸外在世界。在兩、三歲時，他們被告知「不可以」的次數約

---

❷ 大衛·張伯倫（David Chamberlain）：美國心理學家和作家。1974年起，開始使用催眠法來發現和治療胎兒在子宮中以及出生時的創傷。其後所出的研究證實了出生時的記憶是可靠的。

有六萬多次。

防衛系統的設立，不僅保護他們不受痛苦經歷的直接衝擊影響，也讓他們可以操控世界，以獲得想要的東西。孩子創造出的防衛系統，是適用於他們各自成長的家庭結構的。孩子學會了如何去遵守家庭傳統，而這些傳統通常是無意識的，也就是說，只要行得通他們就學起來。不幸的是，所有的防衛系統皆是二元的。

令人遺憾的是，這意味著孩子們必須得分裂他們的能量意識。

孩子們因此變得二元性，每當有痛苦經歷，痛苦就被壓縮到創傷深處。創傷則被防衛所覆蓋，形成能量場中的一處阻塞。反覆發生的痛苦經歷，會根據「物以類聚」的原則而聚集在一起。隨著人生的繼續，阻塞和防衛也日益強大。人體能量場的防衛愈強大，人體能量場也會愈加扭曲。我們發展出惡性循環，並因此會再度創造出相似的痛苦經歷，導致痛苦反覆重現，再將更多阻塞帶到能量場中。例如，感覺自己被遺棄過的兒童，可能會在成年後不斷吸引被拋棄的境遇；經歷過虐待的兒童長大成人之後，可能還會吸引讓他們受虐或不被善待的境遇。你或許也能回想起自己童年的一些例子，其中可能潛藏著類似「我不好」的二元信念系統。

無望、絕望與自我去權的惡性循環

正如之前在第3章中提過的，惡性循環的素材來源，包括了與之相關的情緒化反應的概念，這些在伊娃・皮拉克斯通靈獲得的道途課程中有所說明。

纏結：阻塞會創造纏結，導致了使痛苦反覆重現的惡性循環的產生，使我們陷入困境，無法創造出生活中的想願。在這裡，我會提供關於惡性循環的簡單基本概念。我們都會在生活中創造痛苦體驗的惡性循環，這是因為我們並不完整。我們因缺乏自我認知，缺乏自愛，並對於宇宙／神性如何經由我們創造有所誤解，導致了自身的受苦。我們都會受苦，因為對現實抱有錯誤觀念和不當信念，並以之構建自己的人生。然後，我們又因為防衛，因為要去逃避感受早期兒時創傷的原始痛苦，而給自己帶來更多的苦。實際上，我們因防衛受的苦，遠比從早期創傷的真實痛苦中受的苦要來得多。**我們反覆創造痛苦的惡性循環，致使我們一直無法創造想要的人生。這種痛苦稱為「硬痛」，因為我們將自己抽離、變得緊繃並抗拒去感受這些創傷中原始的痛苦和無望。**瞭解惡性循環的階段，有助於我們理解受困於惡性循環時會經歷的心理狀態。帶著這種理解，我們就可以找到方法打破惡性循環，並學習創造出想要的人生。

首先，我會討論惡性循環的步驟；在下個階段，我將討論如何打破惡性循環並重新創造你的生活。

惡性循環的結構

我們的存在狀態日異月殊。有時我們比較歸於核心，能活在較大程度的整體性中；其他一些時候，我們則較為脫離核心和整體性。我們可以將外部防衛視為一種穩態❸，或者更準確地說，是一種「不平衡穩態」。我使用這些詞彙，是因

---

❸ 穩態（Homeostasis）：又稱為內穩態。在生物學中，它表示生物維持自身內部相對穩定的動態平衡狀態。比如人類能調節體溫保持恆定。

為我們都身在「回歸核心和整體性」的療癒途中，所有的人在某種程度上都不平衡，但我們仍可以活在充滿愛的人生之中。簡而言之：

如果你還在肉身之中，
就有療癒要進行。

當我們從更寬廣的角度檢視人生如何度過時，就會發現，連生活方式也是「不平衡穩態」的一部分。某種程度而言，我們都有避開讓自己害怕或受到挑戰的情境的傾向。「不平衡穩態」就是我們所預置的日常生活境況，它就是目前的人類境況。

如圖4-1所示，惡性循環是在你防衛創傷時，受困其中的心理循環。在這樣的循環裡，你會圍著創傷打轉，卻永遠不去療癒它。你只會將更多硬痛增添到阻塞之中。惡性循環有四個易於識別的主要階段：

階段1＝第一層防衛＝你那不平衡的穩態
階段2＝第二層防衛＝你的情緒化和不理性反應
階段3＝第三層防衛＝你在人生中不斷反覆創造的硬痛
階段4＝返回不平衡的穩態

讓我們看看這些階段的詳細過程：

惡性循環第一階段：能量衝擊了你的人體能量場意識系統，它可能來自於你的能量場外在或內在：

1. 外在——來自於他人，例如伴侶、朋友、老闆，言行舉止喚起了你防衛系統的人。
2. 內在——諸如噩夢、意外的自我傷害、疾病，或者莫名倒楣的一天，這種原因不明的事件。

這些能量的輸入會打破你的第一層防衛，並且破壞正常的「不平衡穩態」。

惡性循環的第二階段：當這道能量突破創傷周圍的第一層防衛時，便會衝擊第二層防衛，並表現為情緒化反應或不理性反應。此二者都是二元性的，屬防衛系統的一部分。

反應與響應：為了釐清「對生活的反應（reaction）或響應（response）」方面的人類行為，我們使用「**理性響應**」和「**感性／感受響應**」來表示我們真實面對當下生活境況。當我們直面當下處境時，會產生理性響應和感性響應。換句話說，我們的能量意識會自由流動，沒有分裂或受阻。

另一方面，我們使用**情緒化反應**（emotional reactions, ER）和**不理性反應**（irrational reactions, IR）來表示我們沒有真實面對當下的生活境況。我們無法直面當下的境況時，會以不理性及情緒化的反應進行應對。這個時候，我們便陷入了過去，做出的反應就像是過去的重演。此時我們激發了防衛系統的第二層，來阻塞並分裂能量意識，因此陷入了二元之中。此外，所有的情緒化反應都是不理性的，而所有不理性的反應也都是情緒化的。為了行文簡潔，我將其縮寫為 ER／IR。

我們的 ER／IR 建立在「未進化孩童意識」的信念系統之上，並將當下誤以為是過去，從而做出反應。關於 ER／IR，有如下兩個要點：

1. ER／IR是二元性的，亦即，感受（感性）能量與心智（理性）能量分離。
2. ER／IR不會對自己負責。它們會責怪與要求他人。

圖4-2所示為ER／IR主要層面的逐條描述，並對ER／IR做出剖析。該剖析有助於你判定自己是否具有這樣的狀況。

惡性循環的第三階段：如果你繼續指責和要求，你將陷入自己的硬痛中，感到無力而無望。出現這種感受，究其原因，是你將創造自己人生的創造力轉嫁給了他人。因為你放棄了自己的自由意志和創造力，將之拱手讓給你認為應該對你人生負責的人，才使自己變得無力。你告訴自己「噢，糟了！又來了，我就知道會這樣！」這就是出現無望感的原因。無論你如何反覆責怪他人毀了你的生活，無論你多努力強求別人應該幫你實現人生，都是不會、也不可能管用的。你只會對現實處境感到無望。但這不是「現實」的處境，而是「你自己的」處境，因為你才是那個維持這種處境的人，並不是別人。你無法通過改變他人來改變自己的人生，你才是那個需要改變的人。

惡性循環的第四個階段：如果你不明白自己才是那個需要改變的人，也學不會如何做出改變，那麼，在經歷與另一半的痛苦互動或爭執，並在你的創傷上追加更多痛苦之後，你會平息這些ER／IR，然後再度回到惡性循環（不平衡狀態）的第一階段。不幸的是，這會增強你人體能量場中慣性反應的能量路徑。由於我們是習慣性的生物，當惡性循環的能量意識被強化，會使其更容易且更可能再次發生。惡性循環反應越是重複發生，我們就越可能再度陷入其中。

打破惡性循環

一開始要打破惡性循環很不容易。於你，這是進入未知的世界，需要臣服於對未知的恐懼，並且要直面你一生都在防衛抗拒的無望與無力感。經由打破惡性循環，你會進入具有創造性的，有愛的自由生活之中。要面對未知的恐懼以

圖4-2　剖析ER／IR

1. ER／IR的激發，可能源自內在原因，也可能是外在的。
2. ER／IR與「外在」世界的「當下境況」毫無關係。
3. ER／IR所轉嫁指涉的某些人、情況或事件，被視為是導致ER／IR的原因。
4. ER／IR是不客觀的。
5. 要與被ER／IR淹沒的人進行客觀溝通，是不可能的。
6. 將引起ER／IR的原因歸咎於他人，並向對方發洩自己的情緒化和不理性，會傷害到對方。
7. 向指責對象發洩ER／IR時，向其闡述「你要關注我話裡的真相」，則是在傷害對方的同時，還將「找出話中真相」的責任推對方。

及對痛苦的畏懼,的確需要勇氣;然而,一經深入痛苦當中,一切都會改變。

一旦學會並適應了打破惡性循環的過程,成果會是輝煌的。我們釋放出自己的創造性之愛的能量,這些能量受困於創傷當中,而創傷則受困於阻塞當中。藉由打破每個惡性循環,我們會創造出一種新的生活方式,一種螺旋進入核心的生活方式。隨著每一次旋入,更多創造性之愛的能量得以釋放。隨著每一次旋入,我們學會信任並臣服於舊傷的「軟痛」;**隨著每一次旋入,我們學習處理那阻塞了向內通往核心之路的恐懼。每個人都可以做出選擇:用幾分鐘時間進入恐懼,感受其中的軟痛;還是用一生時間,不斷重複創造硬痛、絕望與自我去權(self-disempowerment),以及在創造健康與圓滿人生方面的無能為力。**

我們需要理解、努力、信心,並投入練習才能打破這樣的惡性循環,隨著練習得越多,就會變得越容易。圖4-3顯示,當我們正視觸發防衛模式的處境時,打破惡性循環。在這幅圖中,顯示了做出有意識的選擇向內旋入,釋放舊傷的痛苦,而非用ER / IR來對觸發場景做出反應。

以下是一些可以打破惡性循環的具體步驟。現在,讓我們更詳細地查看每一步該做的事。

打破惡性循環的步驟

1. 第一步是將你療癒的意願對準,並學會辨識自己正處於ER / IR。學習辨認自己是否正處於ER / IR中,並且學會處理這樣的情況,對個人成長來說至關重要。

    銘記這點的要訣:
    a. 當你的注意力向外集中於外在的其他人,而非向內,集中於真正導致你當前處境的內在過程。學會處理ER / IR意味著,學會將意願轉向內在而非外在,你必須將ER / IR能量抽離出來,脫離造成ER / IR的對象。
    b. 你責備他人,並且要求他人以某種方式改變。
    c. 你交出了自己的力量。你認定如果他人改變了,你人生的問題就能得以解決。但唯有你自己改變,問題才能真正解決。
    d. 除非你做出改變,並對自己的人生負起責任,否則惡性循環將一直繼續。

2. 經歷ER / IR的人有責任解決它。要認識到,你通過ER / IR表達的是你那未進化的孩童意識。

3. 打破任何與伴侶間慣性惡性循環的一個關鍵點是,當你處於ER / IR時,不要嘗試繼續交戰,因為基本解決不了矛盾。打起精神承認你正處於ER / IR,並且停下來,中斷溝通。事先找出或設定一個向對方發出警示的訊號,發出訊號後就中斷溝通並離開。事先與伴侶商定,設置一個警示訊號非常重要,這樣對方才能放心,且情況不會像往常的爭吵那樣爆發失控。這需要練習,而且練習得越多越好。你終將能達到這樣的境界,即在ER / IR發生前就能踩下剎車。舉例而言,如果你即將陷入ER / IR,把它表達出來,或採用你和對方都可行的說法,諸如:
    a.「我要有ER(情緒化反應)了,我現在得離開,但我會回來的!」
    b.「我正處於ER狀態,我需要獨處,等下再找你。」
    c.「我需要一些時間來歸於中心。」
    如此,可以避免你對自己和伴侶因為說

出不該說的話，而給雙方帶來更多痛苦。這就是為什麼需要事先與你愛的人說明，並建立一些雙方都認可的方法來阻止惡性循環。

4. 關於在爭執中要學習的，還有幾個關鍵點。這需要你去練習，還有與伴侶主動協商，但這是值得的：

   a. 首先，絕對不要堵住門，這可能會令對方懷疑遭到困禁，並受到驚嚇。

   b. 不要拿起任何物品。這也會嚇到對方，因為他／她可能也處於未進化的意識狀態，並會從幼年經驗出發，對你「拿東西要做什麼」自動作出負面假設。

   c. 不管你在那一刻想要做什麼，都先打住。說服自己，當彼此都更加歸於中心和落地時再去談論這個問題。

   d. 如果對方說了傷人的話，讓自己去感受那些話觸發的兒時痛苦；倘若是你說了傷人的話，就讓自己看清造成的傷害，對自己及伴侶道歉。當你說出這句傷人的話時，到底是想防衛哪一種兒時痛苦呢？向伴侶承認，這是你未進化意識做出的陳述，並且原諒自己。

   e. 這個過程有助於你培養出一個充滿愛的成人自我，並通過它做出這樣的人生選擇！

5. 當你停止了聚焦於外在他人的循環，轉向內在後，若情況允許，可以進行深層療癒的話，便可以選擇這麼做；如果情況不允許，你可以用成人自我，單純地將自己與糾纏的 ER／IR 斷開，選擇暫時去做其他事情。這同樣需要技巧和練習，以防止產生另一次 ER。如果你有時間和空間進行自我療癒，以下是你能做的：將注意力集中到問題的根源，即創傷內部的二元能量。隨著你深入創傷內的痛苦，以及二元的能量融為一體，痛苦就會軟化，因為這是邁入整體性的一步。將注意力引導向內，去感受創傷內痛苦中的恐懼、憤怒、傷害等等，這就是療癒。這是你兒時歷經的痛苦，那時你確實幼弱無助，對改變處境無能為力。對年幼的你來說，這是毀滅性的；現在，你有能力承受這種無助感了。只要單純如實地體驗它、承認它的真實，感受對自己的愛，釋放內心深處——也許已經存在了生生世世的痛苦，就是一種解脫。

6. 隨著痛苦的釋放，你也釋放了原初的創造性意願，而你的核心創造能量此刻也被激起而活化，可用於重建人生。你的能量場將因新的核心能量而發光。你會立即感覺變年輕了，皮膚也會更有光彩。這種核心能量的整合需要一些時間，這是一段持續的過程。

7. 在這段經歷及後續的幾週中，你還會更加瞭解自己的意象與信念系統，更明白為什麼你在防衛中會出現這樣的行為，並看到真正的真相。

8. 如今已被釋放到你的能量場和生命中的孩童意識，需要花一些時間接受教育。

9. 對於教育所釋放出的孩童意識來說，培養出正面的成人自我也很重要。要做到這一點，必須先瞭解你孩童意識眼中的成人自我是什麼樣的。它就是你的超我。這是以孩子的視角看待生活中的成年權威，為什麼總是說著**不可以**或「**你不好**」！所以，超我是一種負面的自我，是對你不善的負面權威。為什麼呢？想一想當你六、七歲時，想飛奔出去盡情玩耍，或在第一次看到大海時想盡快跳入水中嬉戲。想一想，在父母喝止孩子衝向大

海，以免受傷時，這個六、七歲孩子的感受。或者，當父母堅持要受傷的小孩停止哭泣時，父母的聲音響亮、嚴厲又憤怒，同時帶著恐怖。他們會說「你以為你是誰？」、「管好自己，做你該做的事」、「實際一點，不要冒險」、「愛哭鬼」或「男兒有淚不輕彈」。

現在，設身處地回到與你兒時類似的受斥場景中，你會對自己說什麼？你感受到什麼樣的能量？現在，每當你因自己所做、未做，或想做的事而譴責自己時，你會對自己說什麼？你會聽到什麼，有何感受？這些話聽起來不舒服，對不對？所以，你現在對自己，很可能比以前你父母對你還更糟糕！學會認出那個處處約束你的超我，這一點很重要。關於超我，黑元這樣說：

你的超我

你的超我，只是你內化的聲音，
源於你兒時對權威的恐懼。
在兒時，
當你以孩子的角度去思考和理解現實時，
便創造出了超我。
因此，你那超我的年齡，
與創造它時你的年齡一樣大。
你的超我，
試圖在兒時權威者認為危險的世界中，
維護你的安全。
你接受了這些聲音，並為自己創造出一個超我，
它可能以有益的方式來規範自己。

重新考慮一下那個結論吧！
你那不成熟的孩童意識中內化的負面權威，
對你說了什麼？
注意它有多麼經常使用負面的自我評判！

你因一時選擇了逃離一體性而後悔，
並感到軟痛，
對這軟痛的抗拒導致了自我評判。

學習識別超我的語言。
它是一種二元性的語言。

你的超我，就是評判你的那個部分！
它正是那個不接納你此生中痛苦經歷的部分。
它不接納你的錯誤，
並將每一處錯誤都指給你看。
它甚至不尊重你的學習過程，
也不給你時間和空間去學習。

想想看，也許你內在那一整套評判的權威構成，
都是不必要的。

超我告訴你，你要受譴責才會表現得更好。
你並不真的相信這一點，不是嗎？

與其譴責自己，不如去想想你關心的事，
它們都關乎你尚未學會滿足的個人需求❹。
超我的譴責使你失衡，從而阻礙了你的學習。

黑元給出的「探索超我」家庭作業

- 在你的不平衡中，你的超我扮演了什麼角色？
- 你是如何譴責自己，從而陷入不平衡的？
- 你尚未學會去滿足的個人需求有哪些？
- 你未滿足的需求，與超我的譴責有何關聯？

---

❹ 作者在她的第二本書《光之顯現》的第8章中，詳細描述了七層人體能量場每一層的需求。

培養正向成人自我來處理權威問題

既然超我是我們內化的評判聲音，是我們的孩童意識對權威的響應，所以必須以正向的或成年的自我來取代超我。**培養成人自我，對個人健康和福祉都是必要的**。成人自我是一個平衡、成熟、善良並且慈愛的成人。它善良、有愛、明晰又強大；有了它，你就能設定與人生目的一致的、確實可行的目標和界限。它會調控貫穿你一生的自由意志選項。要培養出正向的成人自我，有個好榜樣是很管用的。選擇一位一貫善良、明晰且堅定的人，觀察他們如何處理與別人的互動，尤其是和下屬的。觀察他們的做法，並加以練習。你甚至可以詢問他們是如何做到的，或詢問在其成長過程中，有什麼樣的權威人士幫助他們發展出如此正向的成人自我。真誠、善良、柔和而堅定，以及敬重自己與尊重他人，這些都很重要。觀察自己在各種情境下的反應，尤其是關於權威方面時：

1. 面對權威時，你會如何做出反應或響應？
2. 在很難善待自己的情形中，去觀察自己。
3. 你是否還發現，在相同的情形中也很難善待他人？

如果是這樣的話，你可能陷入了一種負面信念，並身處於圍繞著舊創傷的惡性循環。探索這個惡性循環，搜尋與此情境相關的創傷，臣服於你的痛苦並去感受它。通過感受你的痛苦，你會明白自己幼年的權威對待你的方式，就像你現在對待自己和他人一樣。你的負面內在權威，是如何阻止你去感受創傷中的早期軟痛的？現在嘗試另一種方式：

在某些能喚起你早期創傷的痛苦情境中，
練習去善待自己。

最重要的是，要瞭解正向內在權威對你的影響，進而知曉如何培養出正向的成人自我。以下是黑元對地球上權威被誤用情況的說法：

權威與自由意志

在地球的塵世中，隨處可見權威被廣泛誤用。

在某些地區，
違抗「權威」，會遭受嚴厲懲罰。
當然，如果你那神賦的自由意志權利被干涉時，
你會激烈反抗。
權威問題扭曲了你那自由意志的運用。
想一下，你內在管轄著自由意志的權威。
你會如何選擇運用自由意志？
你內在的權威是否以善良、溫和的方式對待自己，
調控著自由意志？
你的內在，是否有善解人意的權威，
給你時間和空間來歸於中心，
讓你找出你的真相？

你的內在，是否有良善與有愛的權威，
允許你以最喜歡的方式，活在狂喜和愛之中？

你的內在，是否有仁慈與接納的權威，
提醒你去愛，並且接受本然的自己？
你是否為自己保留空間，
讓自己成為並成長為你本然所是的愉悅本性，
並讓這個愉悅的本性展現出來？

你是否允許自己表達愛、疑惑，以及創造力？

✣✣✣

成人自我的工作

最終，成人自我的工作，
是去信任那攜帶著生命的創造性脈衝的內在本性，
並指引個體的意識覺察，
朝向那內在本性，**學習整體性。**

　　黑元說，一旦你理解了創造過程的運作方式，你就會明白，成人自我的主要功能就是使用神賦之自由意志，在整體、信任與真理的基礎上，做出健康全息的人生選擇，這些人生選擇，包括你在每一分鐘、每一天、每一年、每一生中做出的所有選擇。

　　現在你瞭解到，培養出善良健康的成人自我有多重要了吧？我們做出的每一個選擇，都關乎如何運用愛的創造生命力；每一項選擇，都關乎如何活出這一生。每當我們做出二元性選擇，就分裂了創造能量並降低了創造力，這會導致斷連、分離、不信任和痛苦；每當我們做出基於整體原則的選擇，創造能力就會增長，我們會創造出聯繫、連結與交流，所有這些又都會創造更多的愛、喜悅和自尊。

　　下一章，我將給出編輯整理過的黑元傳訊，傳達他多年來教導的一元觀念和原則。這些會為我們創造渴望的生活奠定堅實的基礎。

【自我回顧】
有關纏結的自我提問

1. 列出你人生可能有的預置條件。
2. 探索並列出你在子宮內可能創造出的阻塞。當你在子宮裡時，你母親的生活境況如何？，她與你父親的關係是怎樣的？
3. 探索並列出你在出生不久後可能創造的阻塞。或許你並不瞭解當年父母的生活狀況，如果可以，問問他們。
4. 追溯並列出你在幼兒時期創造的阻塞。看看你的童年照片，你看到了什麼？
5. 探索幼兒時痛苦的回憶。你當時創造了哪些類型的阻塞？
6. 研究惡性循環及其結構。你是如何重複經歷惡性循環四個基本階段的？選出當前生活中最容易卡在哪個階段。

5
重新創造生活的工具

整體觀念

自20世紀80年代初,我便以通靈的方式傳授黑元的課程。他的講稿資料以非線性的詩歌形式呈現,現已成為布藍能療癒科學的靈性基礎。這些資料提供了新穎且廣泛的靈性整體觀念,挑戰我們對於靈性實相、宗教教義以及物質生活的既有認知。自1998年以來,我每年都出版《靈性的種子》(Seeds of the Spirit)系列書籍,黑元別出心裁地以散文與詩歌形式的話語,幫助我們從受限的二元實相中走出來,並融會貫通這些整體性思維和存在之道,來重新創造我們的生活。他有時候會挑戰我們,使用難以接受的甚或是禁忌的方式,來與我們自己、與他人相處。黑元教導我們,從「重新創造生活」這一更廣闊的視角,去審視自身以及體驗我們的生活。

本章及第19章中包含了黑元的相關教導,按照他對我們學院在校生授課的形式呈現。這些教導直接以靈性世界的觀點,直接與我們進行個人對話。當我通靈傳授黑元的課程時,我看見他與一群自稱光之委員會(Council of Light)的指導靈在一起。有時候,我看見他們圍在講台右側的桌子旁,翻動著講稿,似乎正在為將由我傳訊的課程作準備。有時,不像黑元自稱為講課人那樣說「我對你們說」,而是說,

「我們對你們說。」

既然黑元已教授了大量關於人類能量意識系統的資訊,因而就我以下所呈現的資料而言,我們有必要謹記,創造過程是如何在人類能量意識系統中穿行的,即如第2章所述。接下來的教導,描述個體在創造過程中會經歷的個人心理體驗,以及靈性體驗的邏輯性結果。黑元引導我們滿懷慈悲地對治那些阻礙我們創造之流的因素:我們的創傷、惡性循環、情緒化反應、內在聲音,以及超我。唯有從這些障礙中解脫出來,我們才可能真正體驗到,跟隨「從我們存在核心自然煥發出的」創造力脈衝所帶來的愉悅與愛。

人生中的創傷和防衛

在你很小的時候,你是不設防的,沒有任何防衛模式。大人通常很難理解這點。小時候,你的生命力蓬勃湧動,這股能量流經你,而你的身體也跟隨著它。你上竄下跳、嬉笑喧嘩,打擾著那些大人們。你不是循規蹈矩的。你被帶著斥責的聲音告知要守規矩,這個聲音要你安靜一點,否則就是做了錯事。越年幼的孩童越不懂得「做法不對」、「我有錯」與「出了差錯」之間的區別。因此,當大人僅僅試圖教導一個孩子如何走路、如何乖乖坐在桌前等等,孩童意識會聽成諸如以下所述的意思:「我是錯的。我很糟糕。我不夠好。我一

個人做不到。沒有你，我做不到，因為我會把事情搞砸。一切都是完美的，所以我也必須做到完美」。接下來，這個孩子將會過著囿於表面的生活，試圖將一切做得正確無誤。但是接下來將會發生什麼呢？生命力在哪呢？它停駐於內在了。你所賴以開創生活的創造力，就這樣被束縛在孩子的防衛策略和負面結論之中。

✛✛✛

惡性循環

生命似乎屢次將你置於別無選擇的境地。你在生命中接觸到的所有傳統、訓練、教育、宗教習俗以及你的成長環境，似乎都造就了某些無法撼動的習性。但是，當你學會了「改變」所需的簡單步驟，只需要單純地放棄防衛，選擇深入軟痛，你的人生就會成為一條明晰易懂的靈性實踐之路。

防衛模式的惡性循環其實很簡單，只不過往往顯得異常複雜。你在惡性循環中喋喋不休，細數生命裡的陳年往事，以表明自己的遭遇有多麼悲慘，生活中的固定模式反覆重現，生活如何不如意；你會再三列舉眾多相異的際遇和事件，來證明你訴說的一切。

你的惡性循環無非就是防衛模式，
只不過偽裝成了生活。
它們是你反芻、未消化、未吸收的體驗。

然而，
生命不息，永遠邁向未知。
每一時刻皆是嶄新的，迥異於前。
人生，就是不斷的共同創造。

所有防衛產生的目的，就是為了把你困在惡性循環之中，以免你找到真正的解決辦法：僅僅是去感受你最初的軟痛，將自己置於療癒的螺旋之中，就能釋放內在的創造力，並改變你的人生。

利用你所學到的一切，讓自己在當下變得清明。找到你由整體性自動切換至二元性的那一刻。你能夠學會認出那一刻。給它起個名稱，以便熟悉它。那一刻，就是你陷入線性時間的時刻，以及陷入創傷的三維空間的時刻。當你學會認出它，就能學會在那一刻以明晰的意願做出選擇，而非自我認同於二元對立。你將學會轉為認同整體性，認同那源自你神性中心——你的核心，那光耀與啟悟不斷的共同創造過程。

我親愛的朋友，一言以蔽之，那即是開悟或覺醒的過程。覺醒到當下，就在此地，恆常如是，超越所謂時空連續體❶的局限。

設想那不斷開悟的未來，
那其實是一趟走進自我（Self）的不斷開悟之旅。
是一趟走入內在的光明、生命之源與創造力的旅程。

✛✛✛

---

❶時空連續體（Space-time Continuum）：是三維空間再加上時間，組成的四維時空結構。

穿越創造性的療癒循環

學會穿過這些循環並非易事，
但它於你有益，且能將你療癒。
因此，給自己一點時間──
去瞭解「渴望，然後又用自我評判摧毀渴望」
這一惡性循環。

然而，你攜著「創造心中所想」的意願
與正向選擇勇往直前，
就釋放出了你的核心本質──
你所需的用以創造出自己的渴望、
實現人生目標的最核心本質。

這一切都納於你存在的四個維度之中。

你的一切痛苦，都可以被愛的創造力療癒。
這愛的創造力流經你的四個維度，
呈現為生命創造性脈衝：
擴展、靜息、收縮、靜息；
擴展、靜息、收縮、靜息。

這就是常在的生命創造性脈衝。

✚✚✚

你如何創造了自己的痛苦

試想，你實際為自己施加的痛苦，可能比任何童年經歷、任何前世，或所有這一切累積起來的還要多。事實上，你通過自我否定造就更多的痛苦。在原始創傷周圍，你包裹了一層又一層的自我否定。正是你的自我否定和自我評判，造成環繞在創傷周圍的硬痛。這層硬痛極為頑固，具有毒性和腐蝕性。要穿透這層硬痛直達創傷，需要勇氣。然而，一旦你臣服內在，深入其中，就會發生翻天覆地的變化。

的確，這痛苦深刻難捱。一開始，你或許會感到脆弱不堪——主要是因為你未曾碰觸過這道創傷，可能已有數百年之久。當你抱持著對痛苦懵懂無知的孩童意識，痛苦就會顯得輕柔且甜蜜，並帶來生命力的脈動。因為它從你存在中——那也許已千百年未被碰觸過的領域內，釋放出了生命的共同創造之脈衝。是的，一開始你必須穿過硬痛。那只是一瞬間的事情。硬痛是一種阻力和抗拒。

✚✚✚

硬痛，軟痛

硬痛，
是「抗拒二元雙方合而為一」所產生的痛苦。

穿過自身的抗拒去感受早期創傷的軟痛，
便能獲得極大利益，
即將二元雙方重新融合為一體。

重要的是，認清「早期創傷帶來的軟痛」與
「抗拒信念系統的硬痛」之間的區別，
在這種信念系統中，
所有人都被嚴格地教導應相信什麼及如何行止。
它無法滋養你的靈魂。

它反而維持了二元分裂，進而造成更多的硬痛。
它給你的創傷包裹了一層外殼。

當你突破這層外殼，突破你內心的壁壘，
你將認識到孩童意識中的甜美與脆弱。

當分裂的雙方融合，你會倍感年輕，
因為在被落後於創造力不知多少世、

或只是這一世的那部分能量意識中，
你尚且年輕。

✛✛✛

情緒化反應的源頭

引發情緒化反應的因素，
可能是你內在的二元性，也可能是任何外在事件。
但這些因素只是誘因，並不是情緒化反應的根源。

所有情緒化反應和一切評判的根源，
都存於你的內在。
位於你存在之中被孤立的部分，
塵封在時間膠囊中，
其中封存了你那未化解的殘存體驗、觀念、意象
以及對實相的信念。
所有這些都是殘破不全的，
它們是你創造的半成品，
以及未完成之思想的碎片。

因而，就那無窮整體——
那支撐你存在中每一部分的無限神性之基而言，
它們並不強大。
不過是孩童的遊戲。

✛✛✛

削弱情緒化與不理性反應

在這個進行了多年的慣性過程中，現在是將「情緒化反應和不理性反應」視作小事一樁的良好時機。它們只不過是一些表面事件，一種防衛機制罷了。你可以從自己或他人身上辨認出這一簡單性。你不必對它們太鄭重其事，以為它們表明你有多糟糕。讓我告訴你一個祕密，你一個人就可以妥善處理自己和他人的情緒化與不理性反應。試著練習這樣說：「喔！情緒化反應或不理性反應來了。嗯哼。沒意思、沒意思、沒意思。要是把它當真，太浪費時間了！」

不要浪費時間把情緒化反應或不理性反應當真。
認清它們實際上是多麼無聊！

真正的痛苦是在很久以前造成的。隨著惡性循環打轉之情緒化／不理性反應的硬痛與自我評判，不是真正在療癒痛苦。你如果對它太鄭重其事，就會以為它可以療癒你。你可能認為必須經歷這種硬痛，才能學會「為自己抗爭，徹底擺脫它。」（我們並不確定你說這些話的意思，如果你深入思考，你會發現其實自己也不明白。）

體驗硬痛，不過是說明在當下這一刻，
你尚未準備好，或感覺不安，
未準備好去潛入內心深處，感受你的軟痛。
僅此而已。

還有另外一項挑戰，我們希望你能思量：

若有人產生情緒化或不理性的反應，
將咄咄逼人或混亂無序的能量指向你，
不妨將它視為一項挑戰，
看自己能否只是「歸於核心」。

注意，你的防衛可能會迅速升起，尤其對於某些情境——這些情境正是你童年家庭中不

斷重現的事件。作爲一個孩子,你在當年會利用防衛來對抗這些事件;但是,如今身爲一個成人,這些防衛模式就應該被淘汰。

當你歸於核心,與你存在的整體性重新連結時,當你的自我認同定錨於你存在的整體之中時,情緒化或不理性反應的情境——無論是自己的還是他人的——都將變得索然無味。它們是你無須踏入的岔路,是能讓你從中發現自己的反應、平靜下來、歸於中心的一項挑戰。認出你內在的光明、眞理和神性;認出你的力量、自由意志的選擇,還有你理解、知曉並感受兩者的能力;認出你那臨在與愛的力量,認出你那感受內在陳傷舊痛,並藉此釋放你的生命與愉悅之流——生命創造之流的能力。

進入核心的螺旋療癒過程很簡單:
只是一瞬間接一瞬間的選擇;
它是你在每個當下的選擇。

✢✢✢

螺旋成長

成長往往以量子飛躍的方式發生,療癒的螺旋路徑是非線性的。你可能發現自己在長期處理某些功課,可能是幾年、幾十年,乃至懷疑它最終能否有所轉變。接著,你感覺到它離開了。你知道,自己生命中的這一部分已經纖塵不染。轉變確實會發生,我們向你保證,轉變一定會到來,或許是以令你驚奇、意想不到,或暫時無法理解的方式,但它終將發生。轉變有時會在最不尋常的時刻到來,也許是以你無法理解的方式:你會驚訝地發現,當你認

爲自己將要碰上最糟糕的事情時,卻發現竟然出現了最好的結果。

試想一下這種可能,即你對遭遇的困境與匱乏——讓你不順心的事,或你自身缺乏的(或自認爲缺乏的)——這些都來自於你的孩童意識。這個意識尚未發展爲成人意識,它分裂成了兩個部分。從很多年前開始,甚至從一出生開始,你曾經覺得都不對的那一切——我們將以一種截然不同的方式去看待,以全新的角度去審視。任何事,任何被你評判爲「負面」的自我領域,那些你認爲極度羞恥並深埋於心的事,無論是什麼,只是處於分裂狀態而已。它是能量與意識,是被分裂的能量意識,被或許發生在累世之前的某個事件撕裂成了兩半。自那之後,你便不能以健康的整體觀去感知、觀看、聽聞、知曉或理解自己了。自那時起,也許是千年之前,你便把自己置於負面評判之下。你以諸多惡行指控自己,同時又否認這些負面的自我指控所造成的硬痛。

✢✢✢

處理負面內在聲音

一開始,你會學著去感受傷痛並處理它,去正視這個痛苦帶來的羞恥感。舉例來說,你或許會嘲笑痛苦的自己:「哦,你不該有這樣的感覺。你是怎麼回事?」諸如此類的想法。

要辨認出腦海裡這些消極的負面聲音,是有可能的。它們被冠以許多別稱:負面的內在權威、超我以及內在家長。這些你頭腦裡的聲音,是從孩童的角度而發聲的。它們斷章取義地發表一些簡化意見,因爲它們源於你內在的

孩童意識。你的痛苦生成時，你還是孩子，因而你對現實世界下了某些結論。在成長過程中（無論在哪一世），你吸收了來自不同權威的負面聲音，並且從孩子的視野和理解力出發，將這些聲音納為己用。隨著你日漸成長，你聽到這些聲音，聽到這種語言，你使用它並掌握了它。它們仍在你的創傷之中。這是你孩童意識的語言，這意識被一分為二，甚至分成許多碎片。在那孩童意識不同碎片的邊緣，你可以感受到硬痛，以及負面聲音頑固主張的分裂狀態。你在自我理解方面學到的第一件事，就是去聆聽這些聲音，並且認知它們並非真相。

每當你開啟一次新螺旋，進入某個特定創傷或痛苦經歷時，要讓那些負面內在聲音噤聲是很難的。許多靜心冥想的方法可以幫助你集中心念。目的是要認出這些聲音，並給它們命名。僅需簡單地命名即可，即便它們喋喋不休，但不影響你命名。在這個「個人覺醒」的階段，如果你不能使這些負面聲音靜下來，重要的是，不要因此對自己再度妄加評判。不然就會恰好跳入漩渦或惡性循環當中。因此，與其執意去停下這些聲音，不如將「識別它們並為其命名」作為第一步。然後，放手吧。是的，它們或許仍然埋怨不止，訴說你最近有何不對，惹得現在所有人都想對你發火，或者又會招致什麼禍事。僅僅給予這些聲音一個名字就好。那個聲音就是你的防衛模式，它封存了你真實的痛苦。這些聲音製造了你的硬痛，是評判自我的非常、非常堅實的痛苦。因此，能認出它來對你是有利的。為它命名，認出它是一種孩童意識產生的不理性防衛，而孩童意識尚且年幼。這就是為何它是不理性的。那聲音的力量大小，會讓你瞭解到那傷痛有多久遠，以及你那幼小心靈上的傷口有多深。

†††

超我對創造力的干預

當你深入兒時傷痛，學會辨識自己如何接納了責罵與譴責之辭，你會知道並認出它們就是你的超我。學習辨識超我，以及認出它如何干擾創造過程，是大有裨益的。

愛的創造力、你當下的創造過程，
乘著你那神聖心願的雙翼貫穿了你，
被神聖渴望所引燃。

這就是創造的關鍵：讓愛的創造力，
循著你自我表達的神聖心願方向湧出。
通過自我獨一無二的愛進行的創造，
向來與眾不同。

†††

創造個人咒語 ❷

那麼，我親愛的朋友們，除了認出這些聲音，你還可以做些什麼呢？設想這種可能，即當你聽到這些聲音，認出它們並為其命名時，你可以做出多種不同響應。現在，隨著你自身的進展，你還可以改變這聲音的名稱。你會對它的轉變感到驚喜，以及驚奇於自己多麼希望給它換個名稱。

---

❷ 咒語（梵文 mantra），音譯為曼怛羅、曼荼羅、陀羅尼；意譯為真言、密言、咒等。

一旦你認出一個負面聲音，就可以創造一個咒語來進行自我療癒。或許你已有某一個對自己行之有效的咒語。我們這兒有另外一個咒語，它可以向你複誦你自身的核心品質，由此你可以真正地瞭解到、感到、看到、聽到，並直接體驗到自己的核心品質。

找到你可以被用作咒語的核心品質。無論什麼品質，都將它縮減成一個詞。可以是多個字，但要組成一個詞❸。當你的核心之光向上穿越各維度和物質層面時，核心品質會幫助核心之光擴展並貫穿你的意願、目標以及氣場。藉由將自己的核心品質用作咒語，在你辨認和命名負面內在聲音時，核心品質就能使你更加歸於中心。

現在，將注意力集中到核心本質的中心，亦即你的核星中心，它位於第三與第四脈輪之間，去感覺、觀察、傾聽、嗅聞、觸摸並知曉你內在的一項核心品質。找到你的核心之光，螺旋進入其中，使其如光球般向四面八方放射光芒。

現在，將注意力集中在每一個脈輪中心，即脈輪尖端匯合之處，並找到核心本質。找到之後，觀察核心本質是如何在每一個脈輪中心上湧的。現在，在你身體的每一個細胞，以及你存在的每一個細胞中，找到你的核心本質。

給自己足夠的時間，無論這場靜心能帶來多少改變，都去接受。釋放掉任何你或許會產生的自我評判。

通過使用核心品質之咒語，你將發現核心之光會湧入到身體的每一個細胞中。甚至在你聽到負面自我評判的同時，就會湧入。你會注意到，越靠近核心本質，你對負面內在之聲的標籤或名稱越會產生轉變。

現在，就在這靜心冥想的狀態下，找出一個你最常出現的負面聲音。賦予它一個名稱，但同時仍保持著核心本質。很好。找到你的核心咒語。如果找不到，只需要同時體驗負面聲音和核心本質，將注意力集中在兩者。

在你的個人歷史中，總有一些經歷是你尚無法描述或未能理解的。其中很多經歷，是來自於同時耳聞目睹了核心本質和負面聲音這二者。這對孩子來說非常困難。身為兒童時，你無法理解這些，於是便將自己分裂成兩半——並非刻意——你只是不知道該如何利用這些經歷，將自己帶回整體。

✝✝✝

進入核心的螺旋路徑

療癒的必經之路，
由湧入心中的核心能量所指引，
將你帶到神聖的當下。

螺旋式的療癒路徑引領你進入創傷，療癒堵塞，
並釋放你能給予自己與他人的愛。

我們旋入創傷，去釋放核心。
我們認可這個核心。
我們在自己與他人身上認出核心品質。

---

❸ 此處原文直譯應為「可以是一個多音節詞，但要是一個單詞。」而在漢語中，通常一個字即為一個音節。故此處意譯為「多個字，但要組成一個詞。」以便於中文讀者以漢字組成咒語。

第 5 章　重新創造生活的工具

支持與靈性指引時時刻刻都在為你效勞。
無論你身處何方，我們都與你同在，
幫助提醒你記得核心品質，
這些品質可以帶給你慰藉、安寧和愛，
以便在你進入靈魂的幽暗通道——
內在的黑暗和痛苦時，可以療癒它。

✝ ✝ ✝

核心本質

當你仔細描繪內在的二元對立，
你將開始探索
「你對體驗的二元詮釋」與「核心本質」
二者之間的關係。

你對過往體驗的二元詮釋，
是立基於潛在的二元信念之上的。
當你消除了二元詮釋，
你將直接身處純粹的核心體驗。
接著便是學習在所有體驗中，
認出你的核心能量就是主要創造力。

✝ ✝ ✝

個人療癒需要核心認同

個人的轉變不僅僅包括單獨的人格轉變，它需要與核心深層次的連接和認同。

藉由創造一個內在的中立觀察者角色，來見證你在慣性惡性循環中的活動，你可以練習辨識惡性循環的各步驟，並且學會自我認同於核心。學習瞭解惡性循環的各步驟並找到突破點，需要一定的時間與練習。突破點是一個你可以聚集足夠能量，打破慣性、做出新選擇的點。即放棄自身防衛，並去感受軟痛的選擇。首先，學習去體驗那曾深深受傷、幼小孩童的原始軟痛。然後，你就能感受到那個將自己與自身神性分離的真實軟痛。

✝ ✝ ✝

跟隨你存在的根基

阻止你的，只有你自己，因此當務之急是首先進行自我培養（Self-nurturing）。第一步是與自己同在，每一時刻都探問自己：「我現在渴望做些什麼？」「我有什麼心願？」啊！多麼甜美的渴望、多麼美好的憧憬，能完成這些嚮往就更美好了。

你是一個富有創造性的生命存在。卸下一切枷鎖，不再做自我評判的囚徒，不再無意識地限制自己。當你深入並集中於核心，就會知曉這些話語即是真理。**誠然，身處物質世界必須面對挫折，成就不會像在靈性世界那樣一蹴而就。**

然而，進入自我的螺旋式成就之路將使你獲益匪淺。通過這一條路，你將成為自己，即允許自己去成就此生化身所要完成之事。你在出生之前就已對自己許諾——要實現這些需求和想望。你擁有肉體、心理、心智和靈性的渴望。自肉體受孕那天，你便已許下承諾要完成它們。

這是你的真相。
這巨大的痛苦，皆因你否認自身存在的根基，
正因你否認真正的需求，
你也否認了自身存在的根基。

77

所以，我親愛的朋友們，更加有意識地覺察你的需求以及渴望吧。允許自己著手完成每一個需求，每個願望，在你生命的每一領域關愛自己。

最後，我們一定不能忘記愛與歡樂！黑元提醒我們，創造力建立在愛和歡樂的準則之上。

✢✢✢

創造的歡樂

人類所享有的至高無上的樂事之一，便是創造的體驗。

創造是不斷地進化。
永無止境。
創造並非僅是形體、光芒和色彩。
創造不僅顯化在時空連續中，
以及其他靈性世界裡。
在創造過程中，你還創造出了奇蹟和愉悅。

當你在覺醒中體驗到「尤瑞卡」[4]的頓悟，豐沛的能量便會攜帶著巨大的喜悅，奔騰流經你的身體、你的生命能量場、你的心靈以及你的存在。猶如超新星爆發般的覺知，於焉而生！

✢✢✢

釋放你的創造喜悅

我親愛可愛的朋友們，
你們的渴望是什麼？
你們的嚮往是什麼？
你們此生想創造些什麼？
想要與誰一起創造？
希望如何去創造？
擺脫超我的苛責吧。
讓你的喜悅和渴望自在表達，
尤其是在當下這一刻。

多數人羞於展現出，
流經神聖渴望管道當中，真正創造力的激昂與興奮。

你的神聖渴望與你的心緊密相連，
當它從核心本質上湧時，
愛在你心中湧現。

在你核星的正中央，是無差別的生命與生命力。
當它逐層湧入，便會自你存在的中心，
向四面八方無盡放射。

✢✢✢

核心創造

再一次，對齊你的目標，對齊你的人生使命，
你此生化身的目的。
安住在你美麗的多層身體中，
認出每一個細胞中的光芒。
留意肉體每個器官、每個細胞內的核星。

---

[4] 尤瑞卡（Eureka）：希臘文，有「我明白了！」之意。是希臘哲學家阿基米德泡在浴缸中，發現如何利用浮力原理替國王鑑定王冠純金含量時所喊出來的字詞。

第 5 章　重新創造生活的工具

體驗其中的光。
感知這光芒，它流經你的存在，
由核星中那不可言喻的深處上湧。

你究竟希望在此生創造什麼呢？
將目標設定好。
放下憂傷、悲痛、無望、束縛感、
自我詆毀、對改變的抗拒，
以及對改變可能帶來傷害的恐懼。
轉而與你人生的更高目的對齊。

你的人生體驗，
以及先天條件和出生環境都是教學工具。
這些工具教導你，
去面對那些你已決定好要在這一生中
去面對、去改變，去整合到自己那整體性中的事物。

釋放愧疚、懷疑和自我評判的負擔，
這些封閉了你的細胞和創造能量。
想想，自我評判可能只是你抗拒創造力，
拒絕改變的另一種方式。

我告訴你一點，它是真相：
任何的自我評判中，都沒有一絲真理。

所以，我們問你，你想如何度過餘生？
你希望在生活中帶來哪些美妙的經歷？

無論你希冀和渴望些什麼，
無論你想要經歷什麼，
實際上，已然在創造過程中
經由你的能量場更高層向下進入了顯化。
你可以選擇是否關注這個顯化，

這個攜帶在你高心❺當中的神聖渴望。
釐清對現在的你來說，這個渴望是什麼。

下一刻，它或許會感受起來、看起來不一樣，
但此時此刻，你渴望的是什麼呢？

想像這一切都是可能實現的。
僅僅取決於你，
取決於你有多大程度阻礙了流經你的創造能量；
取決於多大程度上
你選擇阻礙亦或允許並臣服於你個人的創造過程。

你並非是此生先天條件及出生環境的創造者。
作為單獨的個體，
你並沒有創造今生的這一切。
你的確是一位創造者，
然而，所有個體、所有生命存在都在創造，
因而共同創造了這個物質世界。

正因為你的個體性，
由於先入為主的觀念、信念系統
以及情緒化或不理性的見解，
造成了對這世界迥然不同的體驗。

此外，從你的內心深處，從你存在的核心深處，
你創造了一股無條件之愛的湧流。
所以我們稱之為神聖的人類之心。

這美麗的心就是你的工具。
它是從你內在升起的，
從你那無法言喻的神性中升起的愛之源泉，
它向上湧出，進入你創造的純淨之心。

---

❺ 高心（high heart）：在作者第二本書《光之顯現》第17章中，又將哈拉線上位於上胸部的靈座稱為高心，它攜帶了個體今生大大小小的所有渴望。

向著人類的純淨之心，你們同心協力。
人類之愛是人性帶給這個星球的饋贈。
向你的心致敬，向你的愛致敬吧。
向你的愛之獨特性致敬吧，
這份愛於每個人而言，
皆是個體性的，獨一無二的。

要記得，當你的愛從內心深處湧出，
以獨特的方式、攜帶著你生生世世所培育的獨特品質，
經過你身體的每個細胞時，
要記得這獨一無二的愛，記得它的諸多面向。

✛ ✛ ✛

【自我回顧】
黑元提供創造新生活的工具

1. 靜心冥想引起你注意的每一個觀念和原則。
2. 如果有興趣可以閱讀刊物。①

---

① 更多黑元的教導，請造訪布藍能療癒學院網站 barbarabrennan.com，訂購《靈性的種子®》(*Seeds of the Spirit*® *1998–2009*) 系列書籍。

第 2 篇

通過能量場第四層來療癒創造力：
關係

「我們從核心本質開始這個過程，
從發展和揭示更多核心本質的角度，
去看待人生使命以及所有生活。
時間膠囊不過被視為遮蔽我們內在光芒之物，
或是標定我們『尚未被認知為愛的那部分自我』之路線圖。」

芭芭拉・布藍能

6
實用的超感知力

靈性世界與物質世界之間，
沒有、也從未曾有過分離。

——黑元

超感知力的特性

超感知力，是超越人們所認為「正常範圍」的感知。正常感知是通過肉體的感知器官和神經系統起作用的。超感知力則是通過人體能量場的感知器官工作，而這種器官是脈輪的一部分。

當我開始觀察人體能量場和人類能量意識系統時，作為一位訓練有素的物理學家，我也在觀察自己如何以超感知力來觀察它們，以及超感知力是如何通過人體能量場發揮作用的。這在我教導他人如何開啟和運用超感知力方面，提供了關鍵的訊息。經由這些觀察，關於超感知力如何通過人體能量場和人類能量意識系統來運作，我整理出了一套具有邏輯性、可理解和可操作的系統。接下來會有所說明。

基礎超感知力

使用超感知力獲得的感知，比使用常規五感還要多。**人體能量場的每個脈輪，都具有各自特定的超感知力。當脈輪從周遭的生物等離子場中獲取生物等離子體的能量，來為我們的四個維度充能時，它們也獲取了生物等離子體中蘊含的訊息。**生物等離子體充滿了訊息。「現代世界」中的大多數人，對圍繞我們身邊的天然生物等離子場渾然不覺。然而，當生物等離子體通過他們時，他們會無意識地對其做出響應或反應。我們也可以將生物等離子體稱為「能量意識」。

我們所感知到的能量意識，也即構成我們四個維度的能量意識，不僅是生物能量和訊息，亦為我們「身分」的一種標識。事實上，它不僅僅是標識，它就是你。

你或許還沒體驗到「它就是你」，這時你可以學習將生物等離子體體驗為帶著能量的意識，或者，簡單來說，就是能量意識。人體能量場的脈輪所吸收的能量意識，攜帶了巨量的訊息。不幸的是，這個時代的大多數人都沒能意識到脈輪傳遞給自己的訊息。不過，大多數的人類確實能在某種程度上，對這些訊息做出無意識的反應。

脈輪是具備特定超感知力的感知器官

脈輪是感知器官。當生物等離子體進入脈輪時，脈輪會感知到其中的訊息。我們會對這種進入的能量意識做出響應或反應；而對於自己的響應或反應，我們可能會有意識地覺察到，也可能覺察不到。要重新創造生活，就需要對此「持續

穿透你人生過程的響應或反應」有所覺察。我將在本章後文闡明，對進入的能量意識做出「響應」和「反應」有什麼區別。

以下列出人體能量場中的各個脈輪，如何通過特定的超感知力來接收訊息：

第一脈輪，感知觸覺、身體運動（動覺，kinesthetic）、身體位置和姿勢（本體覺，proprioceptive sense）。

第二脈輪，感知情緒感受。

第三脈輪，給我們一種隱隱約約的知曉感（直覺）。

第四脈輪，感知愛和良善。

第五脈輪，感知聽覺與味覺。

第六脈輪，使我們能看到人體能量場、哈拉與核星，以及它們所在的靈性世界。

使用第六脈輪去感知時，我們看到的不再是反射光，而是由人體能量場、哈拉和核星（核心本質）自生成的光。由於這光是我們所見之物生成的，所以提供的關於我們所見之物的訊息，比反射光要多得多。

第七脈輪，給予我們知曉高層靈性世界的能力，並可同時發揮其他脈輪感知，用以整合物質世界與靈性世界，從而將我們推進另一個領域。

第七脈輪對於接收「能將物質、心智、情感實相與靈性世界融合起來」的詳細訊息非常有用。這些訊息包羅萬象。其本質是靈性的，而非宗教的。訊息可能直接指向個人或群體，或與個人或群體相關；可能只適於個人，也可能適用於所有人。可與超感知力協同，將訊息整合得更加清晰明瞭，使其在物質世界和靈性世界中更加實用。我在通靈黑元的講課時經常這樣做。這些訊息傳遞時帶著慈愛的力量，完全如實地接受事物本來面貌，不帶有評判。有時，需要對這些訊息進行研究；或靜心冥想才能理解。

反射光與放射／或自生光所帶訊息的重要差異

我們用超感知力「看」的方式與肉眼並不相同。超感知力看見的光，是從我們所觀察之人、事物或境況自身所散發出來的。而肉眼所見的，則是我們觀察之事物反射的太陽光。這就是為何我們從超感知力獲得的訊息，比肉眼視力獲取到的要多得多。這是基本的物理原理。

超感知力的作用機制與肉眼的機制相當不同。我們的肉眼移動並聚焦於想要看的物體。眼睛中的晶狀體將物體反射的太陽光，導向視網膜上的光感受器。我們的眼睛透過一個可變化的孔徑——即瞳孔，通過擴張和收縮來控制視網膜接收的光量。視網膜上的光感受器能感知的，是波長範圍在4,000到8,000埃[1]的光（反射的太陽光，即我們稱為的「可見光」）。

這很合理，因為我們身為日行動物，自然會進化出能看見日光光譜範圍的眼睛。因此，當我們用肉眼觀察某些物體時，實際上是在觀察從所見物體反射出來的太陽光。我們看不見由物體本身生成的可見光，因其過於微弱而難以得見。我們肉眼所見的是眼中物體反射的太陽光。這種反射的太陽光，能夠提供關於陽光本身的大量訊息，但是關於反射之物的訊息則寥寥無幾。這種反射的訊息僅能提供有關物體反射能力的品質，

---

[1] 埃（Ångström）：為測量波長的單位，1埃 = 10^{-10}公尺 = 0.1奈米。

以及從中推論出的訊息。

自生光比反射光提供更多發出光的物體或人之訊息。

超感知力使我們得以感知人體能量場、哈拉與核星發出的自生光，光能的波長在可見光範圍以外。自生光所含的光源物體之訊息，遠遠超過反射光。另一個有趣的觀察是，從有生命生物體發出的自生能量意識光，比無生命物體發出的光，含有更多層次和特徵。

因此，超感知力能比肉眼獲取更多訊息，因為肉眼獲取的，大部分都是觀察物表面反射出的太陽光。

所有以超感知力感知到的人體能量場、哈拉與核星訊息，都是生成的能量，而非反射的能量。超感知力還能提供來自各種「自人體能量場內部生成」的能量意識訊息，而非像聲音、觸覺和振動這種「從人體能量場反射出來」的。在哈拉層與核星亦是如此。

開發超感知力

開發超感知力需要投入多年時間，用於接地、對存在的四個維度進行自我清理，以及自我加強的個人功課。療癒師必須良好地接地，能於存在的所有四個維度——肉體、人體能量場、哈拉和核星——同時臨在並明晰。

如果治療師不夠接地，所收到的訊息將會難以理解且不切實際。這些訊息會是片段的、不連貫的，並且難以應用到生活之中。這通常會帶來伴隨虛假自我重要感的、使人幻想連篇的種種所謂神祕奧義。然而，不要評判這樣的人，而是抱以同情，因為接收這類訊息，只是他用來對抗生活困境和痛苦現實的情緒性防衛。

除非一個人已經完成大量研習和實踐，使其能量系統可以在人體能量場不分裂的狀態下處理極其強大、連貫、明亮、高頻的光與力量，否則企圖使用第七脈輪來通靈訊息是有害健康的。而且這種情況下通靈的訊息也沒什麼用處，因為若一個人的能量場並未強壯到足以處理通過其中的極端力量，能量場將會分裂，訊息也無法連貫清晰。這個人將無法切實有用地闡釋信息，使其符合物質生活及其與超物質世界的關係。

人體能量場的各層及各層中的脈輪，存在於不同且特定的頻率範圍中。這一點為我們感知人體能量場各層狀態或健康狀況提供了一個模型。使用超感知力專注於人體能量場的特定層，能為我們提供人體能量場的大量訊息，用於瞭解個案人體能量場各層的健康狀況，還能獲知個案的心理動態。使用超感知力感知人體能量場狀態，能準確展示出每一層需要何種療癒。根據能量場每一層的需要進行清理、充能並重建，就可恢復健康。這類療癒工作也自然涵蓋了處理個案人體能量場受損的創傷體驗。

我們在布藍能療癒學院中使用這個模型已有多年，來訓練學生們進行療癒和感知人體能量場。這個模型運作得很好，它基於我對人體能量場的多年觀察。

開啓脈輪感知封印的超感知力機制

如圖6-1，顯示的是脈輪圖像以及通過脈輪的路徑，只有通過該路徑，要進入的能量意識或人類能量意識系統的生物等離子體才能被感知到。人類能量意識系統的生物等離子體，通過脈輪的「旋轉」和充能，被輸送到脈輪當中。脈輪的結構使得生物等離子體向下、螺旋深入脈輪（從身體外部看爲順時針旋轉）。因此，爲了讓超感知力運作任一特定感知，提供這種感知的脈

輪必須能健康運轉，也就是說，從體外的正面或背面來看，脈輪都必須是順時針旋轉的。這意味著，旋轉進入脈輪，進入身體前部和後部的生物等離子體，成相對的旋流互相螺旋靠近。在到達脈輪中心之前，進入的生物等離子體會遇到一個「封印」。這些生物等離子體要被你感知到，就必須進入並通過該封印。

生物等離子體（能量意識）一旦能夠穿越脈輪中的封印，就會進入人類能量意識系統中更深處的「傳感器」，然後你就能獲取訊息了。

你可以學習如何調節人體能量場（包括脈輪），以控制能量意識進入感知封印的頻率與強度。在奧祕文獻中，這種古老的方法被稱為「開啟封印」。它需要通過師徒傳承的深度冥想練習來達成。現在我們可以用21世紀的世界觀，通過簡單物理學類比來理解這種做法的要點。

從物理角度來看，這些封印非常小，位於垂直能量流之中，如圖6-2（a）所示。圖6-2（b）顯示了放大後的七個封印。垂直能量流位於肉體深處，大致位於脊髓當中。理想情況下，垂直能量流並不像脊椎那樣彎曲，而是呈一條垂直的線。封印看起來有點像鏡片；然而，它們的作用更像電子門，只有特定頻率範圍和功率級範圍內的信號才能通過。需要對人體能量場進行大量的個人調節，才能引導能量意識通過某一層的特定封印。這需要練習，如果你希望藉由超感知力獲得清晰訊息，練習是非常值得的。每個脈輪的前後各有一個封印；能量場的各層也都有封印。

乍看之下似乎很複雜，實際上相當簡單易行。首先，選擇一種感受。你選擇的感受類型決定你將用哪個脈輪來感知人體能量場。視覺、感覺或聽覺一般是最常使用的。由於人體能量場的各個層級都不同，為了保持獲取訊息的清晰，還需要選擇你希望觀察的那層能量場。舉例而言，如果你想要看見個案的能量場第四層：

1. 如果你想看見個案能量場的特定層級，首先你必須充能，並開啟你那與此層級相對應層級中的視覺脈輪（第六脈輪，通常稱為第三眼）。

    如果你想看到個案的能量場第四層，則必須將你第六脈輪的超感知力調頻到你的能量場第四層，接著，對應打開你能量場第四層中的第六脈輪封印。然後，如果脈輪能量得到足夠的充能，便會允許個案能量場的能量意識通過你的視覺脈輪封印。因此，你必須將注意力集中在想看的個案能量場區域。倘若你的脈輪平衡，注意力穩定，並且能量場強壯到能允許能量經過封印，則無論你把注意力集中在哪，都能看見個案的能量場第四層。

2. 好奇心是極好的工具。跟隨好奇心——把注意力集中在你感到好奇或「直覺」想要查看的部位。超感知力的聚焦與將肉眼聚焦在想看的事物上十分相似。你必須允許來自個案能量場中足夠的能量意識，穿過你在「觀察的個案能量場頻率範圍（或人體能量場層級）」的視覺脈輪封印。

    對於肉眼視覺來說，必須有足夠的環境可見光才能看到事物。超感知力則稍有不同。假使你想觀察的人體能量場非常強大，並且散發出明亮的氣場光，那就很容易看得到，偶爾甚至因為太過明亮而無法直視。但是在一般情況下，尤其如果你是一位和病患打交道的療癒師，他們的能量場不會太亮（而且也沒辦法像在物質世界那樣可以開燈

打亮）。你必須通過為自己的能量場充能，來提供額外的能量。個案的能量場越弱，你越必須給自身能量場加以充能，才能感知到個案的能量場。這就是說，要增強超感知力，得為你自己的能量場充能，而不是他們的。為他們的能量場充能，必須依其所需方式精確地進行。

因此，學習超感知力的技術
與學習施與療癒的技術
是不同的。

請銘記，我們肉眼所見的大多是來自於觀察目標物的反射光，當然，太陽、星星、火焰、燈泡等等的光線除外。如果目標物太暗，無法在傍晚或夜間看到，我們會打開燈來觀察周圍物體的反射光。**超感知力所感知的則是發出來的光，這意味著光是從人體能量場和宇宙能量場所散發出來的，而非來自它們的反射**。這一點和其他一些不同之處，使超感知力與肉眼視覺有所區別，我稍後會解釋。

3. 如果你已經完成了上述的1和2，卻依然沒能看見能量場，那麼，原因是你自己尚未充能到所需的能量級，從而不能打開封印以傳輸生物等離子體。請記住，在專注於特定的脈輪中心，有你想要使用的感知前，重要的是先接地，並給較低脈輪充能，以便使你的能量場有一個充能的基礎。

4. 不幸的是，大多數人都有幾個脈輪運轉異常。這是一開始較難使用超感知力的原因之一。熟悉你能量中的習慣性失衡並學會導正它們，是很有必要的。有一個簡單易行的方法：為你想用於感知的脈輪充能，先要給整個能量場充能。首先，向下紮根，連接地球，並從第一脈輪開始，深呼吸進每個脈輪。為每個脈輪充能，並且讓脈輪從體外看呈順時針旋轉。接地的一個好方法是雙腳分開，略寬於肩，曲膝站立，並保持膝蓋彎曲。不要上下彈跳，因為這樣只會分散能量。如果需要休息，就改變姿勢，抖動一下雙腿。然後再試一次。深呼吸。當你一路向上，隨著注意力焦點與觸碰點向上層脈輪移動時，用雙手為每個脈輪充能。

5. 既然我選擇了用視覺及第六脈輪來說明，那麼現在就採用我最早在《光之手》中描述過的摩擦呼吸法❷來為第六個脈輪充能。只需進行長而深的呼吸，讓空氣摩擦口腔後上方的軟顎。然後，專注於第六脈輪正面和背面尖端的交會處──位於頭部中央的第三腦室，此處即封印所在──從而將能量引導至你的第六脈輪。

（不要像許多人那樣，試圖將注意力集中在前額。你也可以使用瑜伽中的火呼吸法❸，而非摩擦呼吸法，因為它也會帶來效果。但如果你對此呼吸法不習慣，可能會因將能量場過度充能，超出了你的調節能力而暈頭轉向。）

---

❷摩擦呼吸法（Rasp Breath）：詳見作者的第一本書《光之手》第18章，其中「利用冥想打開第三眼的掃描能力」小節。
❸火呼吸法（Breath of Fire）：梵文為 Agni Pran，是昆達里尼瑜伽中的基本呼吸技巧之一。

6. 這個方法對於開啓任何脈輪中的封印都適用。只要保持接地，就可以先用摩擦呼吸法爲整個能量場充能。然後專注於你希望充能的脈輪，打開那裡的封印。事實上，在嘗試使用超感知力之前，先爲整個能量場充電是個好主意。用摩擦呼吸或火呼吸來打開脈輪，從第一脈輪開始，然後往上移動，直至所有脈輪充能。在七個脈輪全部充能完畢之前，不要試圖用超感知力來感知任何事物。之後，回到你想使用的感受類型對應的脈輪，並專注於後續的練習以開啓超感知力。

學習開啓超感知力時的常見問題

1. 如果在爲第六脈輪充能時，能看到色彩而看不到形象，那麼你已成功開啓了第六脈輪的前端，也就是說它在正常運轉且尖端植於垂直能量流的中央。然而第六脈輪的後端卻運轉不當。如果你能看到形象而看不到色彩，說明你成功開啓了第六脈輪的後端，它在正常運轉且尖端植於垂直能量流中，但是第六脈輪的前端卻運轉不當。

2. 如果所有校準都完成了，你也可以調控能量意識流，卻仍然無法以超感知力來觀看，那是因爲你的能量場不夠強，無法將充分的能量意識帶入封印並通過它。在嘗試開啓超感知力之前，你需要給自己的能量場充能。你很可能需要多做運動、檢查飲食習慣，做心理歷程方面的功課，並練習接地。或者，暫時試試跳舞吧！跳舞效果很好。播放你喜歡的音樂，然後跟著跳吧。如果不管用，就換其他方法，例如注意飲食和做個人功課。這些方法可能沒有那麼有趣，但是遲早你得這樣做！

3. 在開啓超感知力時，我們遇到的主要問題，通常是心理方面的問題。要想學會調控自己的能量場，你必須進行練習。這項練習首先要瞭解你的能量場以及個人能量心理學。（我在《光之手》中對此進行了討論，在《光之顯現》中也有詳盡論述。）隨著你瞭解到，心理動力如何影響自己能量場的運作時，你將明白，瞭解自己和童年創傷是多麼重要，你也需要發展健康的成年自我，以應對逃避感受早期痛苦的防衛機制。我在《光之顯現》中描述過，心理防衛系統是如何扭曲人體能量場的。在此我將簡述爲：當你抗拒感受自己的早期傷痛時，你會以阻斷能量流過某些脈輪的方式來達成。由於脈輪是通向超感知力的途徑，因此阻斷脈輪，會導致你無法使用由這些特定脈輪帶來的超感知力。因此，爲了開啓並發展你的超感知力，你必須處理自己的心理問題，並學會調控因防衛而引起的習慣性能量場扭曲。爲了能調控能量場的扭曲，你必須培養出健康、正常運轉且慈悲的成人自我。

如何調頻至你想觀察的能量場層級

這給我們提出了一個問題，即我們如何知道正在充能的是哪一層能量場。我發現有個簡單的方法可以分辨。因爲每個脈輪都會爲能量場中的對應層設置一個基音，若要找到能量場特定層，你可以：

1. 讓雙手的覺受，與你想要將意識覺知帶到的那個能量層所對應的脈輪同步。這樣，你就將雙手的頻率設定爲與該脈輪相同。

2. 爲此，你要維持手掌張開，放在相應的身體

脈輪所在的位置，用深呼吸來為你的能量場充能。

3. 將你的意識覺知帶入手中的覺受。倘若一開始感覺不到也不用擔心。經過練習，你會掌握的。這確實需要一些練習，還需要已經學會掌握的人來確認。但是，一旦你體驗到並實際練習了，就會變得容易。

4. 一旦你「找到」了該能量層，把你對該層的注意力遍布全身，使其感覺起來與你的雙手相同，而你會發現，你的雙手覺受已經和脈輪同步了。

改變心智處理訊息的方式

5. 首次目睹或嘗試使用超感知力時，大多數人會以為它和肉體感知類似。某種程度上，確實如此，但只是小部分如此——有些感知是相同的，有些則不然。超感知力要求我們的大腦將能量意識以與平時習慣不同的方式來運作。我們所有人都經過教養、文化和教育的編程，讓大腦以既定方式來運作能量。任何上過學的人都會接受教導，將大腦塑造為以某種固定方式運作，包括能量意識在大腦中的流動方式，以及大腦運作的頻率範圍。美國、歐洲，以及世界上許多其他國家，一直強調經由記憶與演繹推理❹來學習。這能為大腦額葉和顳葉充能，並且提高 β 波❺

的頻率。而東方的印度和西藏等地，過去一直有冥想式學習的傳統，這在大腦中創造了相當不同的頻率範圍和能量意識流動。這使大腦中心部位得到更多充能，且處於極低的頻率範圍（α、θ 有時甚至是 δ 波）。當人們從 β 波實相轉向頻率較慢的 α 和 θ 波的冥想狀態時，對實相的體驗會發生巨大變化。東西方這兩種收集知識的方法都是合理且實用的。帕坦伽利的《瑜伽經》❻是地球上最古老的文獻之一。它描述了**五種心智狀態：**

帕坦伽利《瑜珈經》中的五種心智狀態

1. 不安、恍惚；無法集中。
2. 昏沉、遲鈍。
3. 散亂。
4. 專注一境，在任何時間長度內，覺知持續流向一個事物。如此可洞察任何事物的本質。
5. 定靜＝全然清晰、完全專注，可以連結真我，升起直覺的智慧。

我確信，識別帕坦伽利指出的前三種心智狀態是很容易的。第四種狀態，如果你能在冥想時專注於一個物體或咒語，並在每次走神時回到專注對象，也可較為輕易達到。生活在亞馬遜河上游叢林中的原住民也會用到這第四種心智狀態。

---

❹ 演繹推理（Deductive Reasoning）：也稱為正向推理，在傳統的亞里斯多德邏輯中，是「結論，可從叫做『前提』的已知事實，『必然地』得出的推理」。如果前提為真，則結論必然為真。這區別於「溯因推理」和「歸納推理」，這二者的前提可以預測出高概率的結論，但是不確保結論為真。

❺ 波：正常人的腦電波四個波段的常見範圍分別是 δ 波（0.1－3Hz）、θ 波（4－7Hz）、α 波（8－12Hz）、β 波（12－30Hz）。

❻ 帕坦伽利（Patanjali）：古印度哲學家，修行導師，其作品《瑜伽經》（*Yoga Sutras*）是古印度瑜伽派的各種思想及修煉方式的最早的整理文集。

他們在薩滿❼巫師帶領下的集體冥想當中會使用第四狀態，並用此來觀察動物習性，使之更容易被捕獲。心智的第四種狀態是冥想中作為最終進入第五種狀態的專注式練習，需要多年的實踐。如果你想知道自己離第五種狀態有多遠，只需在沒有雜念的狀況下從一數到十，或者在想一個數字（譬如一或十）時保持心無雜念！

舞動於心智的主動狀態與接受狀態之間

超感知力可被視為是在心智的主動狀態與接受狀態之間的舞蹈。具體而言，超感知力使用了帕坦伽利的第四種心智狀態，並與接受狀態以及主動狀態的理性頭腦共舞。以下是使用超感知力感知人體能量場第一層的步驟：

1. 運用你的理性思維，釐清並決定你想要知道什麼。
2. 對準你的意圖，找到它，然後通過使用帕坦伽利的第四種心智狀態——專注的覺知之流，去專注於它。
3. 建立動覺連結。向目標對象以及想要讀取的身體區域，發送一個能量意識的偽足❽（你或許在上一步驟已自發地這麼做了。）
4. 一旦建立穩固的開放式動覺連結，請進入接收性的心智「見證」狀態，並允許訊息展開。請注意，我說的不是「允許訊息進入」，而是「展開」。我會在這些步驟之後解釋這一點。當你觀察或者見證某件事，而不去改變或判斷它時，我們就稱其為「見證」；你只是讓自己知道訊息，不要以為必須將訊息帶入自己的能量場才能知道。多數的身體療癒師都會犯這個大錯，你不必將訊息帶入。這部分我將在下一小節進行更詳細的說明。
5. 停留在心智的見證狀態，讓自己知曉訊息。
6. 延續第五個步驟。不要嘗試對訊息進行詮釋，否則將跳出「見證心智」而進入「主動性心智」，超感知力便會中斷。你現在是在盡力去理解這些訊息的意義，這就不再是超感知力了，你已經停止信息讀取。此時便需要回到步驟一，從頭來過！
7. 一旦你允許訊息展開，便能成功維持超感知力和訊息讀取。隨著訊息的展露，其含義可能會變得清晰，也可能不會。
8. 如果含義不清晰，請回到步驟一，詢問另一個問題。讓你的好奇心來引導你。
9. 如果你提出了一個簡單的問題，你接收到訊息將會回答你。得到回答之後，你的好奇心將再次被激發，帶領你找到更多訊息，將已知訊息補充得更為完整。你可以繼續進行其他引起你好奇心的事情。
10. 要成功發揮超感知力，你必須學會在見證心智狀態與專注意願的主動心智狀態之間快速切換。跟隨你的好奇心，有目的地游走穿行於身體中，並積極地尋求想要釐清的部分。
11. 熟能生巧。最終的大問題是，你是在投射還是在感知？答案會隨著反饋到來。你的超感知力越多地得到驗證，你就會越清楚，使用

---

❼ 薩滿（Shaman）：該詞來自滿語及其他通古斯語族語言。一般將分布於北亞、中亞、西藏、北歐，和北美洲的巫覡宗教信仰者統稱為薩滿。信仰薩滿的人被認為是掌握神祕知識，有預言、治療並與靈性世界溝通，也具備旅行到該世界的能力。

❽ 偽足（Pseudopod）：由於原生質的流動，使細胞伸出無定形的突起，是一種臨時的運動細胞器，多用於移動與攝食。

超感知力時感覺到的是什麼樣、看到的是什麼樣（使用超感知力去看時是什麼感覺），以及聽到的是什麼樣（使用超感知力去聽時是什麼感覺）。

超感知力當中的擴展與收縮

在第2章中，我描述了人體能量場與人類能量意識系統的生命脈衝之擴張階段和收縮階段。在這些階段中，也可以使用超感知力。療癒師可以將訊息拉進自己身體中，從而感知個案的相關訊息，也就是說，療癒師可以在自己的身體／人類能量意識系統之中，去感覺、看見和聽到個案的相關訊息。我觀察到，大多數身體療癒師會不自覺地將訊息拉進自己的身體／人類能量意識系統之中，來獲取訊息。然而，這並非最佳選擇。例如，為了感知個案腿傷的狀況，療癒師便必須將疼痛拉到自己身上。這意味著，療癒師整天要將疼痛或疾病毀損拉入自己的身體和能量體中，這會使其一天都相當難受，並且之後還需要進行大量的自我修復，詳情參見圖6-3（a）和6-3（b）。

身體療癒師將訊息拉取到自己身上這一傾向，源於對「我們的感知在物質世界中運作方式」的基本誤解。我們假定，要獲取訊息就必須把它拉到自己身上。然而超感知力的運作方式並非如此，因為相比肉體，我們的能量體更有彈性和流動性。

另一方面，療癒師可以學習擴展，來感知個案的肉體／人類能量意識系統任何部分的訊息：療癒師感覺到、看到；或者聽到個案的肉體／人類能量意識系統中的訊息。做法很簡單，只需從人體能量場的第四層送出一個類似阿米巴蟲❾的「能量意識偽足」來連接個案即可。問題在於，多數人會假設在連接之後，必須將訊息拉回到自己體內，這會在偽足中創造出一條管道，再將訊息拉回自己身上。這對於參與療癒的雙方來說都不健康。真正需要做的，只是將超感知力放在偽足之中，並在對方身上當場獲取訊息即可。這和遠距遙視有些相似，只是沒有限制距離一定要多遠！

練習建立超感知力的動覺連結

1. 坐下來，閉上眼睛。在閉上眼之前，確保不要看天花板。保持雙眼閉著，直到練習進入需張開眼睛的步驟。
2. 向上伸出手臂，並用手去感覺天花板。持續嘗試，直到能感覺到些什麼。
3. 進行一段時間後，只需留意（不要看）你用手在做什麼。你是如何使用它的？你使用的是手指還是手掌？你的手掌是朝上還是朝下呢？
4. 你是伸出手，感受到天花板在頂上，還是感受到在你手的下方？持續檢查這一點，直到自己能知道為止。
5. 如果你感覺到天花板在手的下方，轉而有意嘗試去感受天花板在頂上，不要將訊息拉到手中，讓它保持在天花板上方。你可以這樣做。如上所述，這是最佳方法。
6. 在開始階段，讓你的感知簡單一些。以下是一些自我提問：
a. 它比周圍的區域更粗糙還是更光滑？

---

❾ 阿米巴蟲（amoeba）：原生動物門肉足綱變形蟲目變形蟲科的一屬。蟲體赤裸、柔軟，因可向各方向伸出偽足，以致體形不定而得名。其偽足除了有行動的功能外，還能攝食。

b. 它比周圍區域更溫暖還是更寒冷？

　　c. 它是從天花板向下突出的，還是向上凹進天花板？

　　d. 它是金屬的，還是有機的？

　　e. 你喜歡對它的感覺嗎？

　　f. 它與空氣、水、熱、電，或光有關聯嗎？

　　g. 猜猜它是什麼。

　　h. 用手指指向它，看向你所指向的並驗證你的感知。

　　i. 你正確回答了幾個問題？

7. 現在，用以下的方式重複同樣的程序：

　　a. 向上伸出手臂並去感覺天花板。

　　b. 一旦與天花板連結之後，慢慢地把手臂放下，直到雙掌都放在膝蓋上，同時維持住與天花板的連結。

　　c. 現在，重複你第一次做的天花板探索步驟，同時雙掌仍置於膝蓋上。

　　d. 接著，在回答完自己探索對象的所有相關問題之後，仍然保持眼睛關閉，再次指著你發現的物件，並睜開眼睛來驗證剛剛所感知到的。

　　e. 持續練習直到成功為止。這意味著你能成功地不將訊息拉到自己體內，無需用手來進行動覺連接，就可以從人體能量場創造出一隻偽足。因此當你使用動覺連接進行遠距療癒時，雙手就解放了！

8. 現在，重複同樣的程序，且雙掌不離膝蓋。

9. 接下來以遠距方式來進行同樣的操作。如果可以，先徵得你想要合作對象的許可。

　　a. 與朋友建立動覺連結，並且觀察他們。

　　b. 問自己關於他們的簡單又直接的問題。

　　c. 留意你觀察的時間點。

　　d. 有機會時，致電他們以驗證你的感知。

舞動於主動性心智與接受性心智之間

1. 定好你想知道的內容。想像自己將心智或手伸出去主動搜尋，掃描周圍空間來找尋想知道的訊息。你最終會**感受**到一些什麼。當你定位到它以後，與之建立起動覺連接，以便更好地感覺到它。一旦建立了動覺連接，就繼續去**感受**並留意所**感受**到的。以接受性的見證心智狀態來進行此項操作，允許訊息展開。收集你對它的感受型訊息，譬如，在腦海中列出，它感覺起來是什麼樣的。

2. 不要試圖詮釋訊息。

3. 隨著訊息的展開，其意涵將變得清晰，但也可能不清晰。如果沒有，回到步驟一，換一個問題。

4. 如果訊息變得明瞭，你願意的話，可以將它寫下來。

5. 為日後參考和驗證，或許你會想留存一份超感知力觀察日誌。

超感知力訊息的性質

　　超感知力獲取的訊息有兩種基本類型，即直觀訊息和象徵訊息。顧名思義，直觀訊息經由肉體以及超感知力傳遞，而象徵訊息則使用象徵符號來傳遞。

　　直觀訊息：倘若你觀察受了腿傷的某個人，並且用直觀超感知力看到了骨折，那麼它看起來就和肉體骨折相似。如果你用直觀超感知力觀察人體能量場的第一層中骨折的位置及其周遭，你會看到能量場第一層有斷裂的能量意識線。光的粒子不再沿著第一層的光線流動，因為光線斷裂，會導致第一層能量意識流動的停止。這就像電線斷裂，無法形成完整的回路時，電流會中斷一樣。

如果再觀察第二層，便會看到第二層能量意識壅塞在第一層光線斷開的地方，且逐漸增大。發生這種情況是因為，第一層的能量流無法引導第二層的非結構化能量意識經過該區域。因為能量意識無法流過該區域，而積聚在該處。這通常會導致紅色意識能量淤積在該區域的人體能量場第二層。

人體能量場中這兩層的損傷，會減緩肉體的康復速度。當療癒師修復了受傷的人體能量場層級以後，肉體的復原速度也會快得多。在急性外傷中，如果能立即對傷處進行能量療癒，恢復時間可能只需要數天或數小時，而無需花費數星期之久。

象徵訊息：象徵訊息可以幫助療癒師不會因為「給個案帶來壞消息」而擔心。從而能幫助個案有條不紊地去領悟訊息中的含義。

象徵訊息有三種類型：

1. 個案的象徵。在這種情況下，訊息讀取者會不知道這個象徵的含義，這種方式給讀取者造成的恐懼最少。
2. 療癒師自己的象徵。
3. 通用的象徵符號，如圓形、螺旋或等距十字。

有些療癒師會使用上述所有三種象徵符號，有些只會使用其中一部分。我完全不怎麼使用象徵訊息，而是偏好直觀訊息。

對應物質世界、第四層世界及靈性世界的超感知力和人體能量場

人體能量場的前三層與在物質世界的運轉有關。開啓超感知力，就可以洞察人體能量場中主要處理物質世界的那幾層。人體能量場的第四層和星光界有關。一旦你打開了人體能量場第四層的超感知力，你不僅能感知自己和他人人體能量場的第四層，還能感知到在這一層中的星光界，和存在於那個世界的無肉身星光生命體。除非你先前受過相關訓練——大部分人都沒有過——否則星光界的體驗，極有可能難以融入多數人的現實生活。當你將超感知力開啓到第四層以上時，你會感知到人體能量場的更高層級，以及與之相對應的靈性世界。

不同的超感知力與療癒技巧在人體能量場中之能級

隨著超感知力的開發，你將會發現自己能同時做更多事情了。

提高人體能量場的容量，以處理流經的更多能量意識，這一點相當重要。當你在處理更多流經能量場之能量意識的同時，仍能對能量場保持掌控，便可以同時施展更多技巧。你想使用的每種技巧，都需要付出努力和能量。例如，如果你希望在進行療癒的同時使用超感知力，便會在能量場中消耗更多的能量。關鍵在於你必須能夠處理和調控這些力量，而不會因為能量意識增強使能量場破損或混亂。

以下，是隨著人體能量場可調控能級（power level）的增加，療癒師可以學習到的典型技能：

- 第一能級（P1），達到該能級，你才能把你的（比如雙手）意識覺知，帶到人體能量場的特定層級。也就是說，你可以用雙手體驗到人體能量場的這一層。
- 當你達到第二能級（P2）並且仍然能調控自己的人體能量場，你將能夠用全身體驗到

特定的人體能量場層級，也就是說，你可以將自己對該層的意識覺知帶到全身。

- 在第三能級（P3），你不僅可以掌握第二能級的技能，也能夠使用超感知力體驗到個案的（你的手所放之處的同一層面的）人體能量場。
- 在第四能級（P4），你將能夠在你所選定的個案人體能量場之層級中進行改變，以達成療癒。
- 在第五能級（P5），你能夠帶來改變、實現療癒效果，還能使用超感知力同步觀察自己做了些什麼。這是一項非常重要的技能組合！
- 在第六能級（P6），你將能夠在個案人體能量場的其他層級上，增加「觀察療癒效果」的技能。
- 在第七能級（P7），你將可以在進行所有其他技能的同時，增加「與指導靈進行交流」的技能。
- 在第八能級（P8），你將能增加「與個案的指導靈溝通並聆聽指導靈內部溝通」的技能。請注意，與指導靈進行溝通和進行通靈有很大的區別。

在人體能量場中建立連貫性

人體能量場配置中最強大、最健康、最罕見的一種形態，為「連貫能量場」。「連貫」意味著能量場的各個層級會保持同步，使得每一層內以及層級之間的任一方向（向上層或向下層）的能量傳輸都最具效率。為了使能量場保持連貫，必須使能量場每一層的每個脈輪，與同一層的其他脈輪尺寸相同。如前所述，脈輪存在於能量場的每一層──在結構層，脈輪由光線構成；在非結構層，則由所在層頻率帶寬的非結構化能量意識構成。在一個人的能量場內建立連貫性，並非易事，並且是你隨著那回歸核心的螺旋療癒之路進行自我修行的結果。圖6-4所示，是連貫能量場的圖像。隨著能量場連貫性的提高，也會開發出更加清晰且更為有用的超感知力。但我至今尚未見過連貫的能量場。我想，我們還處在「創造出連貫能量場」的漫長演進過程當中。能量場的連貫一致性增加，能量場中的能量就有可能大幅增加。

超感知力與肉體感知的區別

在開啟超感知力的過程中，我發現自己對「感知如何運作」做出了多種假設。我習慣設想它與物質世界中的一般感官相似，但是超感知力與五感的運作並不相同。在超感知力開啟後的最初階段，我經歷了一些相當棘手且令人困惑的事。在此舉幾個例子：

試圖同時在兩個層面進行溝通：這個簡單的例子可以說明超感知力能帶來的一些挑戰。一天早晨，我開車送小女兒上學。黑元正在對我說話，我能從汽車的擋風玻璃上看到他的身影。與此同時，我的女兒嘰嘰喳喳聊著學校的事情。

突然間她大聲喊道：「媽媽！妳根本沒在聽我說話！」

我不知道該如何跟她解釋，在那一階段，我還不能同時聽見他們對我說話。我不想試圖對此進行解釋，仍然羞於與人談論此事。

在那次事件後不久，我意識到必須學會快速切換調頻。既可以調頻到女兒，然後快速調頻到黑元，接著來回切換。經過幾年的練習，我學會了同時使用多種類型的超感知力（例如視覺、聲音和感覺）。最終，我可以做到同時運用這些能

力,並且同時觀察兩個人。

然而,鑑於在特定療癒中掌握全程的重要性,就有必要專注並仔細掃描人體能量場的不同層級,從而清晰瞭解療癒進展。除了瞭解個案的情緒與肉體療癒情況,通過迅速切換到所調協的頻率,以弄清個案在其人體能量場不同部位呈現的療癒情況,也至關重要。

超感知力與肉體感官差異而導致的問題:超感知力比肉體感官迅速得多。例如,在對方還沒有提出問題時,便能輕易獲得答案。人們無法理解的是,早在他們肉體發聲提問以前,當問題剛在腦海中成形的時候,就可以被回答了。有時,這對於不瞭解超感知力的人來說十分困擾。我需要花大量時間耐著性子等待對方在物質世界問完問題,因爲訊息來得如此之快,以至於我怕如果他們不停止提問,我就會錯過某些訊息。

如前所述,我能同時在多個層面進行溝通,但是必須減緩訊息流的速度,才能在物質層面溝通,因爲與更高層的超感知力相比,物質層顯得十分緩慢,就如同音速與光速相較一般!例如,今天早上我的一位朋友來電問道:「能否問個問題?」當她說完這六個字時,我已經通過超感知力聽到說「她長了瘜肉」,我在腦海中也看見了瘜肉的影像,看到了它的大小,以及在結腸中的位置,它懸一根細絲上,而且是良性的。她接著說出了後半句話,「妳可以檢查一下我的結腸嗎?」有時,我會擔心在對方說完問題之前,就忘記了訊息。

在醫師提及患者姓名與問題狀況前,已「讀取」到患者情況:布藍能療癒學院的醫師支持小組在每個住院醫師培訓週,會在其中一晚安排聚會。有位參加的醫師問:「能否請教關於我一位患者的問題?」

我立即爲他「讀取」了患者的能量場,並告訴他患者的身心狀況與她親人的近期離世有關。他回答說:「我都還沒跟妳說她的情況,妳就讀取了嗎?不用我告訴妳病症嗎?」

我回答:「不用,沒有必要。」

幾年後,我再次見到這位醫師,問他當年的訊息是否有用。他回答道:「妳是正確的。」

在我解釋了其中原理之後,這些來到布藍能療癒學院學習的醫師們才理解了。一旦醫師想到患者,他/她就會通過人體能量場與該病患建立連結。我可以看到人體能量場形式建立起連結。一旦連結建立,醫師便成爲所需訊息流通的通道或入口。當醫師學會打開超感知力時,我便不需要去讀取了,醫師會自動讀取訊息。許多從療癒學院畢業的醫師都十分擅長使用超感知力,並且能夠利用其豐富的知識來診斷疑難雜症。基於顯而易見的原因,他們通常不會告訴患者他們所做的事。

超感知力——看到學生想要我解答疑問的決心:身爲許多學生的老師,我最先是在教室裡注意到這個現象的。但實際上,它發生在生活中的方方面面。就像是你感覺到有人在背後盯著你看——然後你環顧四周,就看到了他們!

這種人體能量場現象出現在有人——通常是學生——與我共處一室或在附近時,他們決心無論如何都要找我提問。(有很多人想問我事情,而我個人不可能回答所有的問題。)

情況是這樣的。一個人只要做出這項決定後,他們就會向我發送非常細(直徑爲1.5英寸到2英寸〔3.8到5公分〕)的能量意識之需求流,並將其附著在我的人體能量場上。有時,這股能量意識流甚至帶著鉤子。可想而知,這會相當不舒服。我的系統會自動拉起警戒,並且會迅

速追蹤到黏液能量帶的來源。剛開始，我總是會移動一下，讓其他人擋在我和創造能量僞足的學生之間。

這種小移動會打斷那個學生的注意力，讓其停止所爲。當時，我仍然羞於談論這些事情，也不想傷害學生的感受，因爲他們對自己的所做無知無覺。隨後，我會向全班同學講授該學生想知道的內容，而不會點出他來。我還會把「攜帶需求的黏液帶」這一議題加入到授課內容，以幫助他們瞭解其做法，以及對我們的影響。

超感知力 ── 確認研討會參與者之「所見」：第一次發生這個現象是在多年以前，當時我與一位工作坊參與者合作，該參與者試圖感知另一位夥伴的身體內部，而後者才剛跟他一起完成一項練習。他想知道自己看見的是否正確。

因此，爲了驗證，我決定在他看的時候進行觀察。我說：「再看一次你的夥伴。告訴我你所看到的。」

我的計畫本來很簡單，只不過是跟著他那進入夥伴的能量僞足，查看一下他看到了什麼，然後與他在肉體層所做出的描述相驗證。但是，事態卻並非如此發展。令我驚訝的是，我的超感知力使我看到了他所見的，並呈現了他腦海中的影像。我對此太過興奮，以至於在講台上雙手捂著嘴，當著所有人的面上竄下跳！

在助人和療癒職業中使用與提供超感知力訊息的協議

誠如所見，隨著超感知力的發展，那些有意無意、偶然或非偶然接收到的大量訊息，都將對你敞開。我見過這類訊息被諸般濫用。這對訊息的觀察者和被觀察者來說，都可能是個大問題。大量的經驗教會我，要設定嚴格的協議來處理此類訊息。以下是我建議的協議條列：

超感知力訊息協議

1. 切勿在不當的環境中獲取或提供訊息，例如在辦公室以外或非預約時間。當然你可以與個案進行特約，包括電話約談（需確保此人並非獨自一人，且並非離家在外）。切勿在街道、車內、火車上、走廊上、會議中、音樂會、派對或其他社交場合提供任何訊息。（我在所有這些不當且不受保護的環境中，都被詢問過。詢問者很可能對於此類訊息會對他造成強大的影響毫不知情。）某些時候，在超感知力工作坊進行示範時也可以提供訊息，但僅限於訊息對在場所有學生皆有益且可公開的情況下；如果不適合，就完全不要給予訊息。

2. 至少用三種感官來驗證訊息，並重複讀取至少三遍。我用四種方式驗證：視覺、聽覺、動覺，以及來自黑元的傳訊。我會多次讀取訊息。

3. 不斷收集訊息，直到你能對不會使用超感知力的人做出足夠清楚的解釋。學會簡明易懂地描述你得到的訊息。

4. 對於可以將哪些訊息告訴他人，需要一清二楚。很多時候並不需要合盤托出。

5. 始終要告訴有嚴重或威脅生命健康問題的人，去看他們所選擇的醫生。向對方確切說明，去看醫生是相當重要的。告訴他們，你是不診斷疾病的，當然，除非你是醫學專業畢業的，並有醫師執照。

6. 除非你確切知道當事人能採取哪些措施自助，否則切勿告訴任何人他們有重病或危及生命的健康問題。

7. 切勿對任何重疾患者進行定期的康復治療，除非他們有負責其病況的主治醫生。
8. 如果他們拒絕去看醫生，請介紹他們去找有醫師執照的療癒師來處理這樣的情況。或者給他們短期的截止日期，讓他們必須在截止日前去看醫生，並向你證明他們確實有去。在這種痛苦的情況下，你可能必須得停止給予療癒。你永遠不可能取代醫生。許多尋求療癒師的人恐懼醫師的診斷結果，因而拒絕求醫。有些人在得到診斷後，會停止去看他們的醫生（或任何醫生）。
9. 作為一名療癒師，可徵求個案同意，與他們的主治醫生交流，看看該醫生是否有興趣與你討論其病患的情況。如果醫師有意願，請獲取聯繫方式。有些醫生對此感興趣；有些則否；還有一些根本不喜歡療癒師。
10. 有一次，我在華盛頓特區有個個案，一位醫生來參觀病患的療癒，在我讀取能量場並解釋我的操作及原因時，他還做了筆記。

其他要點

1. 如果醫生對你能提供的訊息感興趣，請設法與其溝通。療癒師與醫生的關係對未來的醫療保健甚為重要，訊息的錯用和模糊將不利於此關係。
2. 療癒師與醫生之間的良好合作，將對病患大有助益。

【自我回顧】

開啟超感知力的個人旅程

1. 列出你使用的主要超感知力感官類型。
2. 你最喜歡哪個類型的感官？
3. 你所開發的感官類型，與你的童年經歷有何關聯？
4. 你沒有開發出的感官類型，與童年經歷有關聯嗎？
5. 列出任何因超感知力而帶來的不愉快經歷。
6. 你是否對此祕而不宣，是因為覺得這樣比較妥當，還是對自己的超感知力感到不舒服？
7. 有更好的方法來處理超感知力訊息嗎？
8. 遵循適當使用超感知力的協議。哪些內容是你最難遵守的？你是否對此有邊界❿方面的問題？

---

❿ 邊界（boundary）：個人邊界（或稱個人界限）是指個人在肉體、情感和心理上所創造的準則、規定或限度，以此來分辨什麼是合理的、安全的，別人如何對待自己是可以被允許的，以及當別人越過這些界線時自己該如何應對。有邊界方面的問題則指在保持清晰的個人邊界方面有困難。

7
進入第四層實相

若非共同創造，則無一物得以創造。
除非你把自己與整個宇宙顯化及未顯化之間的關係考慮進去，
才有所謂的獨立創造。

——黑元

什麼是第四層實相？第四層實相是「關係」的世界。它是我們和家人、朋友，及所有其他人之間關係的能量意識。作為一個能量意識的世界，第四層包含了物體與思想形式，以及從天使到惡魔範疇的存在體。

與我一同踏上這引人入勝的旅程，開啓第四層實相的探索吧。

平面國

數學家埃德溫・A・艾勃特❶著有一本有趣的小書——《平面國》。平面國是一個平面的二維世界，就像在一張平放的紙張上一樣，只存在X軸和Y軸（從右到左為X軸，從上到下為Y軸）。因其像一張平放的紙，故其居民都是二維存在體。平面國的生物們沒有垂直的Z軸，也就沒有三維空間。

在《平面國》的故事中，二維生物們過著按部就班的正常生活，直到某天，一個三維生物從第三維度（垂直的Z軸）降臨，並在那位可憐又困惑的二維生物的肚子裡搔起癢來。一開始，二維生物並沒有在意，但是搔癢盤亙不去。所以作為一位平面國的數學家，他找到了問題的答案，即只有三維存在體，才能在他的肚子裡搔癢。他對自己的發現十分激動，並告訴朋友們三維生命是存在的。然後他宣稱，有一個三維存在體在他的肚子裡搔癢！當然，沒人相信他。最後，所有人都說他瘋了。他越是談論這個怪異的三維生物，其他人就越認為他瘋了。於是他意識到，最好不再談論此事。

在我們向其他人談論第四層實相時，也會遇到類似的問題。我發現，《平面國》的故事是一個很好起點，有助於開拓思維，開始瞭解這些實相，然後最終接受第四層實相或第四層世界的存在。處理第四層實相的療癒師，也會有類似的問題，畢竟要理解一些看似超出我們生活經驗的事物。不過，確實如此嗎？

---

❶ 埃德溫・A・艾勃特（Edwin A. Abbott, 1838-1926）：英國校長、神學家及牧師，其代表作《平面國》（*Flatland*）出版於1884年。

運用於療癒的多世界理論②

在對療癒師的培訓當中，包含對其他生命維度，或者說是「其他世界」的體驗。關於其他世界的訊息，亙古以來就與人類相伴。隨著科學和實驗方法的發展，這些想法逐漸不為人接受，因為沒有其「存在」或「活著」的證據。「我們存在於其他維度」這一想法，現在回到人類意識之中，重新被作為「擴展我們對自身及生活的理解，並增強使我們活得更健康、更幸福之能力」的信息之源，而不是簡單地被認知為是古老的迷信。眼前的問題是：我們對自然世界的現代理解，如何才能幫助我們看待自身心靈中存在千萬年之久的所謂「其他世界」呢？大部分人止步不前，因為當今的傳統教導使我們對其他世界抱持畏懼。不如讓我們面對恐懼，看一看那久遠過往和其他可能性，看看是否能發現有價值的訊息。

美洲原住民薩滿

位於南美洲和北美洲的美洲原住民薩滿把這種體驗稱為是處於「夢時空」或「夢世界」中。他們採用集體或個人儀式和冥想，前往那裡取得訊息，諸如發掘生活在領地中的野生動物之生活習性，以使狩獵更容易。他們這樣做既是出於宗教目的，同時也是為了維繫與自然界間的平衡，這些目的在過去和現在都是神聖的。這些傳統流傳至今。

遠古女神信仰

早在現今以男性為主的宗教形成之前，女神信仰便已在地球盛行數千年之久。女性被譽為超自然世界與物質世界之間的管道，而男人則通過女人這一管道在地球上播種開花，繁衍生息。許多古代女祭司雕像的肩膀、手臂或者脖子上都有蛇盤繞。蛇是昆達里尼的古老象徵，昆達里尼是一種沿著脊椎上升的光的能量，能淨化肉體與心智，帶來開悟。許多冥想練習都在教導如何提升昆達里尼，以達成開悟。

後來，基督教北進，來到不列顛諸島，與遠古女神信仰相遇，後者是更貼近大地的當地住民的信仰。這些當地住民生活在生命的自然循環當中，與萬物共處。他們使自己的生活充滿了儀式，並舉行儀式敬拜每個季節。他們認為萬物皆有靈，也就是，都擁有生命能量。在阿瓦隆（Avalon，即今英國南方的格拉斯頓伯里），女祭司們已發展出用藥草和生命能量進行療癒的方法。她們會到稱為「托爾」❸的神聖山丘頂端，穿透兩個世界間的神祕帷幕。對她們來說，這是極其自然之事。

侵入者們不瞭解阿瓦隆女神信仰的女祭司行為，指控她們使用巫術並對其施以殺戮。對女巫的獵殺與屠戮，在美國麻薩諸塞州的塞勒姆❹繼續上演，這就是著名的「焚巫時代」❺。獵殺女巫者並不知道，所謂「女巫」（witch）一詞的真正意思是「使用藥草進行療癒的女性」（woman who heals with herbs）。

---

❷ 多世界理論（many-worlds theory）：也稱為多世界詮釋（many-worlds interpretation），是量子力學詮釋的一種，假定存在無數個平行世界。
❸ 托爾（Tor）：來自於古英語詞 torr，意思是「被石塊包覆的裸岩」。
❹ 1692年，塞勒姆（Salem）發生審巫案，最終導致20人因涉及巫術而處刑（多為女性）。
❺ 焚巫時代（The Burning Times）：即16世紀末到17世紀中葉，約有5萬人在火刑柱上被燒死，80%為女性。

然而，雖有以上種種，基督徒們的確堅信有其他世界——所謂的天堂與地獄。不過由於兩種信仰間的巨大差異，基督徒把持有女神信仰的女性視為異教徒，該下地獄，這對遭受折磨的「女巫」和迫害她們的基督徒來說，都是多麼大的慘痛。只因信仰不同便批判和譴責其他信仰系統的人，是多麼的可恥！

現今文化對其他世界的看法

作為繼承歐洲文化的美國人，在仍然持有古老信仰傳統的同時，我們也開始將自己在其他世界的體驗正名為「進入意識轉換狀態」——尤其是從20世紀60年代的嬉皮士時期開始！期間湧現了一些非常優秀的研究，在實驗中測繪了腦波圖形，並將其與「轉換狀態」的體驗建立關聯。那麼，就讓我們來看一項探索其他世界或稱為「意識轉換狀態」的當代研究吧。羅伯特·門羅❻於門羅學院（位於美國西維吉尼亞州的夏洛茨維爾附近）所做的研究，就沒有任何偏見。

羅伯特·門羅的研究

羅伯特·門羅對他所稱為的「信念系統領域」進行了廣泛的研究，這個領域，是他與同事進入不同意識狀態或意識層級後所體驗到的。他發現這些體驗與大腦中央的某種頻率模式之間有關聯。長期的冥想修習者，例如西藏僧侶的大腦中，就能測到這些特定頻率。門羅開發出了一種「雙腦同步技術」（Hemi-Sync©），通過這種簡單的方式，可以在任何人的大腦中使這種冥想態頻率重現。使用耳機將頻率有輕微差異的音頻分別傳入雙耳，他便能控制輸入到大腦中心的頻率，因而能夠複製出對應西藏僧侶冥想時的不同狀態或不同深度的各種頻率。

西藏僧侶進行有規律冥想的理由有如下幾種：平靜心智、體驗寧靜、體驗其他世界，以及為死亡做預備。破瓦法❼這種冥想，就是練習將意識覺知專注於更高意識之光，以達到穿越意識中的其他世界／狀態之目的。據佛教傳統，人在死亡後會穿越到其他世界，稱為中陰❽。這些世界也可看作是意識的各個狀態，靈魂可穿行其中，或迷惑其中。不過，這些誘惑源於亡者心識中無明的投射。

基本上，地球上每種文化都有各自的方式來處理「物質界之外的世界」這一概念。從我踏上療癒師之路開始，便有過許多對其他世界的體驗。這些體驗溫和地——少數情況並不那麼溫和——帶著我一步步理解物質界之外的世界。

人體能量場和能量意識世界

物質界之外的世界，與人體能量場的較高層級相對應，而能量場的前三層則與肉體和物質生活的建立息息相關。較高層級（第四到第七層及以上）是與超物質界生活有關之自我的一個相當重要部分，但也會對物質生活有影響。

---

❻ 羅伯特·門羅（Robert Monroe, 1915-1995）：無線廣播負責人，因發現自己擁有「出體體驗」（out-of-body experience）而開始研究意識轉換狀態，並創立了門羅學院（Monroe Institute）。他於1971年將自己的經歷出版為他的第一本書《出體之旅》（*Journeys Out of the Body*）。

❼ 破瓦法（Poha）：應為Phowa，意譯為遷識、遷識法、遷識瑜伽。破瓦法為一種密宗的禪定修行法，為一種「練習如何清明死亡」、「如何在死亡時轉變自己意識」的修行法。

❽ 中陰（Bardos）：又稱為中有或中蘊。源於藏語，Bardo意為中陰，即兩種狀態之間的間隔，指出現在今生死亡之後和下一世重生之前的中間階段。Bardos是複數形式，表示幾種狀態之間的間隔。

當你開始感知到第四層人體能量場時，也會感知到第四層世界。第四層世界存在於物質的三維世界之外，但在某種意義上，第四層世界也環繞著物質界。第四層世界的頻帶（Frequency band）包含、高於且低於物質世界的頻率。

在你學會觀察並進入第四層世界後，還需要一些適應。第四層世界和物質界不同，運作方式也有異。前幾次剛開始進入這一層時，我們會自然以為它遵守物質界的物理法則。然而事實並非如此。起初，這一點會讓人非常困惑，很多時候還可能相當令人恐懼。但經仔細觀察，你便可發現第四層世界運作的基本原則。儘管在第四層世界中仍會面臨諸多挑戰，但有了這一份理解便會輕鬆得多。

開啓超感知力，踏上個人的旅程

如第6章所述，要進入第四層世界，你必須先開啓人體能量場第四層上的超感知力。為此，首先打開人體能量場第一至第三層的超感知力就很重要了。這對於你進入第四層世界時的自我定向大有助益。

對於超感知力的最初體驗，通常都相當簡單。可能是一場意味深長的夢，與某件即將發生在你身上的事有關。你可能會在腦海中看到影像，或聽到話語。另一方面，倘若你正處於艱難困苦或生死攸關的處境中，那麼超感知力的體驗可能會更加強烈。

一開始，最先開啓的超感知力類型會決定你體驗的類型。如果你的聽覺超感知最先開啓，你就會聽到聲音、音樂或者訊息。如果是視覺超感知先開啓，你就會看到超越正常感知範圍的事物。超感知類型開啓得越多，你的體驗會包含所有這些類型的訊息。你將開始組合不同的感知類型來驗證訊息，就好像在物質界中的人們都會做的那樣。舉例而言，你可能會聽到轟隆聲響，感覺到地面微微震動，然後抬頭便看見一輛卡車駛近。通過最初兩種感官接受到的訊息，當然還有記憶中對喧囂笨重卡車的過往體驗，你便對所見有了預期。

如果你允許自己的體驗展開，不試圖立即對它們做出詮釋，你的超感知力將會進一步發展。花點時間來收集訊息吧，不要馬上接受那種簡單現成的答案。讓它為你建立起一個可行的系統。

透過超感知力經驗第四層世界

隨著超感知力的持續發展，你逐漸能夠在你的能量場第四層掌控它，並最終能感知到第四層中的存在體們。最先可能會發生在夢境中，因為那樣比較容易整合到你的實相系統當中。

在第四層的相關體驗中，夢大概是最被人們廣為接受的。舉例而言，人們會夢見天使，或做一些預知夢，夢到可能會發生的如交通事故之類的事。第6章中列出的任一種超感知力感官類型，都可能會傳達預知或夢境。但因為是在睡夢中，你會告訴自己這沒關係，你並沒有精神錯亂，不過是個夢而已。你可能還希望再做一個這樣的夢。我們的社會能夠接受夢到天使，夢境無傷大雅，每個人都會做夢。然而，這可能只是個開胃菜。

當我剛開始看見天使的時候，我對此緘口不言，並批評自己說：「你以為你是誰？能看見天使的都不是凡人。」後來我看到了更多天使，就告訴自己，我見到的不過是幻象。幻象幾乎和夢境一樣安全。所有宗教都會談及人們產生的幻象。在某種程度上，把它稱作幻象，就不用去面對它是否為「真」的問題了，也就是，「是否像

物質實相那樣真實」這一問題。幻象是不確定的，亦真亦假。

假如幻象持續出現，最終你將會到達一個門檻，挑戰你對實相的詮釋。情況會是這樣的：比如你先看見靈性存在體的幻象，可能是天使或指導靈；接著會聽見它們對你說話。聽見天使或指導靈說話，在幻象中也是常事。你將實相詮釋為幻象也還說得通。

然後你向幻象提問，幻象中的天使／指導靈／存在體竟為你解答了！你開始脫離滿足於「這是幻象」的解釋。好吧，也許幻象確實會回答問題，雖然對某些人來說這開始有點奇怪了。

下一步，你或許能感覺到天使／指導靈／存在體的臨在。這離幻象是越來越遠了。你會看得見這個存在體，他／她也能對你說話。你們開始一問一答。你感覺得到他／她的臨在，然後在他／她碰觸你時，你也會有所感受。此時你已超越幻象的概念了，這個概念無法再說服你了。現在建立起互動關係了。你甚至能感知到天使／指導靈／存在體對你的情感品質，以及對方的意願。或許你還能在周邊體驗到該存在體所處的環境。現在你已明確跨越界線，體驗到了第四層世界。

讓我們回頭審視這一體驗，看看對應的人體能量場發生了什麼。首先，你看見了幻象，這一訊息來自你在人體能量場第四層較高頻率上開啟的第六脈輪。要記得，第四層對應著第四層世界，那是一個寬頻世界，其頻率擴展範圍是高於亦低於地球物質界的振動系統的。第四層世界充斥著形形色色的存在體，從高度進化的天使般輕盈透亮的存在體，到進化程度不如人類的存在體，應有盡有。

在看見天使／指導靈／存在體之後，你開始聽見它們向你說話。這說明你開啟了人體能量場第四層的第五脈輪，在相同的頻率範圍中。當你向它們發問時，運用的也是第五脈輪。當你體驗到它們對你的感情，像是愛和關懷時，你便是已開啟了第四層的第四脈輪。當你能感受到存在體的臨在與碰觸，所開啟的便是第四層的第一脈輪。如果你能理解與它們的互動和交流，你便已開啟第四層的第三脈輪。當你在交流中感受到自我尊重，你便已開啟第四層的第二脈輪。所以，你人體能量場第四層（對應於第四層世界）的這六個脈輪都會開啟並運作。因此，你也在體驗著自己的第四層能量體。如果你持續臣服於這樣的體驗，你將能開啟第四層中的頂輪。你能體驗到自己身處於並成為天使／指導靈／存在體所在的這第四層世界的一部分，而不是類似於交互式電影那樣，在自身之外體驗到第四層世界。

童年經歷如何影響超感知力

有很多年，我都沒有認出自己最初進入物質界之外，那所謂其他世界的經歷。我並未發覺自己進入的生命體驗空間，已經超越了人類習以為常的三維世界。但是對於這表面上似乎無法解釋的現象進行多年的研究之後，我開始意識到，如果從第四層實相的觀點來看，我的所有這些體驗就好理解多了。這個實相與我們日常的三維物質世界截然不同。

所有人都在兒時體驗過物質世界之外的世界。有些童年體驗確實是幻想，但有些則是第四層世界的體驗，像是大部分成人看不見但小孩卻能看見的「無形」玩伴。接下來列舉的，就是一些童年時期第四層世界的體驗，你是否也有過相似體驗呢？

童年經歷對我們第四層世界觀的影響

過去，父親有時候會在凌晨五點帶著我去釣魚。他教我如何悄無聲息地划船，才不會讓船槳在入水和離水時發出聲響，我對此很擅長。我熱愛這樣的寧靜，時不時有魚兒躍出平靜的湖面捕食小蟲，打破這種寧靜。我甚至能真切地感受湖面被衝破時，水面的張力。每個清晨，湖面四處皆瀰漫著晨霧。我時而能聽見輕柔的微風吹皺水面，拂出絲絲漣漪。到我們離開之時，已是日上三竿。

所有的這些，都訓練著我的超感知力。我「時復一時」地靜靜坐在船上，一動不動，所有的感官都對周遭的自然環境變化保持警覺。我從未把這種狀態當作是一種冥想；我只是保持著安靜。為此，我很感謝父親。

母親對我的影響就不同了。我母親的家族長久以來便擁有「第六感」的遺傳；顯然，我的外婆一直在使用第六感，我母親也是。在我父親的家族中，男丁曾一度是共濟會的成員，這個祕密社團參與並幫助過美國的建立。

所以「其他世界」向來都沒有什麼「特別的」，只不過是生活中很自然的一部分。母親對上帝有著「一粒芥菜種」❾般不可撼動的信仰，不曾動搖。幾年前，她做四支心導管搭橋手術時，曾看到天使們環繞著手術台。她總是知道會有什麼事情即將發生，也總是知道電話何時響起，傳來的是好消息還是壞消息。她說，那就是一種感覺。有時候她會感知到某人即將離世，她不知道那是誰，但事情就是會發生。她的幾位姐妹——我的阿姨們——也會時常去看療癒師。

負面童年經歷對超感知力的影響

當我「不乖」的時候，母親會懲罰我。她會把我按在大腿上用力打屁股，那真的很痛。我父親就更嚇人了，當他下班回家，聽到母親控訴我和哥哥多麼地不聽話時，他會勃然大怒並來揍我們。

等我長大一點，我發覺哥哥整天戲弄我，說我「不是父母生的，而是在一塊岩石下找到的。」這讓我非常不快並且因此對他發飆。從這些經驗當中，我學會運用超感知力判斷，下一次打擊會從何而來。因此我超感知力的開發是雙重的：在湖中的小船上，或在曠野和森林中遊玩時，對平靜靜心之自然界的感知；也在用以避開與父母的負面衝突時。我想，那些負面經歷，也是為什麼我會在年歲較長後還常待在森林裡的原因之一。

這是所有具有超感知力的人都必須要處理的普遍問題，**由於大部分的人發展超感知力，是出於防衛需要**。這類人傾向於尋找危險以及錯誤，而非探查事實真相如何。舉例來說，我有一位個案在小時候，總是被母親鎖在衣櫃裡，那裡面又黑又可怕，只有些許的微光從門縫下方透進來。她告訴我，她（在心智上和情緒上）學會了順著門下方透進來的光線溜出去，「飄」到她想去的地方，以度過這樣的時光。**她帶著巨大的恐懼，並且運用超感知力來提防下一次可能降臨的可怕事件。**

在布藍能療癒學院中教導超感知力時，我們是很謹慎的，這樣學生們才能知道「尋找錯誤」以及單純的「探查事實」之間的差異。尋找錯誤

---

❾ 在《聖經》中，耶穌用芥菜種表示信心。耶穌說：「是因你們的信心小。我實在告訴你們，你們若有信心，像一粒芥菜種，就是對這座山說：『你從這邊挪到那邊』，它也必挪去；並且你們沒有一件不能做的事了。」〈馬太福音17：20〉

很容易將超感知力扭向負面，那麼學生就會將個案全盤看錯。我們已經發展出特殊的教學方法，使學生能發現自身內在的分裂。這些分裂不只會影響他們的超感知力，也會影響其專業療癒能力的發展。

觀察世界交界處的初體驗

另一個對我早年超感知力發展有強烈負面影響的是：目睹動物們的死亡，農場中的動物，還有我父親捕獵來供我們食用的野生動物。我非常仔細地觀察了動物從這個世界轉換到另一個世界的死亡過程。當它們在生死過渡期間掙扎時，我看見生命能量向內、向上抽拔，這種觀察既令人著迷，也具有教育意義；當然，也使人感到恐懼，因為我知道有一天自己也會經歷同樣的過程。這些體驗的結果是，我對物質世界和靈性世界的交界開始感到好奇，想知道離開此生前往靈性世界會是怎樣。我甚至試著想像死亡，想像完全不存在是什麼模樣。有時候我幾乎徹夜不眠清醒地躺著，試圖做到這種過渡。但我還是無法成功刻意達成。

有時候在滿月的夜裡，臥室裡很冷時，我會將自己投射出窗外，去到月球。這是個夢嗎？誰知道呢？我做過很多漂浮在臥室裡的「夢」。

我當時在夜裡最大的問題就是，起身去廁所時得下樓才行。有時我在早晨起床才發現床上已經溼成一片。這著實讓人沮喪，尤其是自己還清楚記得確實下樓去過廁所了。最終因為尿床問題，媽媽帶我去看了醫生。醫生讓她在每次發現我尿床後都打我屁股，她照做了。我想那激勵了我去找到解決尿床問題的方法。我當時為此真的是費盡心血。我認定，當自己去上廁所時，一定就是在夢中。然後，我找到一個能停止尿床的線索。我留意到在「夢」中，我下樓的方式就像從斜坡上向下「滑雪」那樣。所以，每當晚上我「滑雪」下樓到廁所的時候，我就知道需要強迫自己回臥室，叫醒肉體。練習花了些工夫，但我終於能成功讓自己回到身體，並用正常方式讓肉體起床下樓去。尿床問題總算解決了。

還有一個有趣的經歷，發生在我七年級或八年級時。我記得坐在屋子後院的鞦韆上嚎啕大哭了許久，因為我生命中的摯愛當時還沒有出生。就在幾年前，我憶起了這段經歷，才發現真是如此，我丈夫——我生命中的摯愛——那時確實尚未出生！

在我的成長過程中，隨著我歸攏這些經歷，並試著理解它們的意義，我的好奇心與日俱增。

成年後的自發性第四層初體驗

首先，我想澄清，本書描述的體驗，皆與毒品藥物或酒精無關。我從不喝酒、服用娛樂性藥物[10]，也從不吸菸。以上這些，對肉體和人體能量意識系統都有極壞的影響。它們干擾能量場的自然健康狀態，並會降低其頻率和連貫性。以下是我接觸第四層實相的一些初體驗，在第10章中我將分享更多相關內容。

隧道測試：在我從生物能量治療師轉型成為療癒師的過程中，經歷了一些不尋常的夜間體驗。連續兩個夜晚，我都感覺到有人試圖在睡夢中把我拽出身體，而我拒絕了。在第三個夜晚，

---

[10] 娛樂性藥物（Recreational Drugs）：改變人類意識、情緒狀態的精神藥物統稱，通常被用來產生快感、減少壓力等，因用於娛樂休閒，又稱派對藥物。一些輕度致幻藥物就屬此類。

我醒來後發現房間的角落裡有一個存在體，還以為是一位天使。

我說：「嗨，天使！」然後繼續沉睡。而後一次意義深遠的經歷，從一場夢境拉開了序幕：

我在午夜時分起身去了廁所。我坐在馬桶上，看著自己映照在鍍銅門把手上的臉。當我凝望自己的映像時，我的金髮轉變成黑色的非洲式鬈髮爆炸頭，模樣則變成一個黑皮膚的男人。

忽然之間，夢境停止，我又回到了床上，但是有兩個存在體正在將我拉出身體。一邊是一位頂著非洲爆炸頭、著紅橘色長袍的人，另一邊則是一名天使。無論我如何抗拒，都無法繼續待在肉體裡，向外拉扯的力量太大了。感受起來和聽起來就像一道勁風吹過我身體的中心，造成一股巨大的力量要將我吸出體外。我的耳膜震動著，如同正在被一道內部的風所鼓動。

當他們把我拉出來時，說著：「我們正在測試你，是否能夠跟隨神的意志，以確認你是否能勝任療癒師。你同意嗎？」

「好的！」

「讓我們看你能不能放手臣服，以使自己穿越這道2英尺厚的混凝土牆。」

「好！」我說，我記得在分子間存在著很大的空間。我放手並臣服，我們便直接穿牆而過了，然後——我回到了自己的身體。

「很好。接下來會有一點難度，準備好了嗎？」

「是的。」我說，點了點我的能量體腦袋。

他們帶著我往下來到一個漆黑的隧道。舉目所見盡是黑暗，壓力也極大。我覺得自己快被壓死了。終於，我看到了隧道盡頭的光。我們沒有走向光芒，反而在進入光之前回頭了。稍後，我瞭解到那是介於死與生之間的隧道。（請參閱第15章關於人體能量場與死亡的描述。）

當時，我正在受訓成為一位療癒師，也在紐約市接受一位老師的療癒。隔週，當我開始接受療癒時，我的老師問我：「妳還好嗎？」

「嗯，好吧，有某種力量一直試圖將我拉出體外，不過我拒絕了。然後，我在房間的角落看見一名天使。」

「那是我。妳當時一直喚我天使。我試圖將你拉出身體，不過妳一直在掙扎。」

「哇！那是你？」

「是的，因為妳抗拒得太厲害，我就向賽巴巴[11]求助了。」

「啊，就是那位頂著非洲頭的傢伙！你們兩位帶我穿越生與死的隧道，想知道我能否足夠臣服於神的意志，從而確認我是否能成為療癒師，對吧？」

「沒錯。」

「那麼我通過了嗎？」

「是的，妳做得好。」

在我通過隧道測試之後的三個月內，我的按摩和生物核心能量工作簡直滿檔，來了很多想接受療癒的新個案。我並沒有打廣告。人們來療癒，有好轉，然後再告訴朋友。我一個人實在搞不定所有接電話和記帳事務，於是聘請了祕書和會計。我還將自己所有生物核心能量治療的常客個案轉介給其他治療師。我的療癒事業開始蓬勃發展。

---

[11] 賽巴巴（Sai Baba, 1838-1918）：是印度教上師、瑜伽士與伊斯蘭教聖人。在印度語中，賽（Sai）是神聖的意思，巴巴（Baba）則是父親、祖父，或是年長老人的稱呼。

為數眾多的天使和指導靈！

多年來，我見過的天使和指導靈們數不勝數，各種大小都有。我見過的天使都有翅膀，而指導靈通常沒有。根據人們文化和信念系統的不同，人們希望與誰溝通，指導靈就會顯現出對應的外形與外貌。黑元告訴過我，為了使我們接受並認出他們，指導靈可以呈現任何樣貌。他們和我們溝通的主要目的，是教導我們並在我們走向一體性的道路上給予幫助。根據黑元所述，指導靈是已投生許多次的存在體，因此相較於天使，他們與物質地球有不同的關係。

第四層世界的較高振動領域中有天使，而第四層之上更高的靈性世界中也有。對他們的行為，我有時候不太理解。我在紐約市的道途城市中心進行療癒時，有幾位大天使曾降臨現場。我還是不明白他們在做什麼。我當時太害羞，還不會主動提起這樣的事，除非個案問起。

例如，高大魁梧的大天使米迦勒（Michael）就曾經昂首闊步地邁入到療程當中，在我的個案身上揮舞著寶劍，畫出各種不同的幾何圖形！

「你在做什麼呢？小心一點啊！」我用心靈感應大聲呼喊著。他仍然繼續揮舞寶劍，我制止不了他。

第二天，當我跳進車裡，準備回在卡茨基爾山的家時；司機問我，「我這有書籤，妳想要嗎？」接著他遞給我一張書籤，上面畫著大天使米迦勒。畫像看起來就是前一天來到療程中的天使。大天使米迦勒在每週那位個案的療程中都會到來，也繼續在個案上方揮舞他那把大寶劍。我最終放棄了制止他，明白了那就是他的工作。個案好轉了許多。事實上，她是少數接受過化療而沒有出現副作用的人。她在每個化療藥瓶上都貼上一個寫著「純然之愛」的標誌。後來她告訴我，她每天都會向大天使米迦勒祈禱。那一定就是他不斷來訪的原因。

在另一名個案的療程中，大天使加百列（Gabriel）也來過。療癒全程中他一直在吹響號角。起初我覺得這樣挺好，但過了不久我就希望他停下來了。號角太響，我開始無法集中精神。我至今仍不清楚他這麼做的原因。在沒有提及所見所聞的情況下，我詢問個案是否知道大天使。她立即談論到，自己和大天使加百列的連結有多麼深。

我發現大天使拉斐爾（Rafael）和大天使愛瑞爾（Ariel）帶來的「侵入感」會更弱。大天使拉斐爾來的時候，會帶著柔和、甜美的愛以及繽紛的色彩。大天使愛瑞爾的現身則相當短暫，房間會明亮起來，如有水晶般透淨的微風輕柔地吹拂穿過我和個案。

我本來期待大天使們會是更宏大、閃耀、強有力且令人敬畏的。但是黑元提醒我，靈性存在體會根據自身意願和療癒個案最適切的需要，呈現為任何形式。

根據「道途指導靈」所言，天使們從未降生為人過。所以相比曾有過化身為人經歷的其他存在體，天使不具有那種個體性。「道途指導靈」也表示，必須經由化身投胎，才能擁有自由意志。沒有化身經歷，甚至連「個體自由意志」或「個體自我意志」的想法也不存在。因此，毫不猶豫地遵從神的意志，而不會考慮是否有其他選擇，就是天使的本性。

人們普遍認定，光之存在體、指導靈或天使的體型越巨大，進化程度就越高；真實狀況並不總是如此。我曾見過許多很小的存有，但卻能非常有效率地協助他們所指導的人；不過，有一次我確實見過一位非常巨大的天使。他令我想起日

本的奈良大佛❷。在紐約的布里奇漢普頓社區中心，布藍能療癒學院的學期週會議正在舉行時，這尊天使降臨了。那一段時期，學院發展過快，教學空間不足，行政工作難以跟進。我承受著很大的工作壓力，並且和某位班上的療癒學徒相處有困難。當我承受太多壓力時，我有時候就會反抗負責學院的指導靈。這一次，我威脅指導靈，如果事態沒有起色，我就不幹了（在心裡對指導靈這麼說）。我要求指導靈和天使幫助我解決這些問題，或者至少要給我某種確認，讓我知道自己走在正軌上。

我用超感知力要求道：「要麼給我一個我應當繼續的信號，讓我知道自己正在履行自己的人生使命，否則我就不幹了！」（我可能並不會放下不管，但在學院創建初期，那是我所知尋求幫助的唯一方法）。

在學院下一週上課時的開放冥想期間，一位巨大的天使現身了，在整個大廳上方。我得說，真的非常巨大。大廳的天花板至少25英尺（7.6公尺）高，周圍還有一圈露台。天使的衣裙垂滿整個大廳，裙邊和大廳天花板一樣高；僅僅是裙邊就有25英尺高！現場光芒四射，令人目眩。

「好了，好了！我知道了！」我用超感知力向指導靈和巨型天使大聲呼喊著。

嘗試將我的意識覺知投射到書中

數年後，我在紐約的東漢普頓，正閱讀著一本關於愛德加·凱西❸的書，內容是關於他如何將意識投射到書中，從而可以在睡眠和冥想時消化其中的內容。所以在一天下午，當我準備躺下來小憩時，我將凱西的書放在頭下面，並將意識投射至其中。突然間，我發現自己離開身體，漂浮到了房子上方的高空。真是尷尬，我原以為自己不用讀書就能獲得書裡的訊息呢。

隔天，當我要小憩時，我決定用相同的方法離開身體，去到我先生在紐約市的工作地，只是想試試是否能見到他。當時，我們還住在靠近美國長島東端，東漢普頓的一間小租屋裡，紐約市則遠在西邊90英里處。我出體後嘗試前往紐約市，卻去了別的方向。我又嘗試幾次，但每一次，我都會飛到東邊的布洛克島，就是無法如願以償。當時我躺在床上頭朝向南邊，出體後轉向左方，應該就是向西了，但是方向總是不對，我無法成功到達紐約市。我一直搞不清東方和西方。這是因為，在第四層世界旅行和物質界中是很不一樣的。在星光界旅行的挑戰，在於心智的專注，也即，你能在一件事物上專注多長時間。心智專注於哪裡，哪裡就是你要去的地方。你一旦改變心智的聚焦點，就會改變我們所稱為的地球上的「方向」，而你也就到了其他地方。所以，也許是因為我當時無法維持心智的專注吧。下一章將會詳述第四層世界的運作情況。

在第四層世界的困惑

一旦你用超感知力跨界，並體驗到了你的第四層能量體和第四層世界，就會產生困惑。你很可能會做出預設，認為第四層世界和第四層能量體的運作方式與物質世界和肉體一樣。其實不然。除此之外，正如我在第6章解釋過的，超感知力的運作方式和一般的五感並不相同。

---

❷ 奈良大佛：指日本奈良東大寺金堂之盧舍那（毘盧遮那）大佛像。又稱東大寺大佛。749年建成，系現今日本最大銅像。
❸ 愛德加·凱西（Edgar Cayce, 1877-1945）：美國知名預言家，能在一種催眠狀態進行通靈。

準備好乘坐雲霄飛車，這一趟旅程可能會帶給你毫無邏輯且難懂的超自然體驗！在下一章中，我將提供從自身經驗中獲得的有效框架，以幫助你在第四層世界旅行時找到方向。

【自我回顧】
探索你與超感知力及未知之間關係的基礎

簡短回顧你的童年經驗，找出雙親家族傳統中對未知事物持有的基本態度。以下是一些推薦的自我提問：

1. 你在早期有過什麼不尋常的經歷，是「正常」理性所無法解釋或無法理解的？你是如何處理的？過去什麼讓你感到好奇？現在又是什麼會令你好奇？
2. 對以下內容，你雙親家族傳統中會心照不宣的是什麼？
    a. 超越物質世界的實相或世界；
    b. 與宗教相關的個人靈性體驗；
    c. 邪惡的本質，及其與非物質世界和超感知力的關係。
3. 你對上述內容和超感知力的態度，是如何因以上經歷而發展轉變的？
4. 你對在第四層世界的體驗懷有什麼樣的恐懼？

8
第四層實相世界、物體和存在體

> 所有的世界,物質世界或其他世界,
> 所有天堂和地獄的層級,始終在互相共同創造。
> ——黑元

我將會在本章中描述第四層實相世界（Fourth-level-reality World）,並探討棲居在第四層實相的各種物體與存在體們。

跋涉於第四層實相

進入第四層實相世界之後,一開始你可能不覺得它和物質世界有太大的差異。事實上,你可能會認為自己仍處在物質世界中,因為四周的景物十分相似。然而,過不了多久,你就會注意到不同之處,因為第四層實相世界不會維持相同的狀態太久。第四層實相之所以會和物質世界如此相像是有充分理由的,**因為我們都是它的共同創造者**。稍後我會說明箇中細節,以下先介紹第四層實相中的各種物體與存在體們。

第四層實相中存在著物體。這些物體,包括你曾經見過或夢到過的,以及你從未見過或想過且辨認不出的所有事物——那是人類或其他存在體們創造的,這些存在體也是第四層實相的共同創造者。

第四層實相世界中也有存在體,它們會幻化出各種形狀、大小和外觀。它們可以看起來就像一般的動物、鳥類、爬蟲類、兩棲類、魚類,還有人類;也可以是神話寓言、天堂和地獄中的角色。它們會呈現任何樣貌,甚至是人類無法想像的樣子;也可以是人類的心智想像過的任何事物。它們可以是遠古或近代的生物;也可能是超出我們理解力的無法辨認的生靈。

除了物體和存在體之外,第四層實相世界還有思想形體。**思想形體其實是情感和思想的結合,我更喜歡稱之為心智形體（Psychonoetic Forms）,或簡稱為PNFs**。心智形體通常不太大,或不太成形,因為大多由不太成形或較為澳散的負面情感與不理性思維構成;其內部有許多負面的二元能量,背後也帶有負面的二元意願。心智形體是人類和其他有創造力的存在體創造出來的。我們都會創造出心智形體。

所有上述第四層實相世界的物體、存在體和**心智形體,也會沾黏在人體能量場的第四層**。它們通常和人體能量場中,來自今生或其他世未化解的經驗所造成的創傷或堵塞有關。照護這些物體、創傷和心智形體相關的人體能量場第四層療癒技術,將在第14章中說明。

108

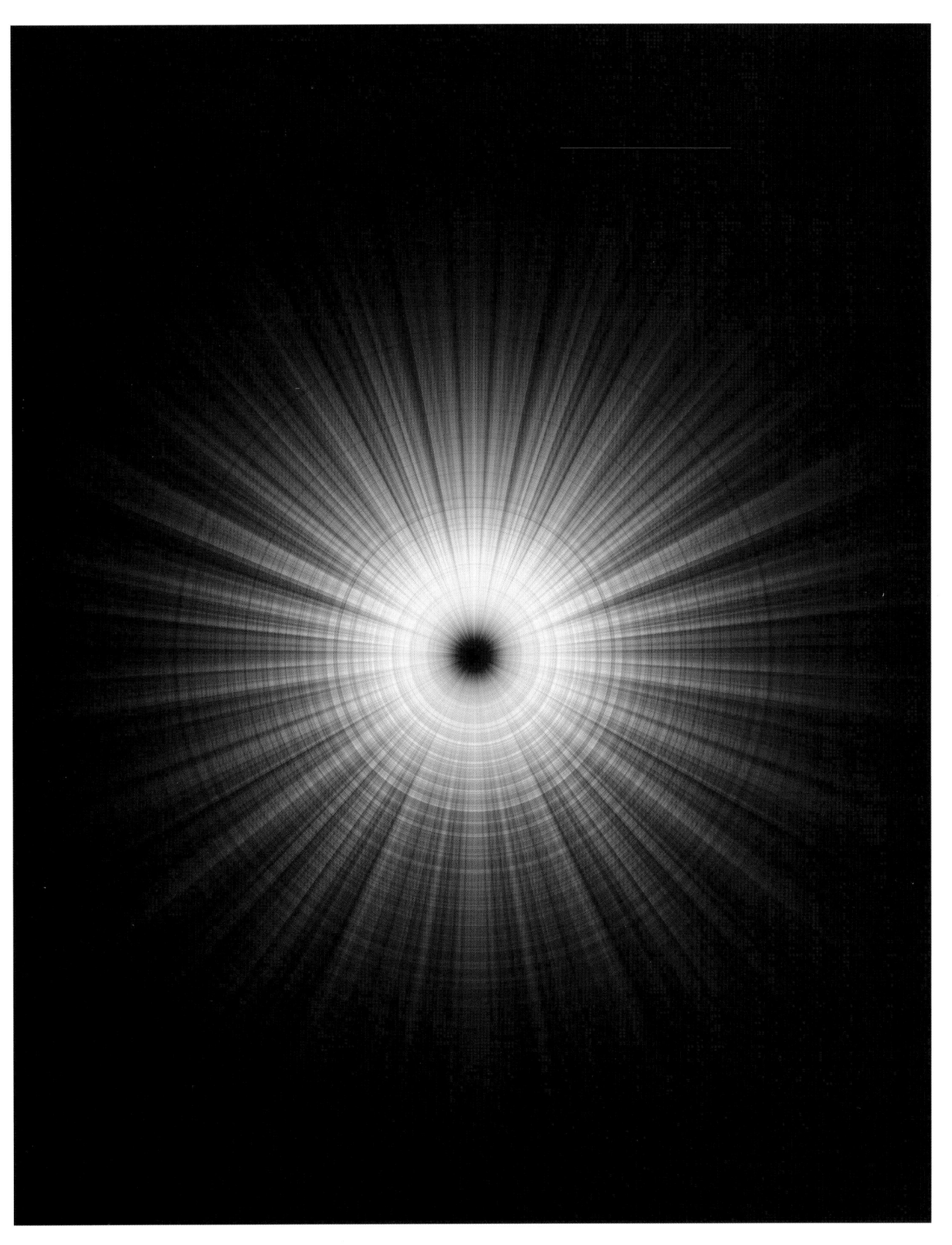

圖 1-1
黑絨虛空

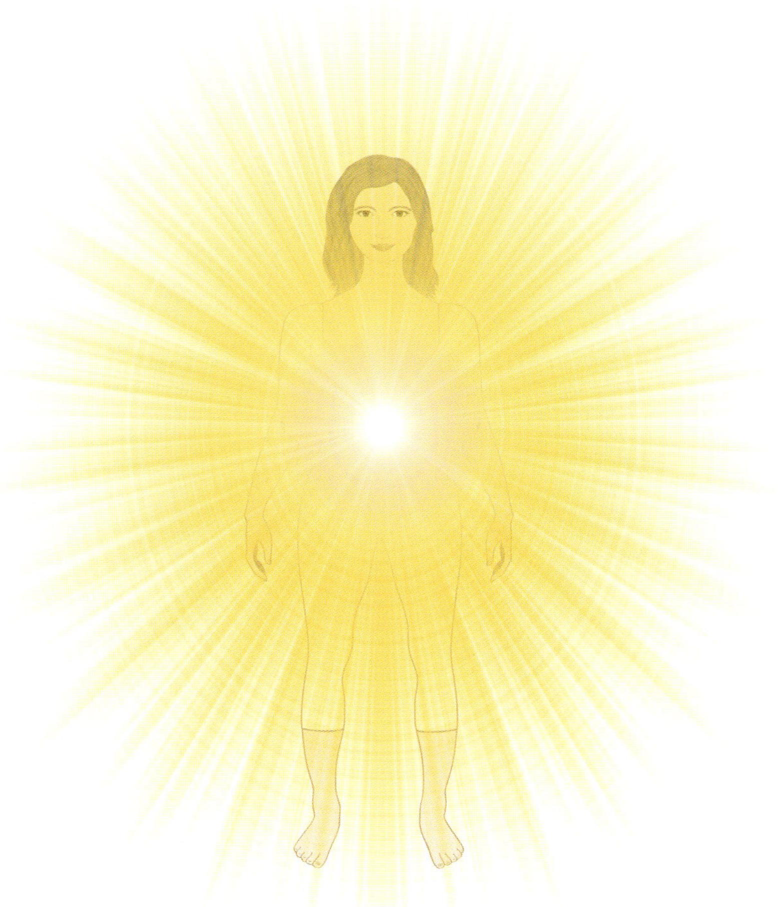

圖 1-2
核星

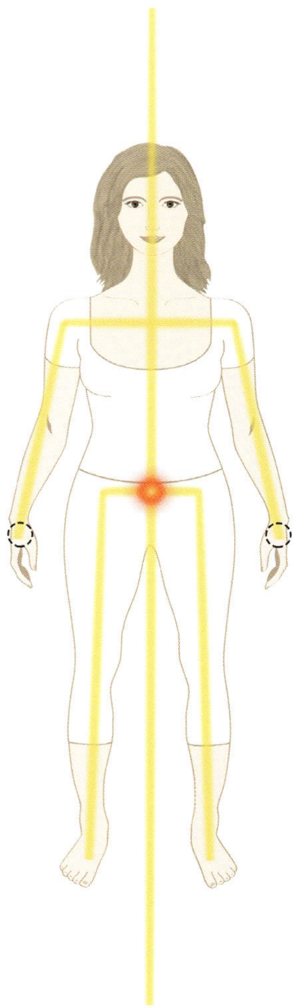

圖 1-3
哈拉光管

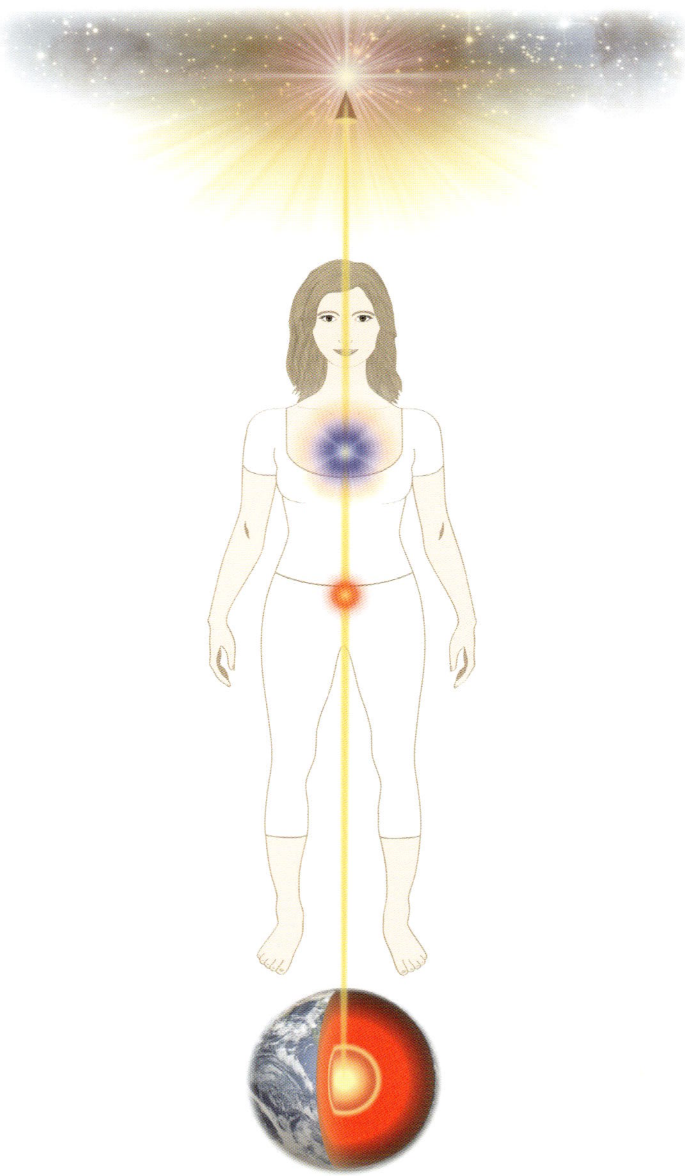

圖 1-4
哈拉

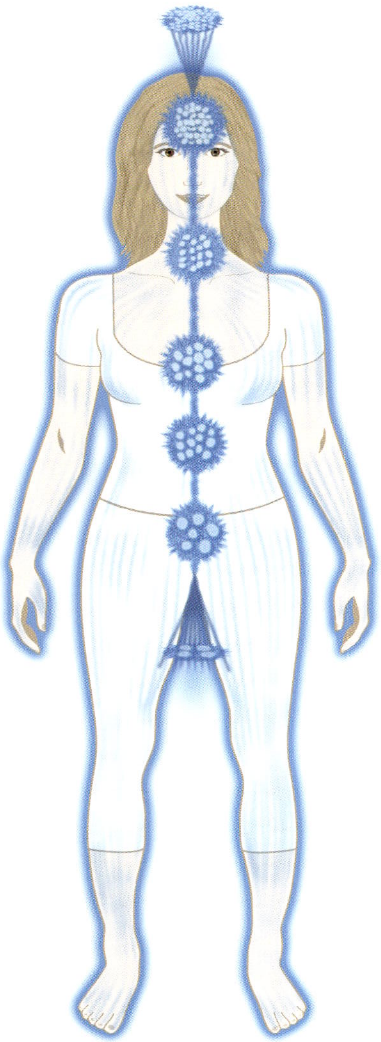

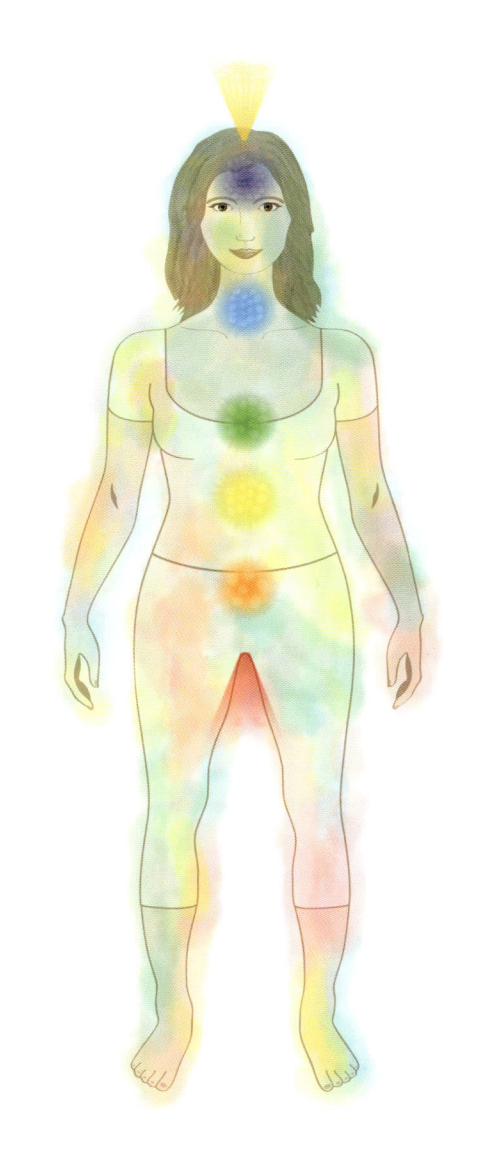

圖 1-7
第二層情緒體

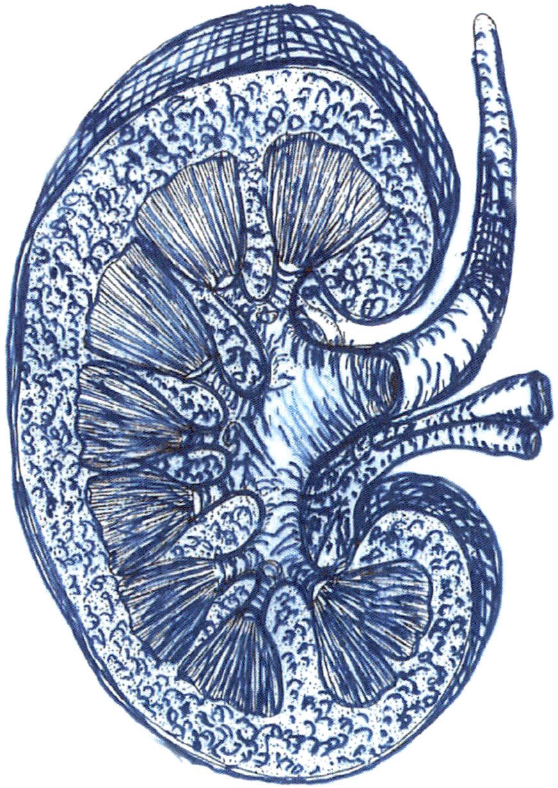

圖 1-6
第一層所看到的腎臟

圖 1-5
第一層乙太體

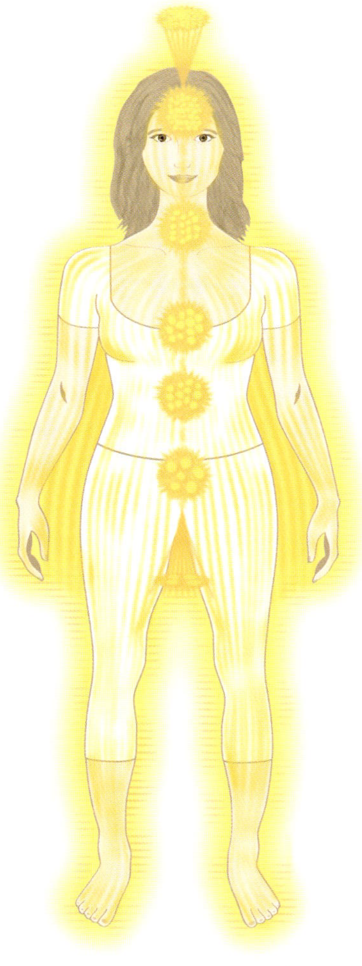

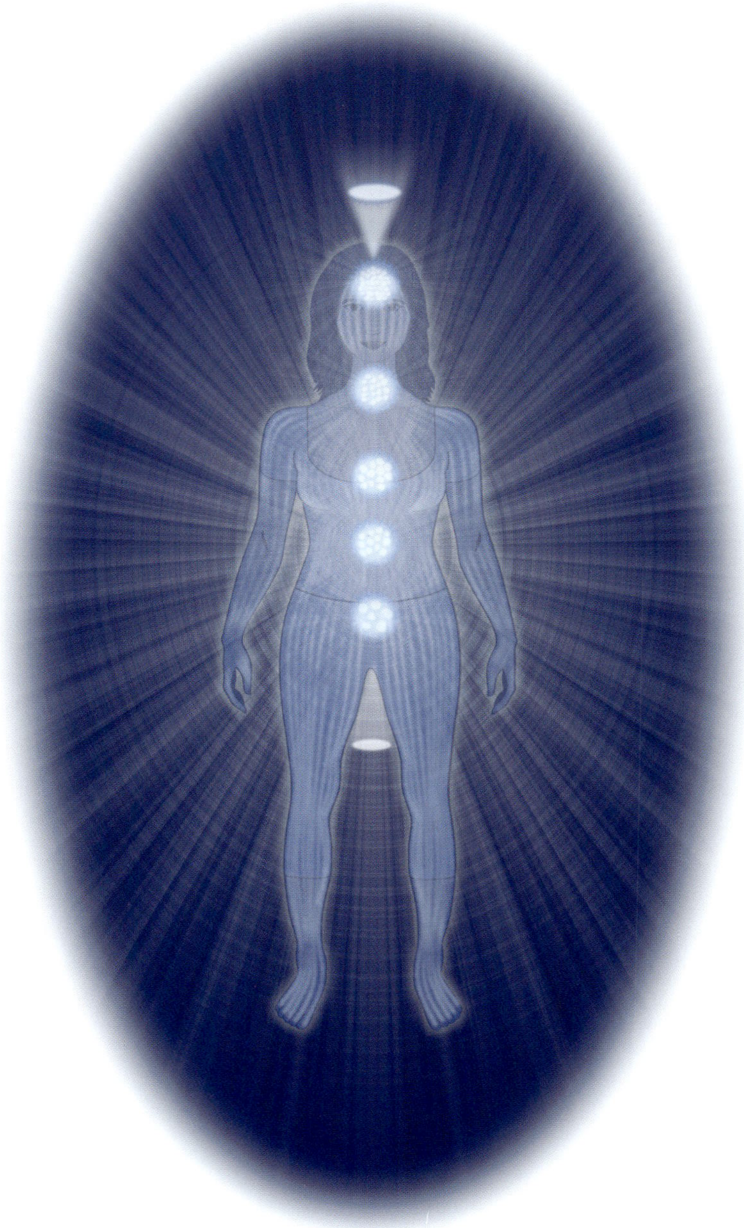

圖 1-10 第五層乙太模板

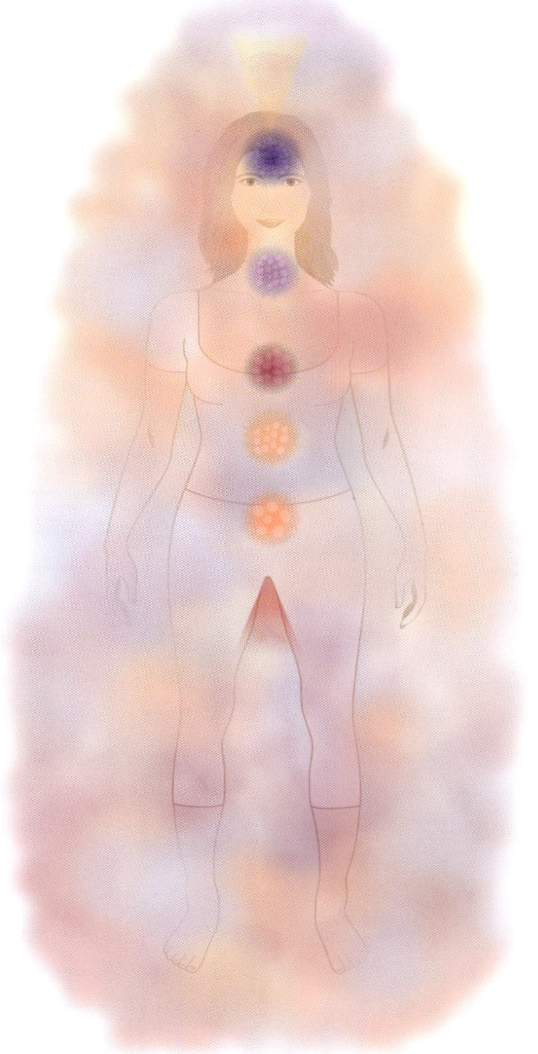

圖 1-9 第四層星光體

圖 1-8 第三層心智體

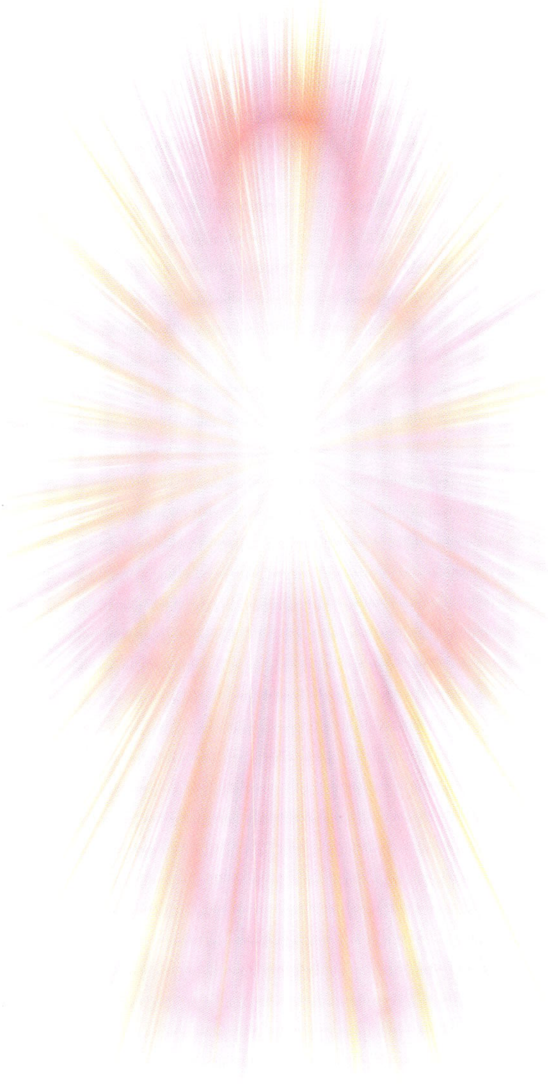

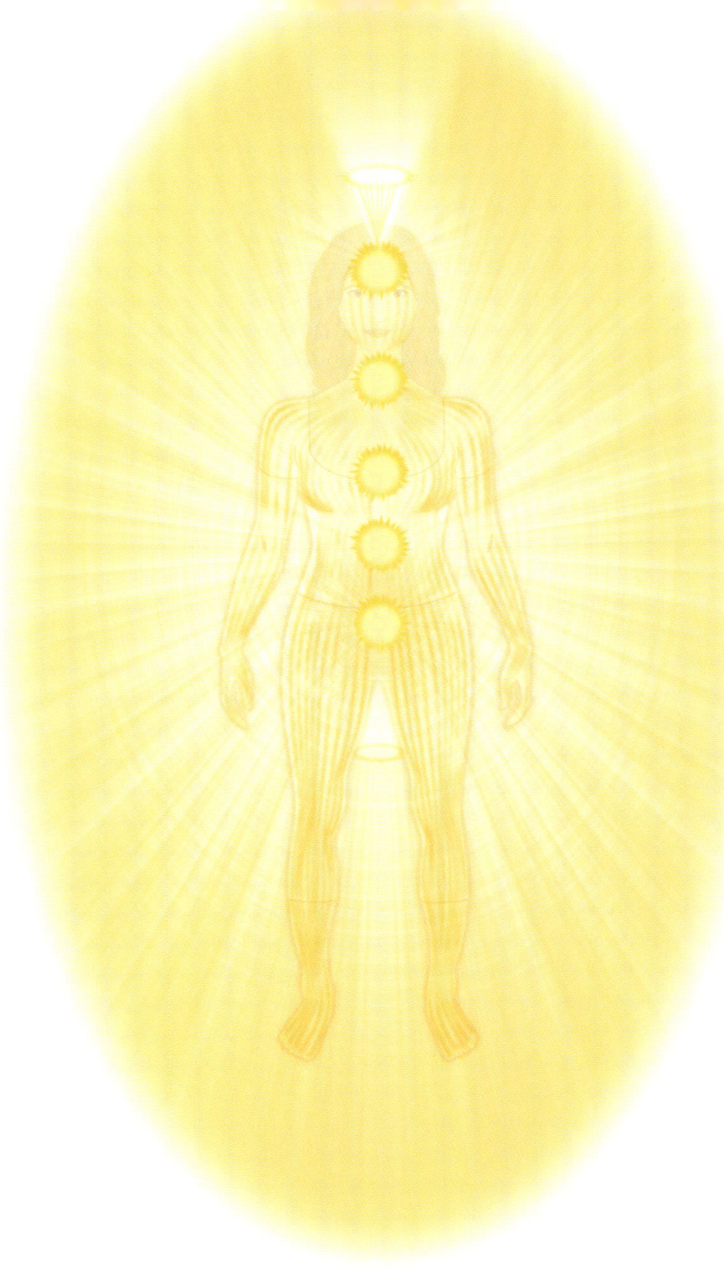

圖 1-12 第七層因果模板

圖 1-11 第六層天人體

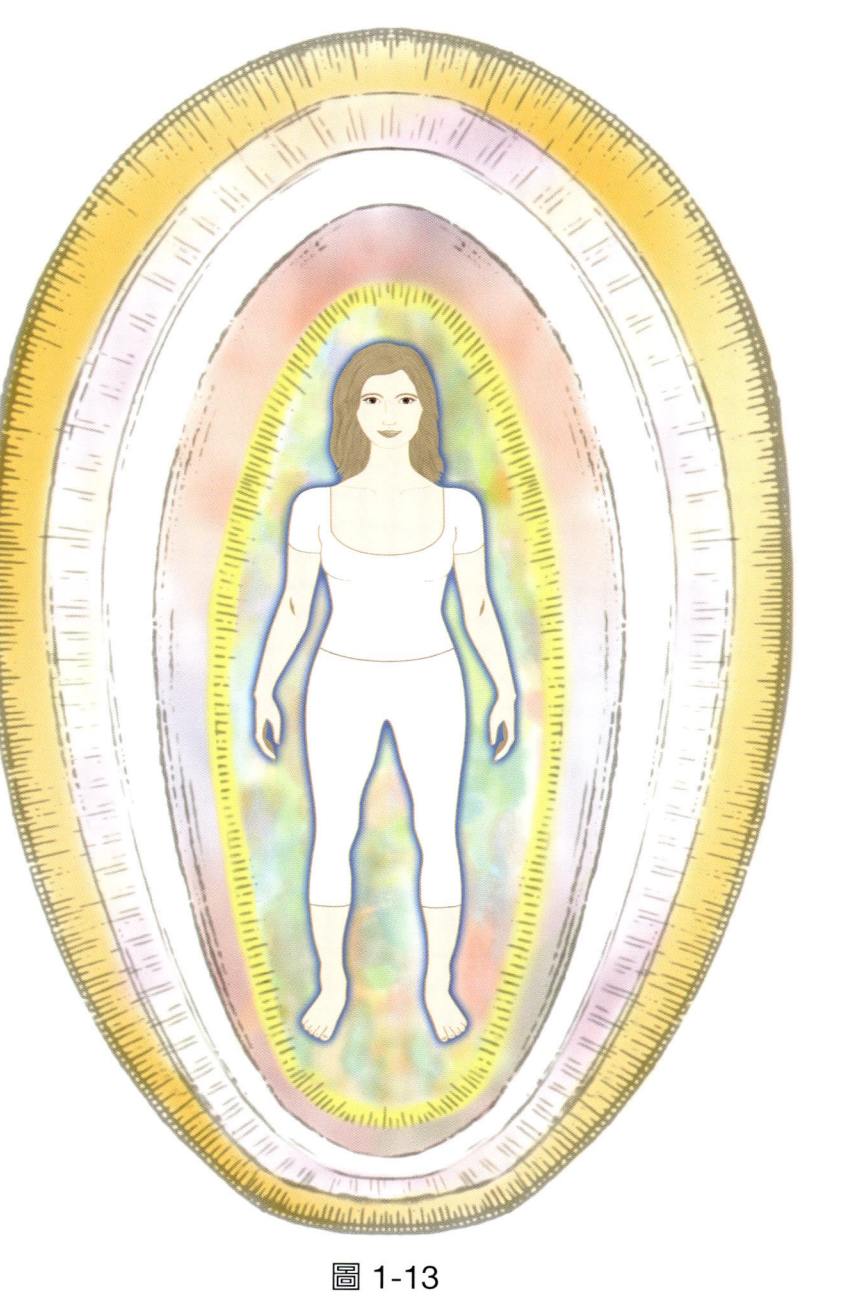

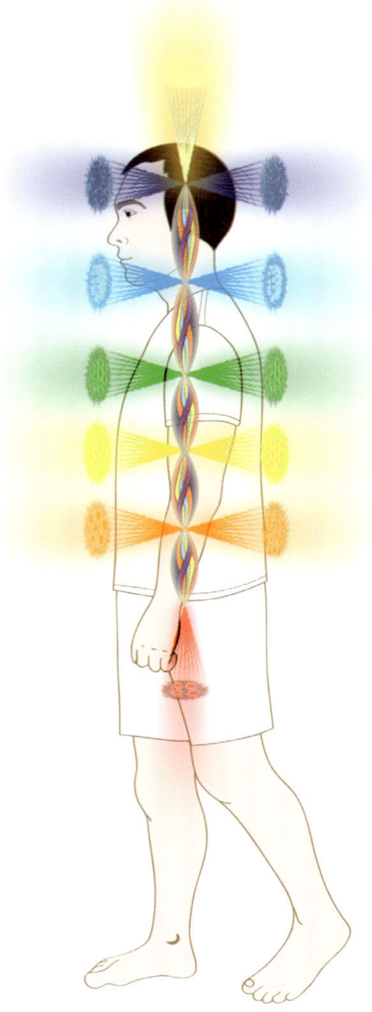

圖 1-14
七個主要的脈輪與垂直能量流（VPC）

圖 1-13
人體能量場的七個能量層級

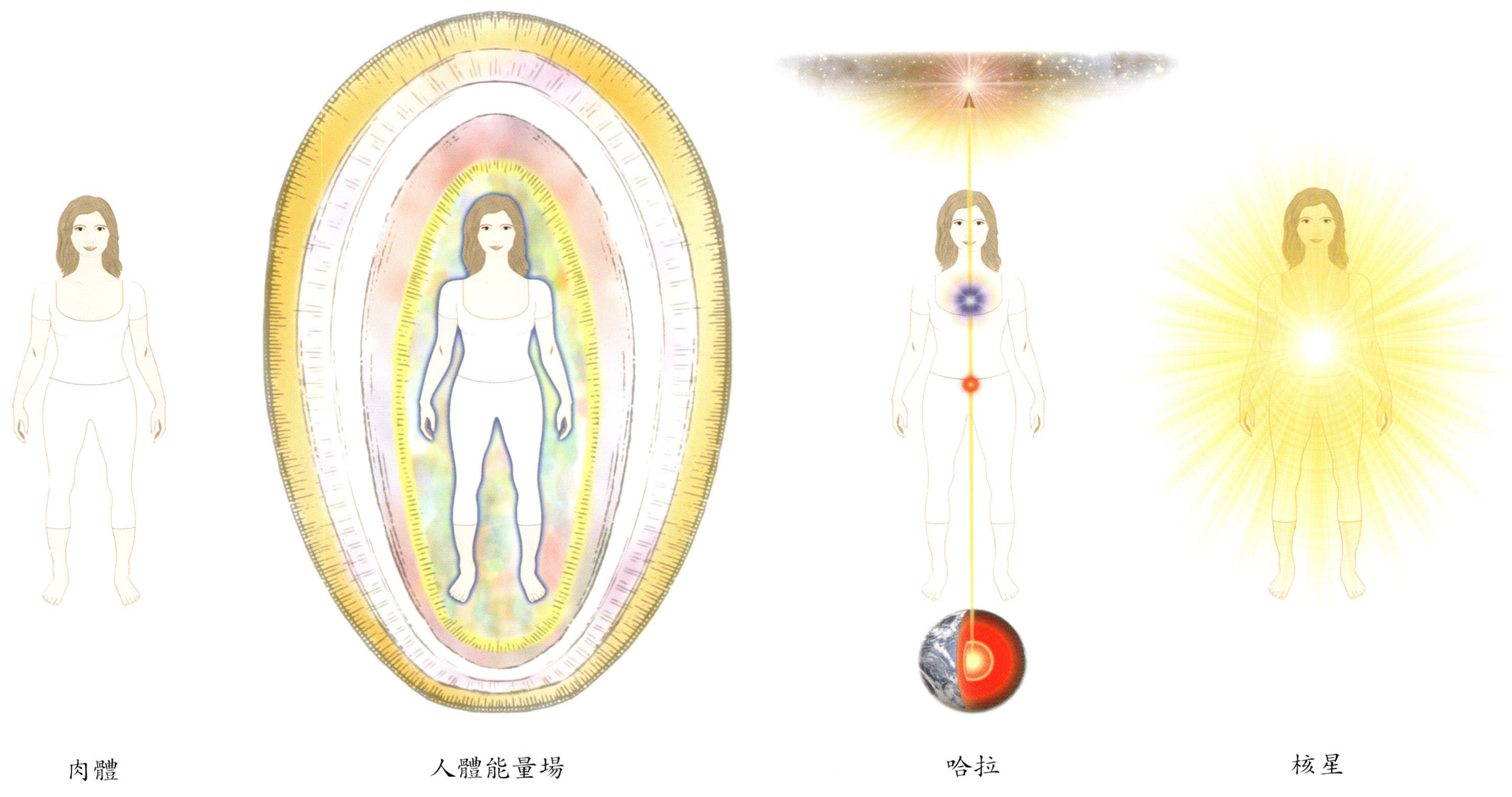

圖 1-16

人類能量意識系統

核星

哈拉

人體能量場

肉體

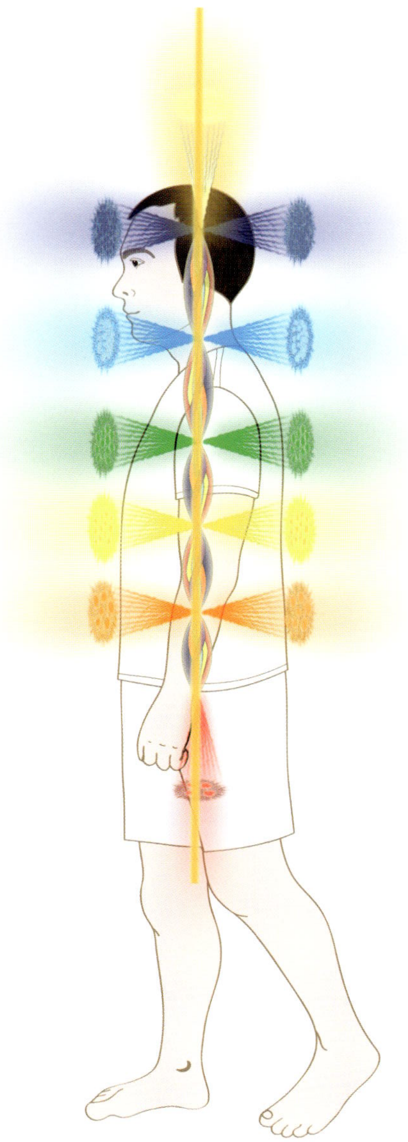

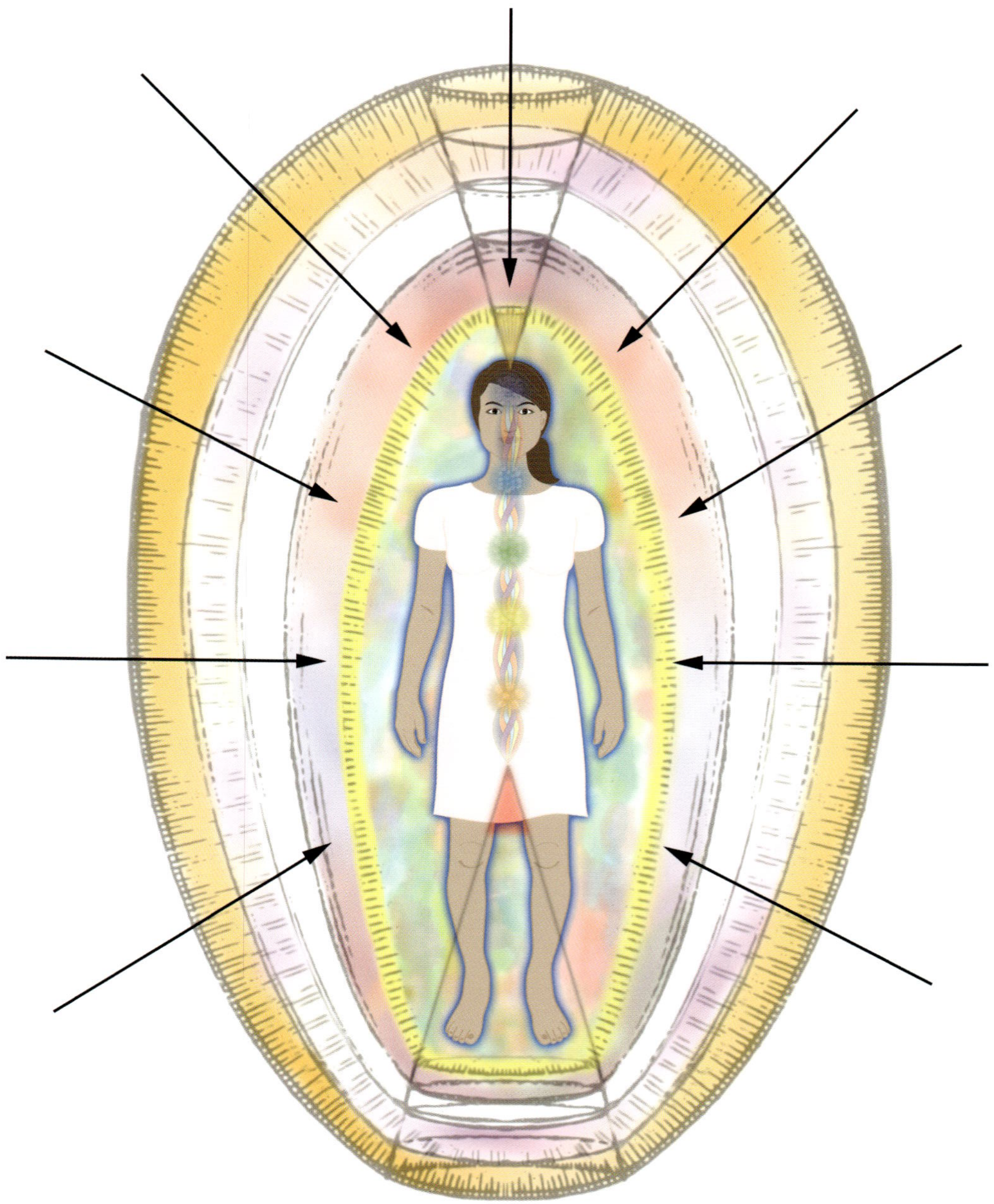

圖 2-2
經由人類能量場移動到物質顯化的創造過程

圖 2-1
在正位上的哈拉線

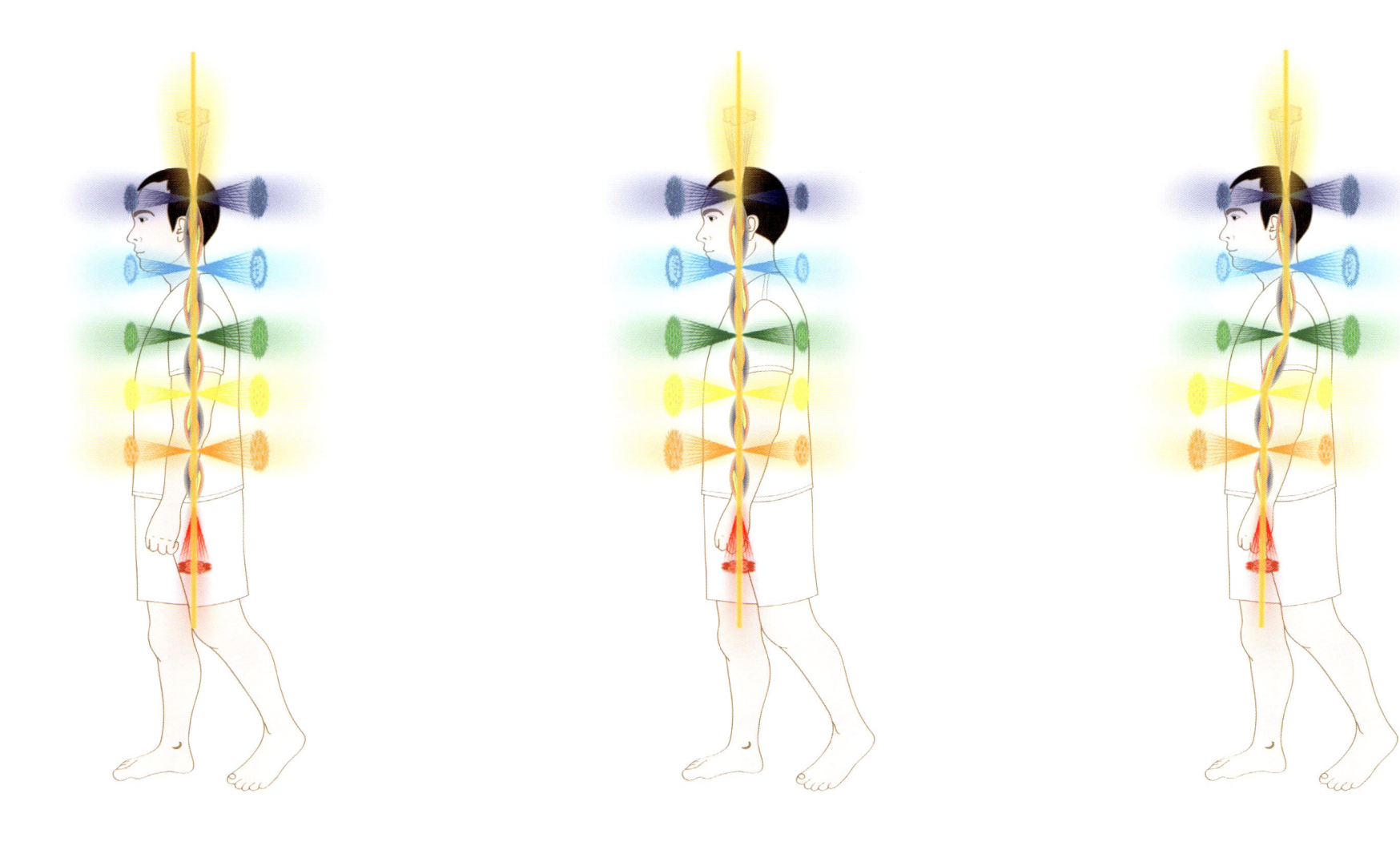

圖 3-1
人類能量場中的「強制能量流防衛」
(Forcing Current Defense)

圖 3-2
人類能量場中的「被動順從防衛」
(Passive Submissive Defense)

圖 3-3
人類能量場中的「被動攻擊防衛」
(Passive Aggressive Defense)

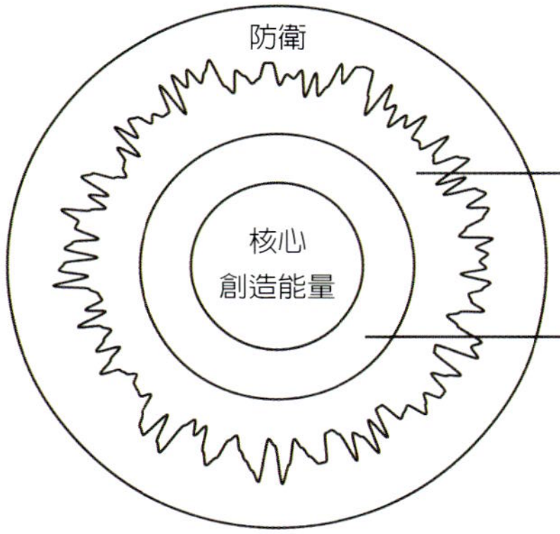

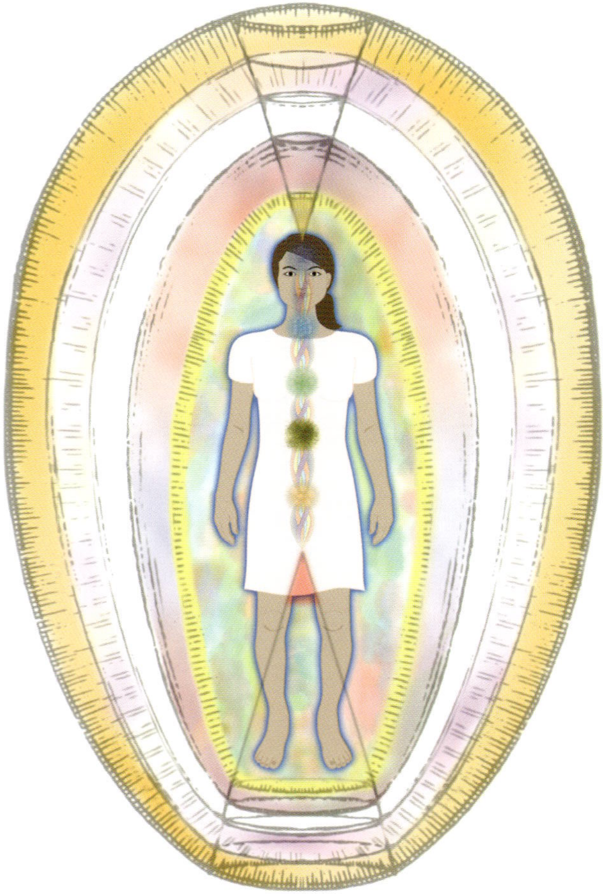

圖 3-6（a） 個案在第三脈輪（太陽神經叢）有阻塞

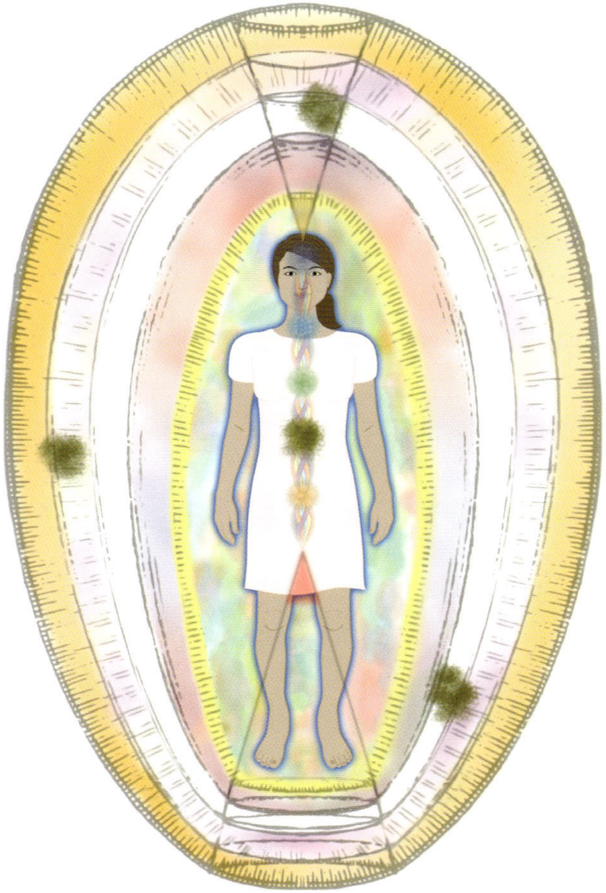

圖 3-5 被阻塞的創造過程

圖 3-4 阻塞的解剖結構

情緒化反應

帶著「不敢面對的感受」之原始創傷

防衛

核心 創造能量

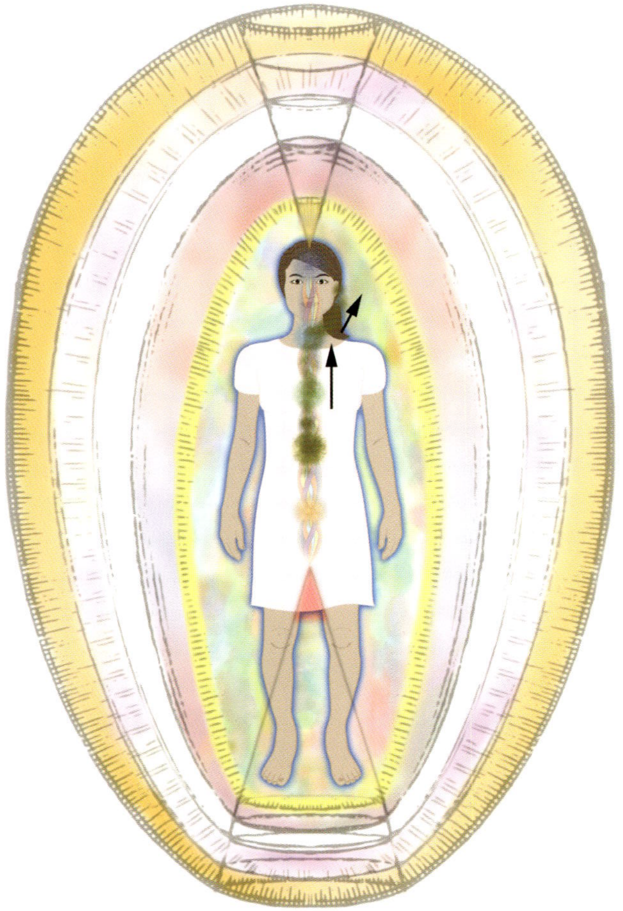

圖 3-6（b）
阻塞開始沿著垂直能量流上移

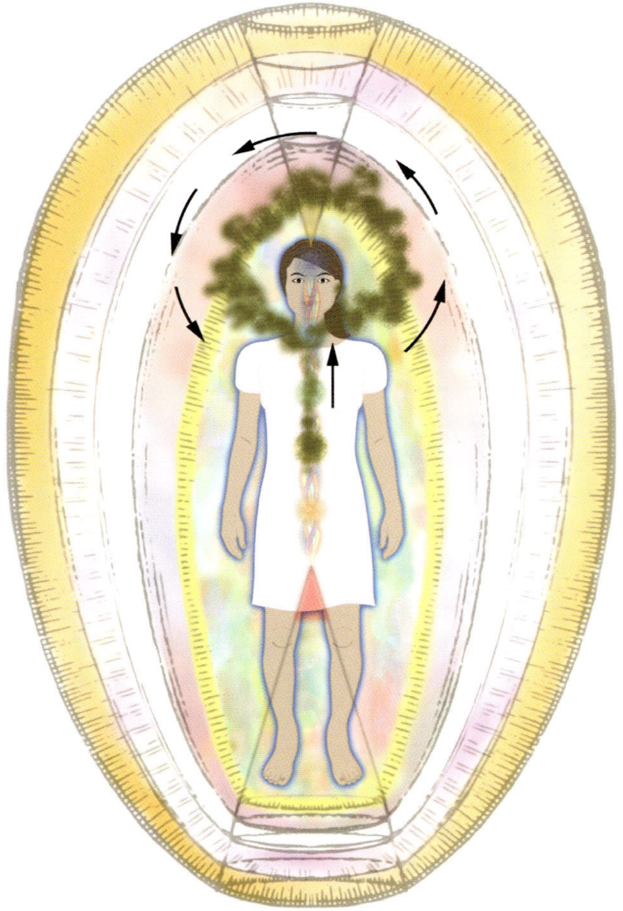

圖 3-6（c）
阻塞在個案能量場中循環

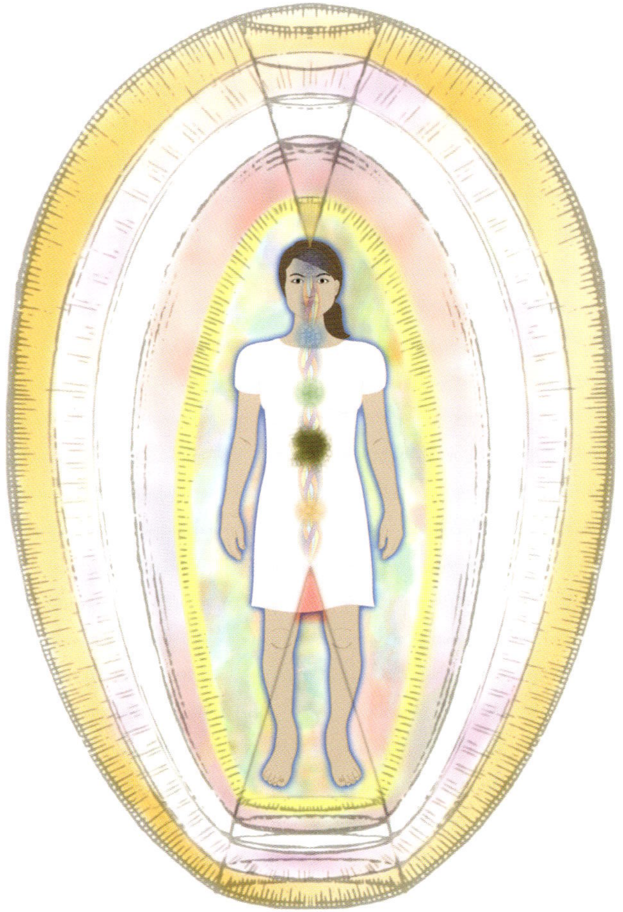

圖 3-6（d）
阻塞返回原本所在的位置，負面能量增加

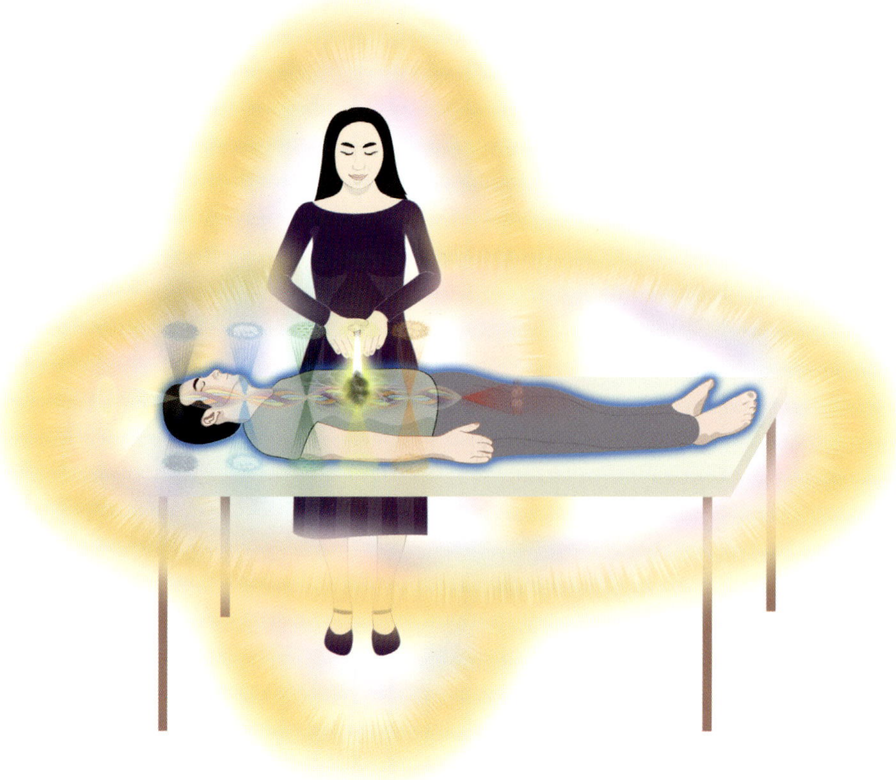

圖 3-7（a）
療癒師清理個案能量場中的阻塞——將能量注入其中。

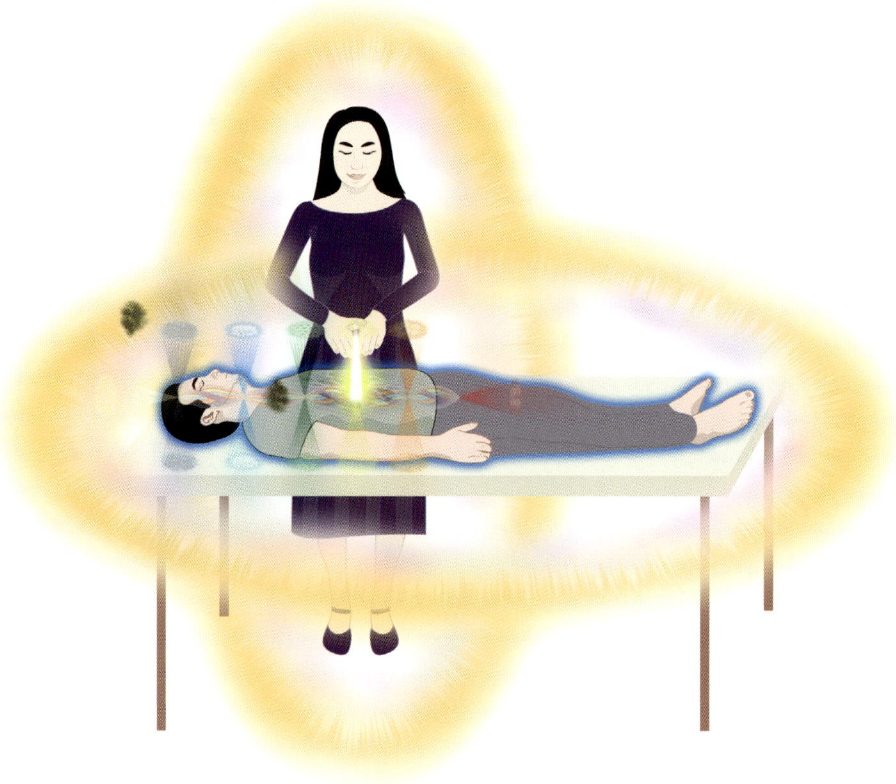

圖 3-7（b）
療癒師清理個案能量場中的阻塞——
療癒師將更多能量注入該阻塞；阻塞沿著垂直能量流上升

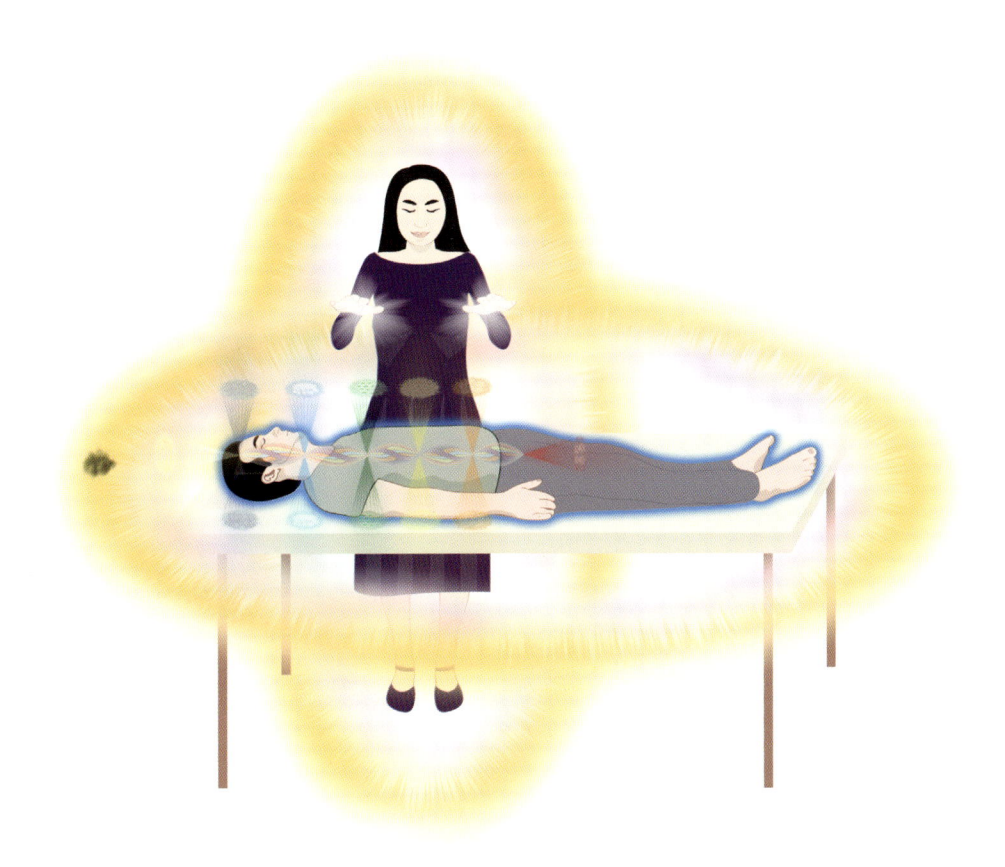

圖 3-7（c）
療癒師清理個案能量場中的阻塞——
將疏通的能量意識整合到人類能量場更高層面中

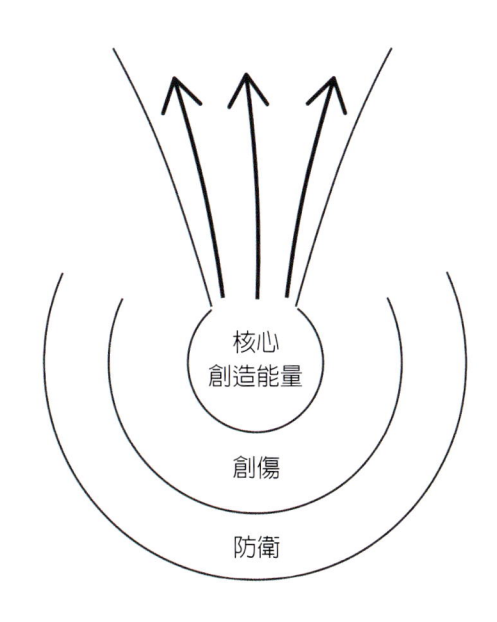

核心
創造能量

創傷

防衛

圖 3-8
阻塞被釋放的細節

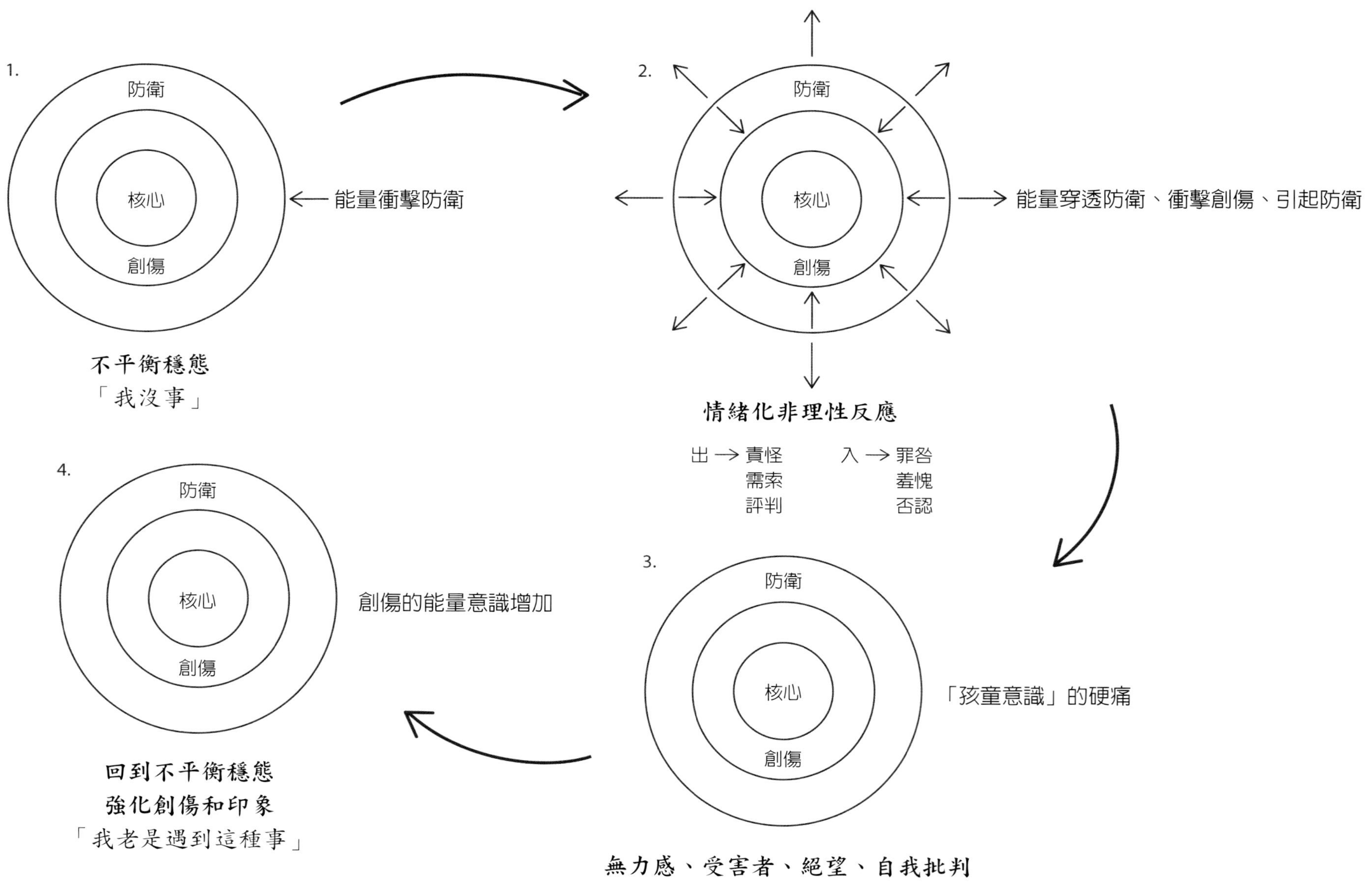

圖 4-1

確認惡性循環並增強「孩童意識」

1. 不平衡穩態
「我沒事」

（防衛／核心／創傷）

能量衝擊防衛 →

2. 情緒化非理性反應

能量穿透防衛、衝擊創傷、引起防衛

出 → 責怪　　入 → 罪咎
　　 需索　　　　 羞愧
　　 評判　　　　 否認

（防衛／核心／創傷）

3. 無力感、受害者、絕望、自我批判
「孩童意識」的傷痛

（防衛／核心／創傷）

創傷的能量意識增加 →

4. 回到不平衡穩態
強化創傷和印象
「我老是遇到這種事」

（防衛／核心／創傷）

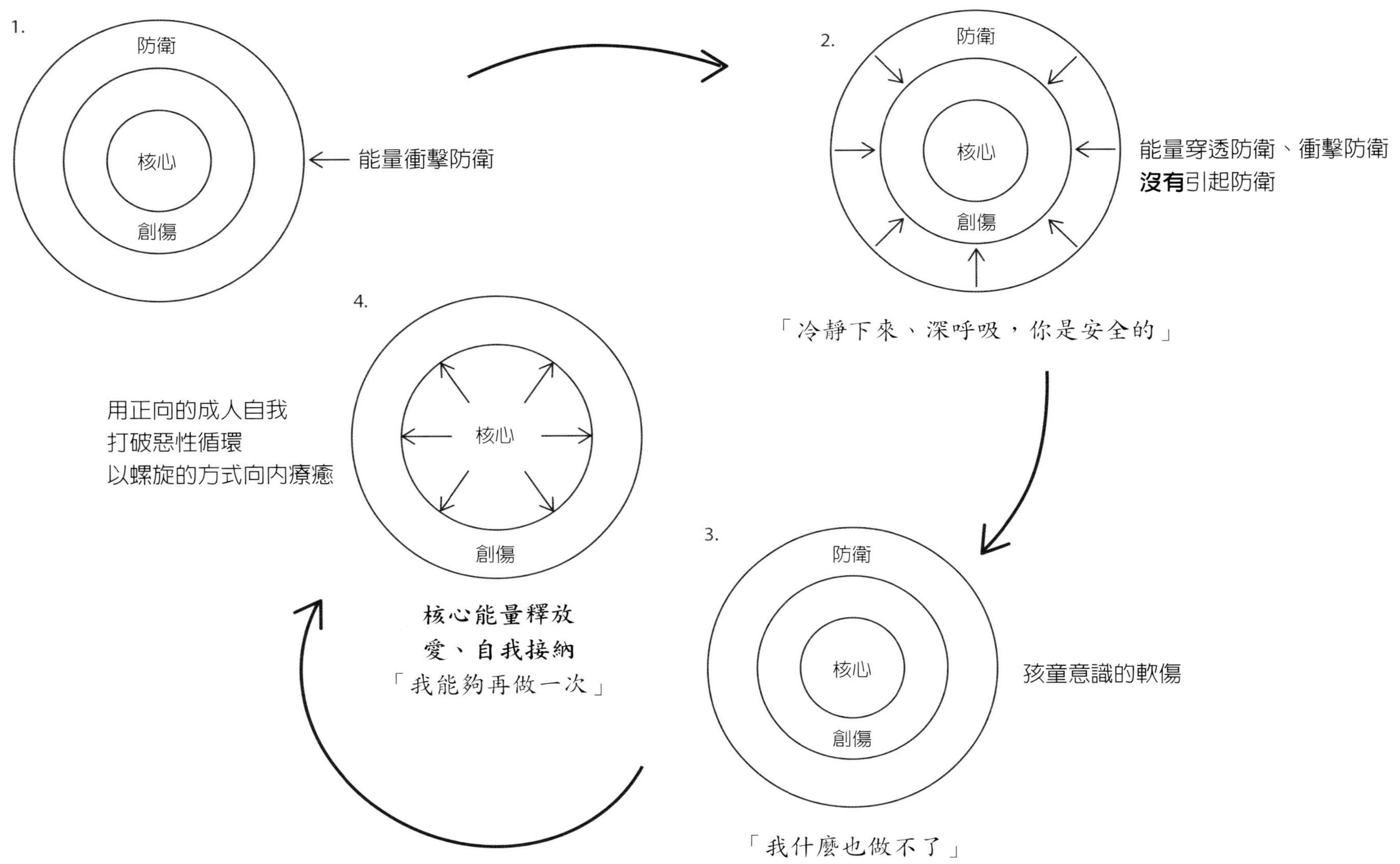

圖 4-3　打破惡性循環並以螺旋的方式進入核心

1. 防衛／核心／創傷
　能量衝擊防衛
　用正向的成人自我
　打破惡性循環
　以螺旋的方式向內療癒

2. 防衛／核心／創傷
　能量穿透防衛、衝擊防衛
　沒有引起防衛
　「冷靜下來，深呼吸，你是安全的」

3. 防衛／核心／創傷
　孩童意識的軟傷
　「我什麼也做不了」

4. 核心／創傷
　核心能量釋放
　愛、自我接納
　「我能夠再做一次」

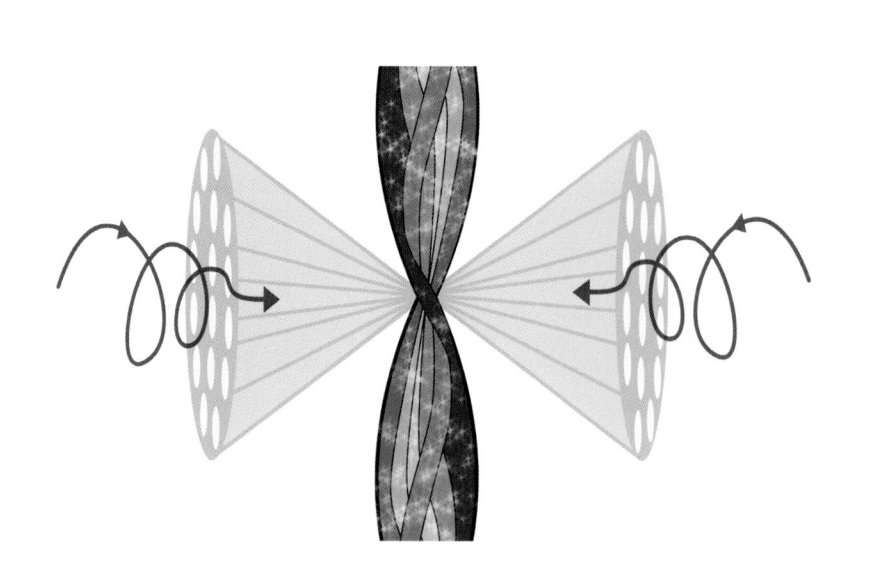

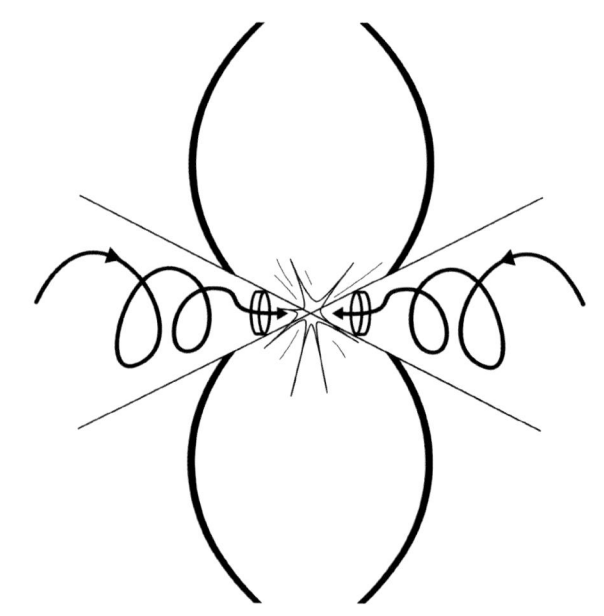

圖 6-1
脈輪

人類能量意識系統
生物等離子體以螺旋深入脈輪

圖 6-2（a）
脈輪的封印與垂直能量流

在垂直能量流中的七個封印

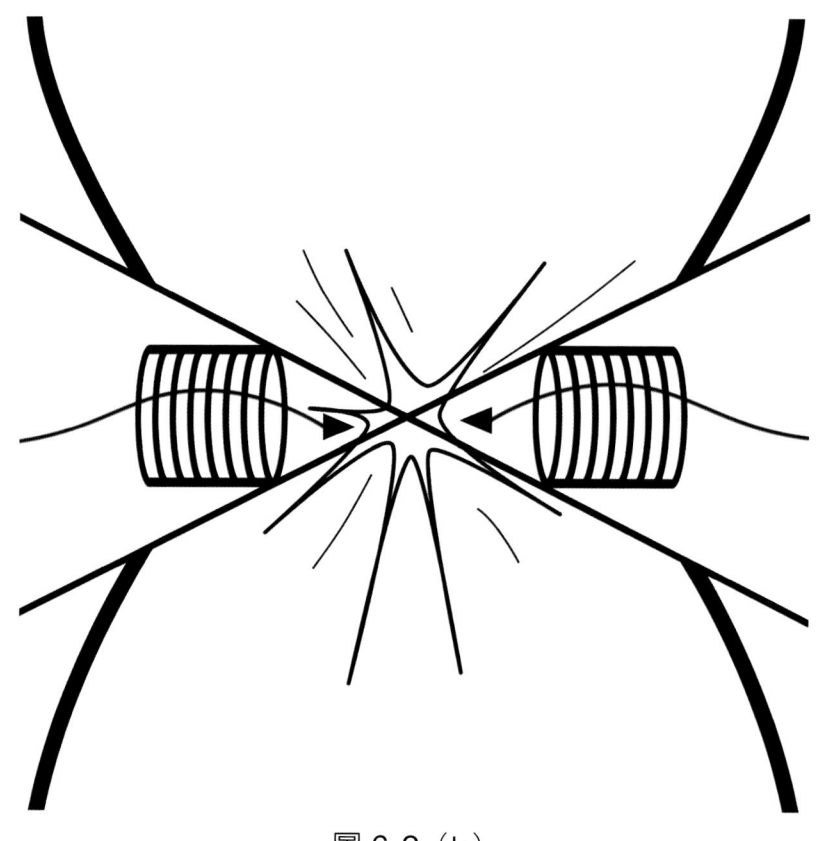

圖 6-2（b）
垂直能量流中放大的七個脈輪封印

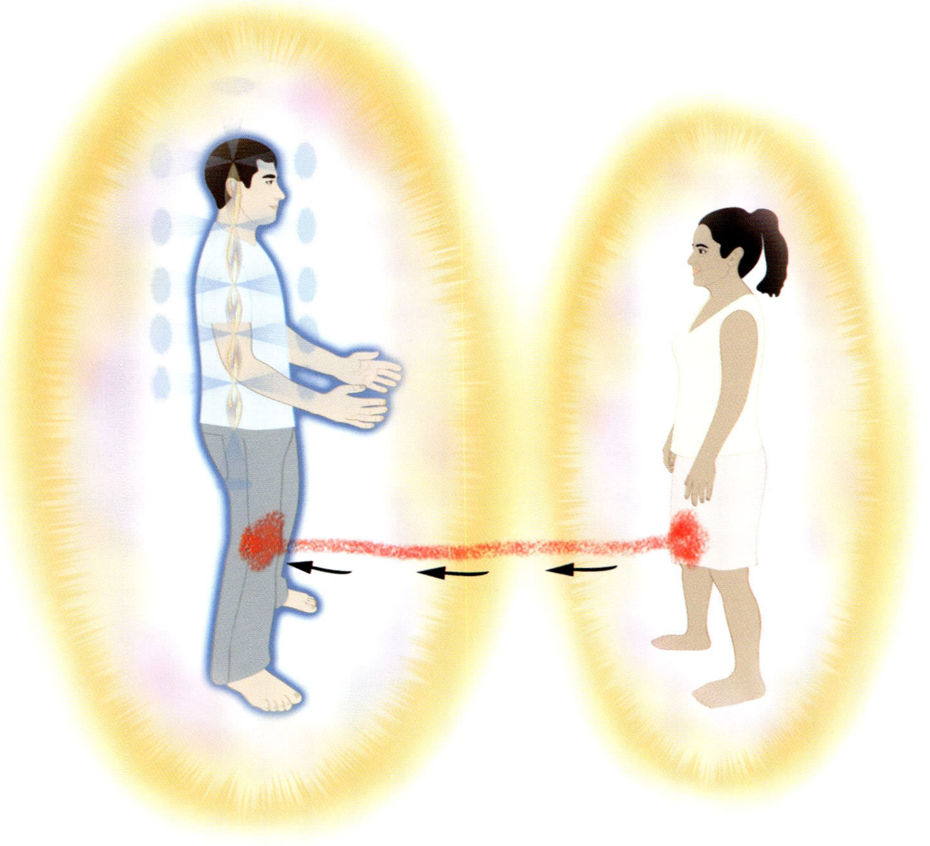

圖 6-3（a）療癒師將關於個案的訊息（痛楚）拉近自己的體內
不正確

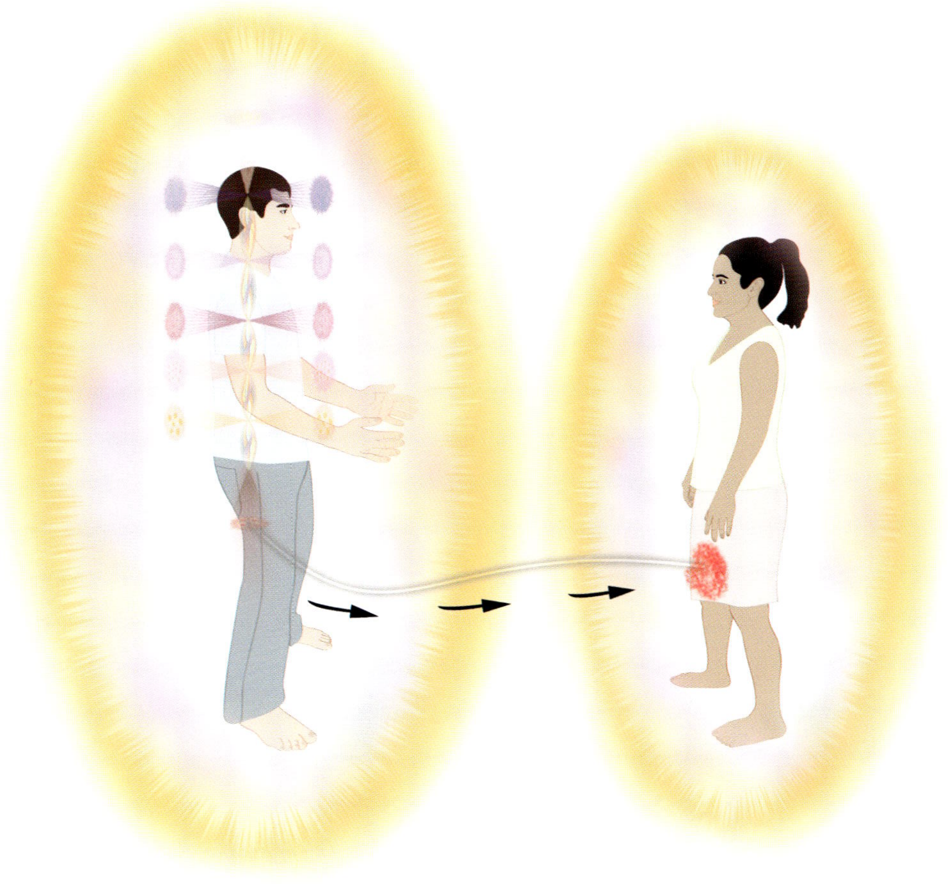

圖 6-3（b）療癒師用超感知力偽足與個案連結
正確

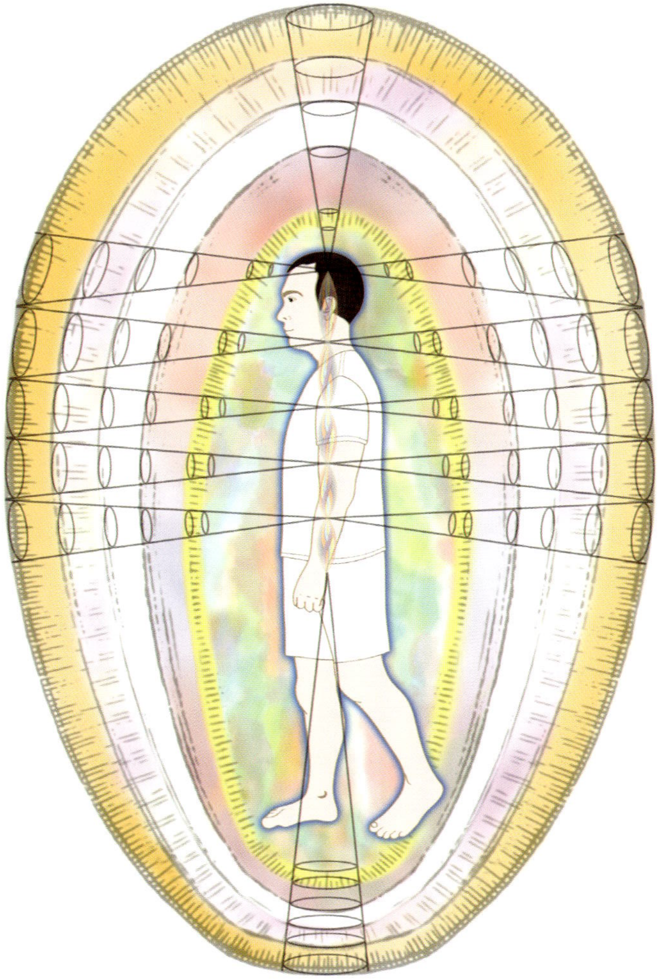

圖 14-2
進行能量螯合時的手位

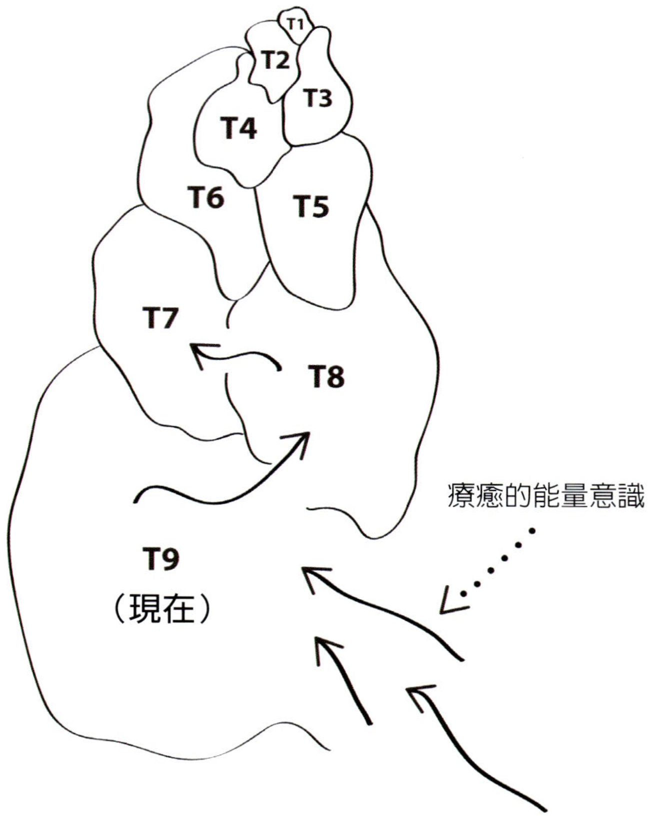

圖 14-1
時間膠囊的解剖結構

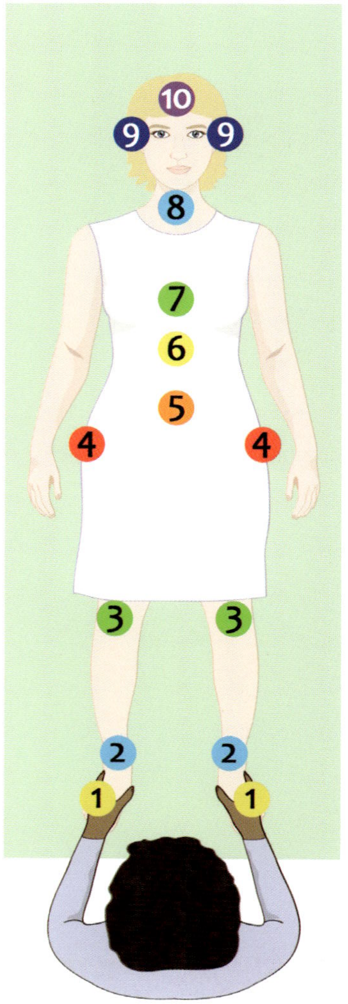

療癒的能量意識
T9（現在）

圖 6-4
連貫一致的能量場圖

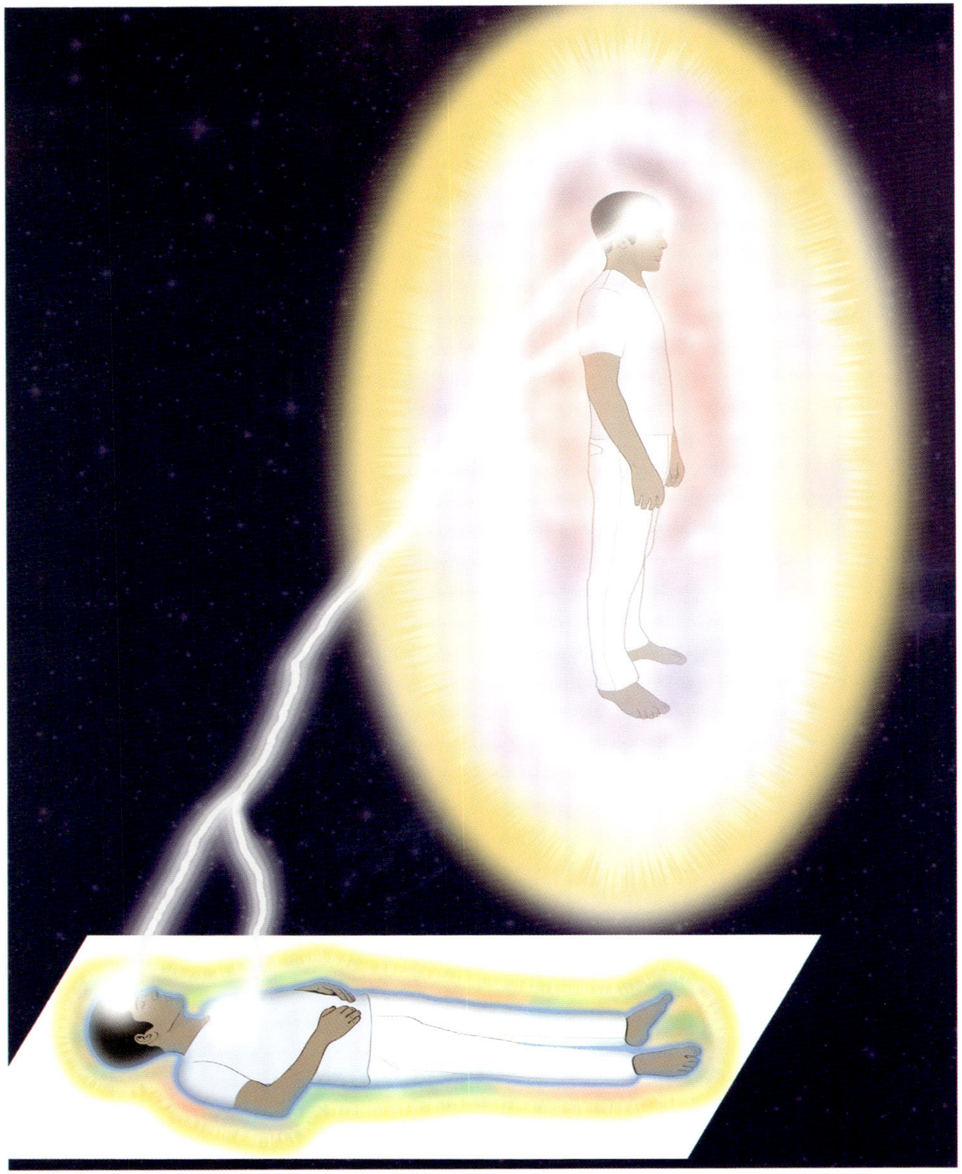

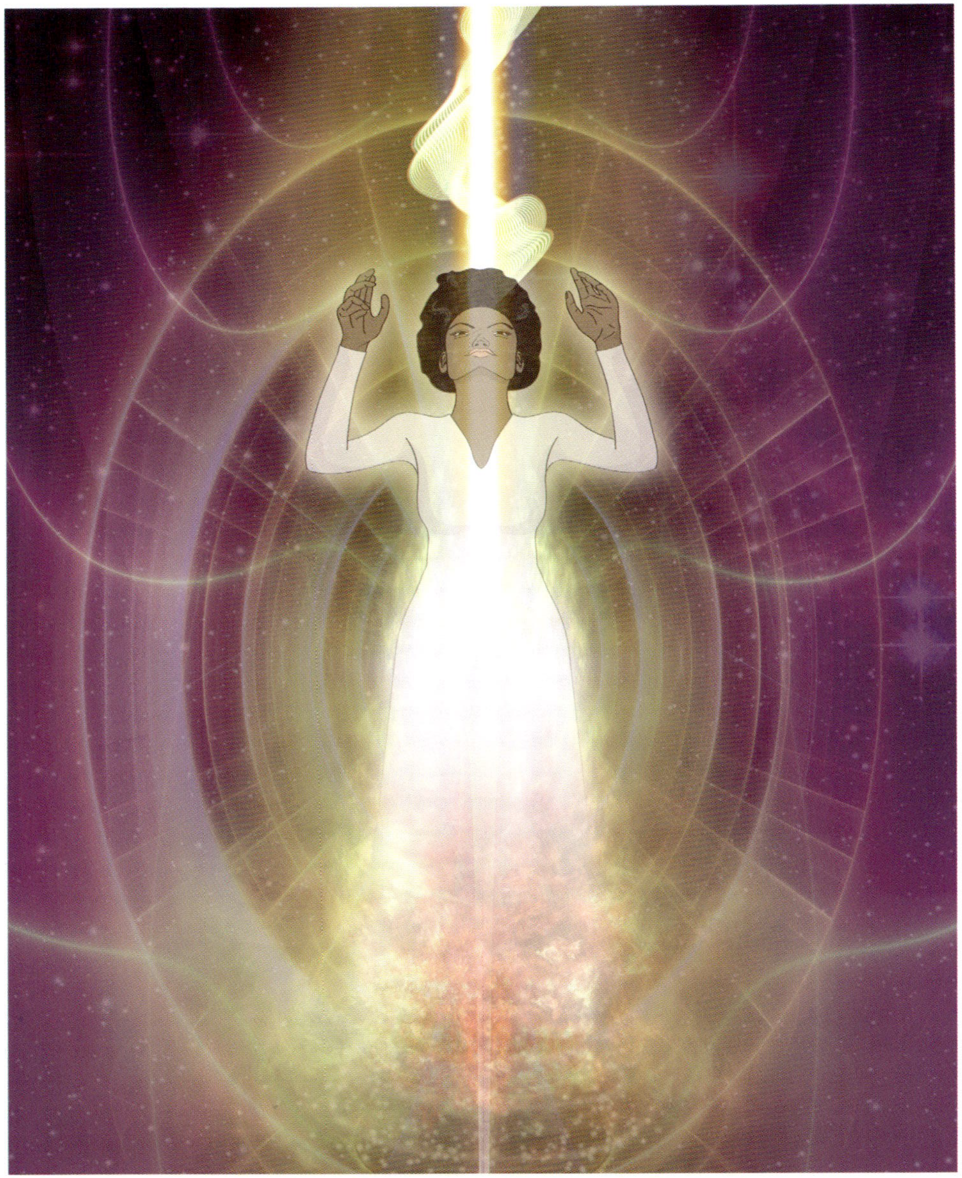

圖 15-2
死亡時刻人體能量場的循環

圖 15-1
星光界旅行
銀帶維持肉體和星光界旅行身的連結

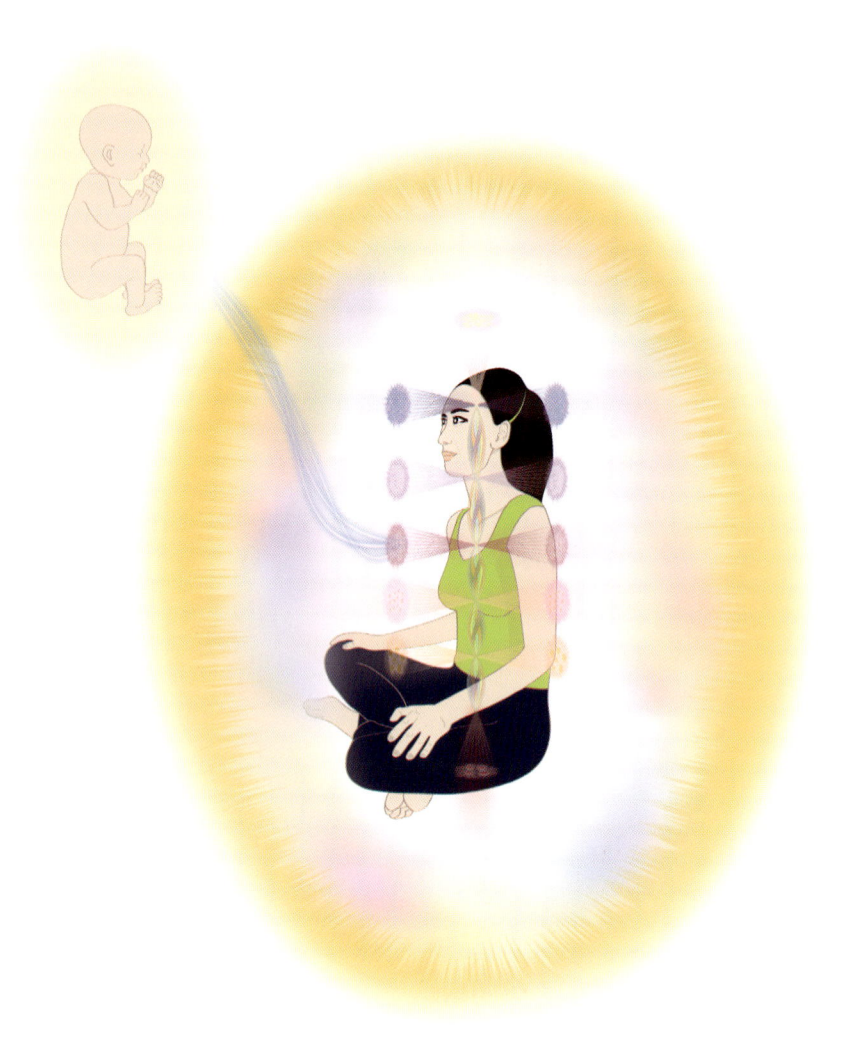

圖 17-1
希望出生者與準媽媽之間的能量帶連結

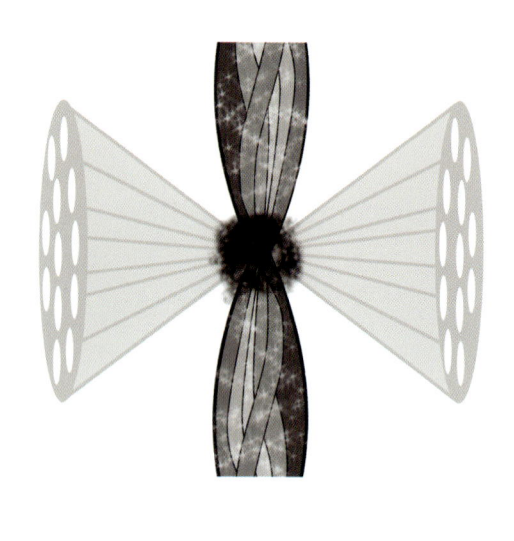

圖 17-2
心輪深處稠密、黑暗的阻塞阻止了受孕

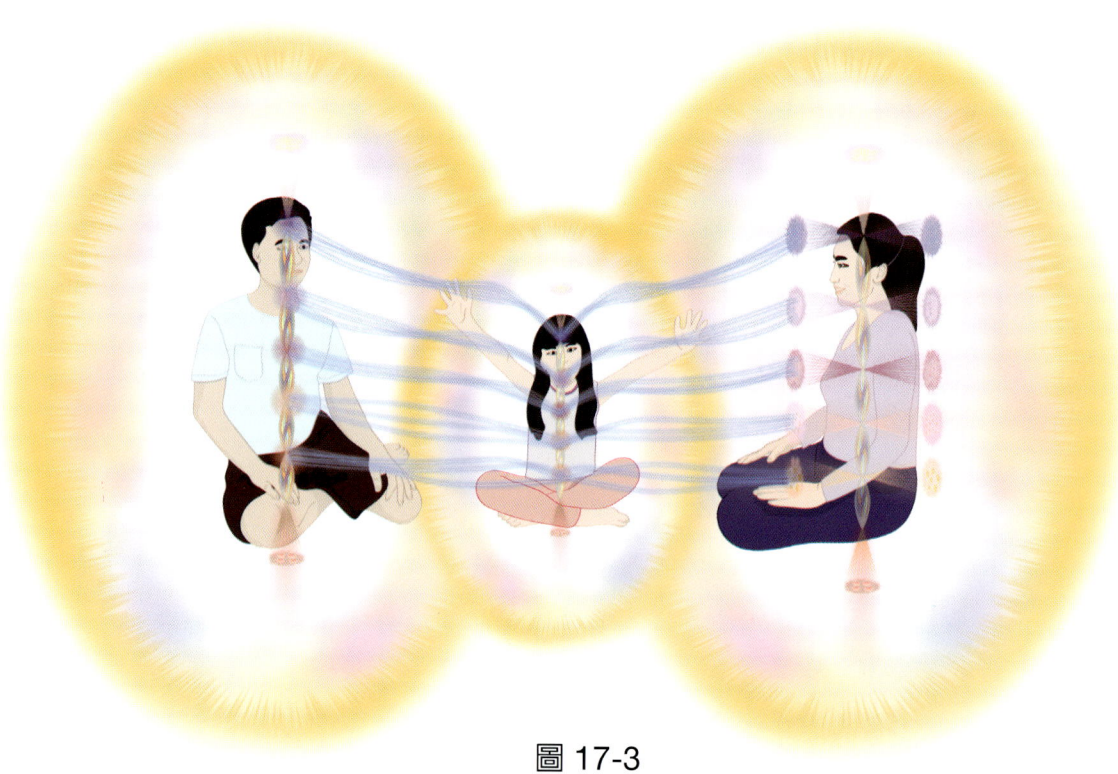

圖 17-3
孩子與雙親之間的關係帶連結

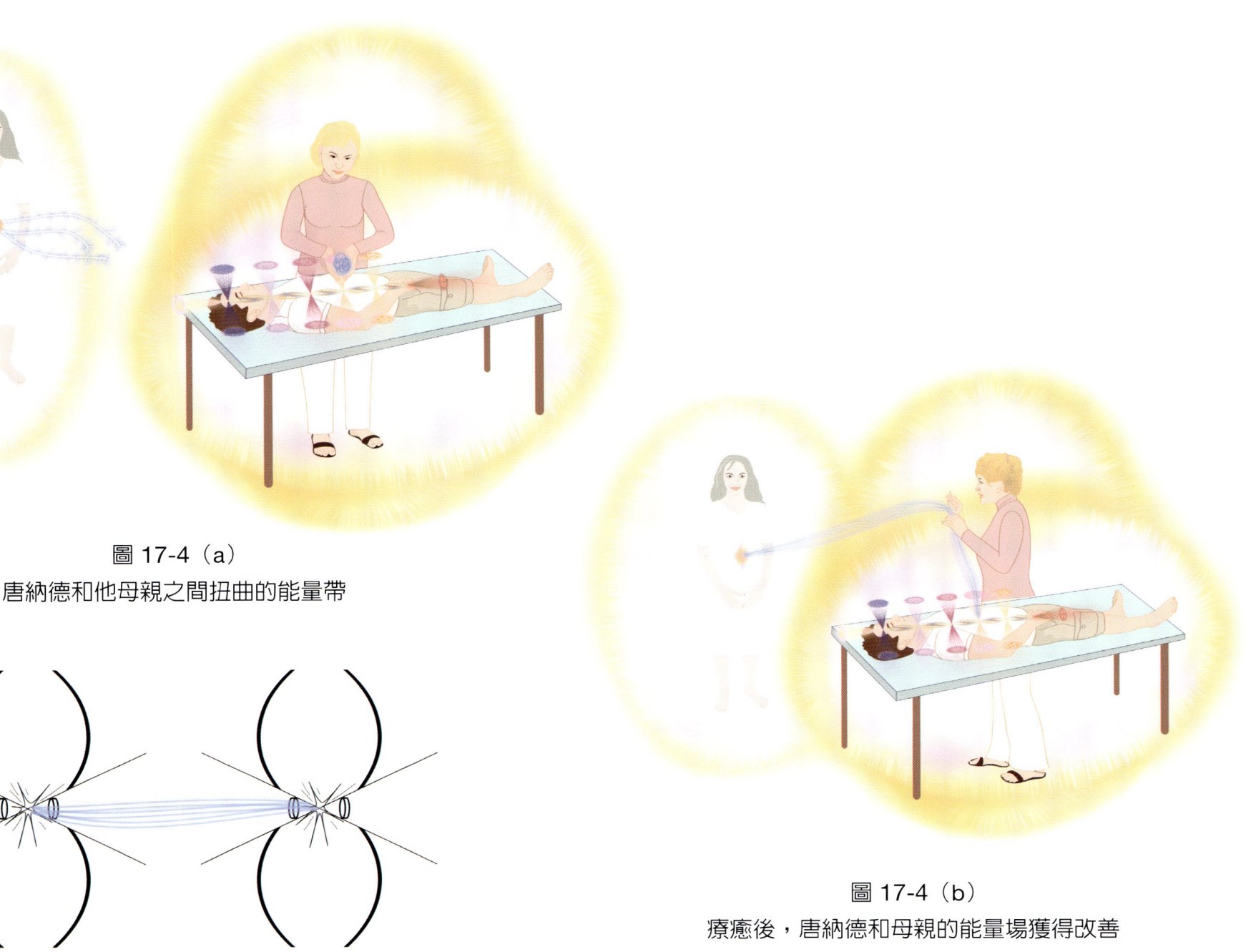

圖 17-4（a）
唐納德和他母親之間扭曲的能量帶

圖 17-4（b）
療癒後，唐納德和母親的能量場獲得改善

圖 17-5
健康的能量帶和封印的解剖結構

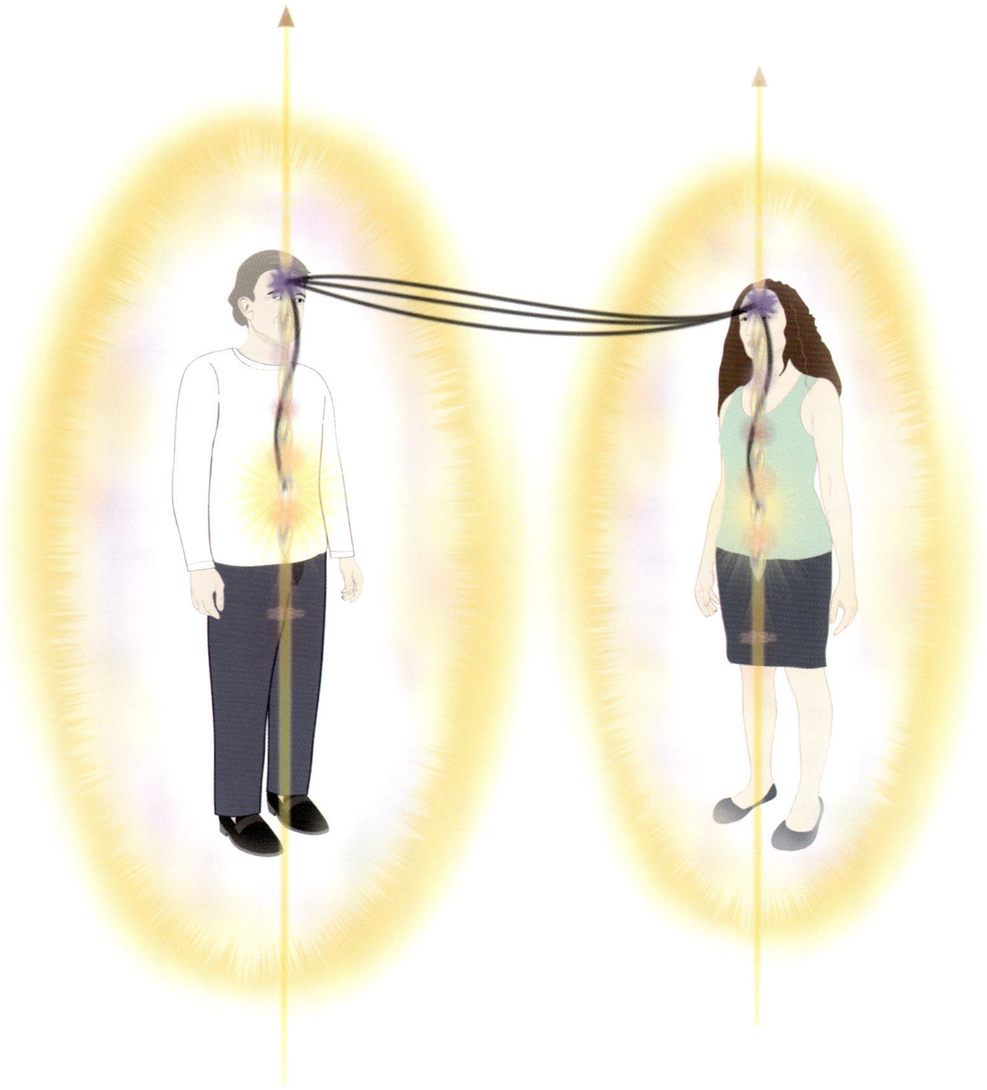

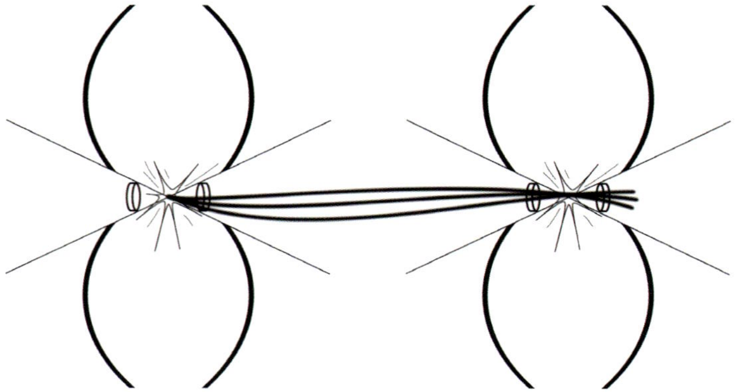

圖 18-1（b）
傳統祖先根穿透脈輪封印

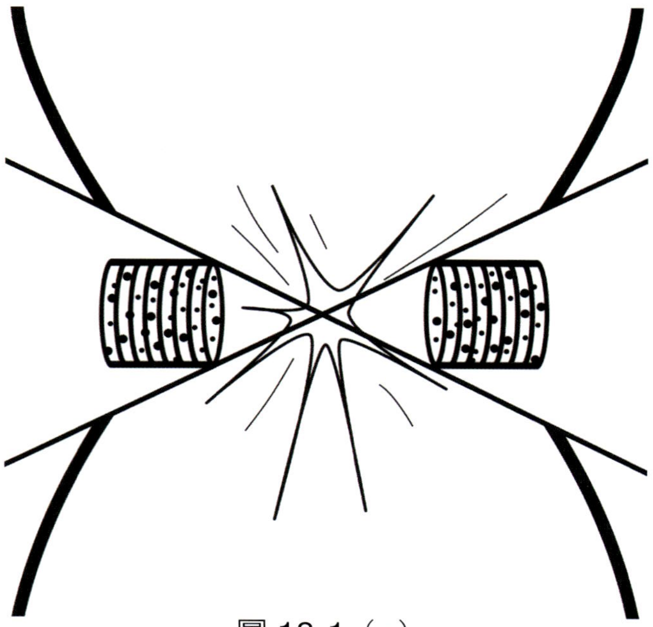

圖 18-1（c）
封印上的盲點

圖 18-1（a）
傳統祖先根阻礙對現實清晰的知見，造成第六脈輪受損

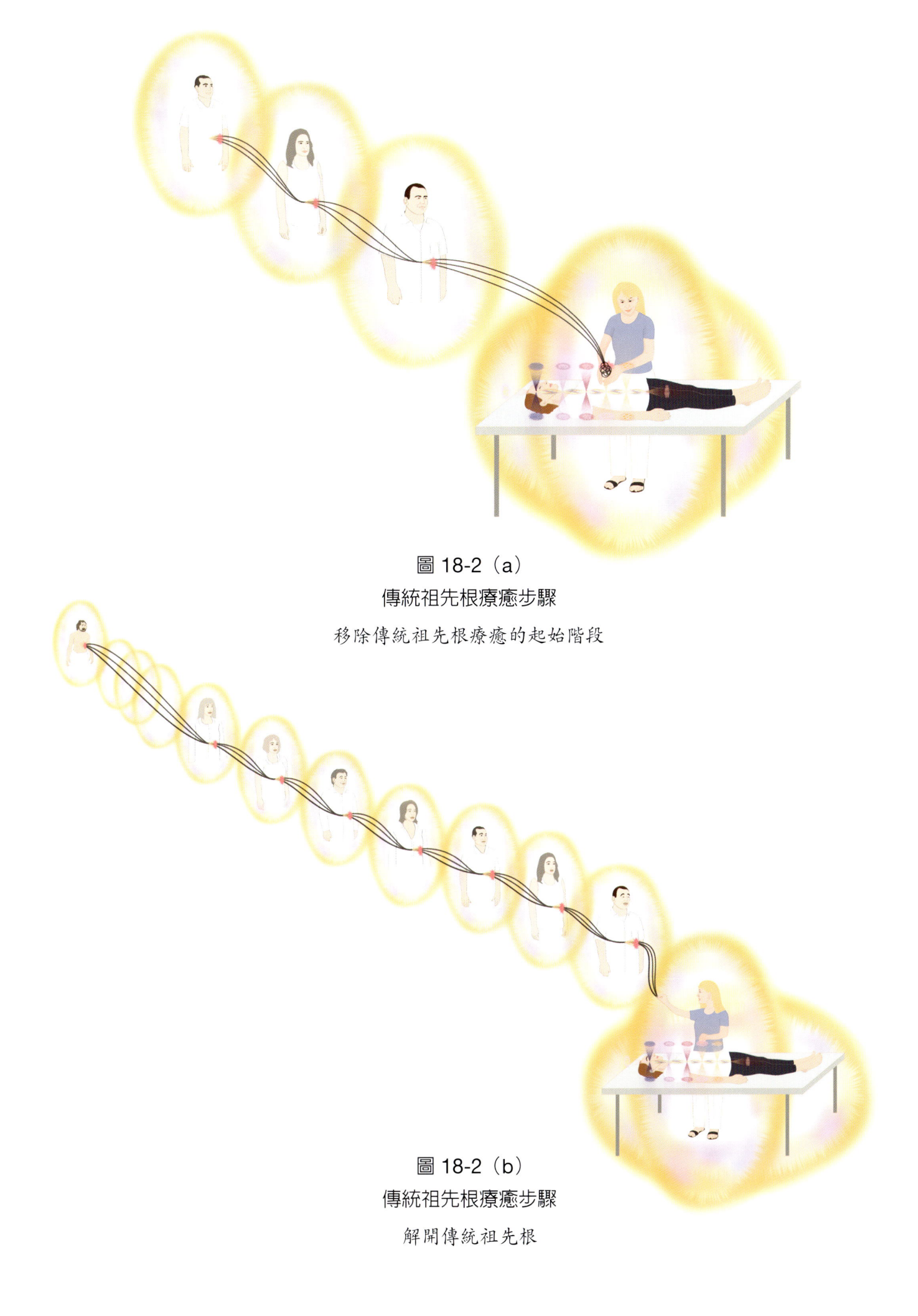

圖 18-2（a）
傳統祖先根療癒步驟

移除傳統祖先根療癒的起始階段

圖 18-2（b）
傳統祖先根療癒步驟

解開傳統祖先根

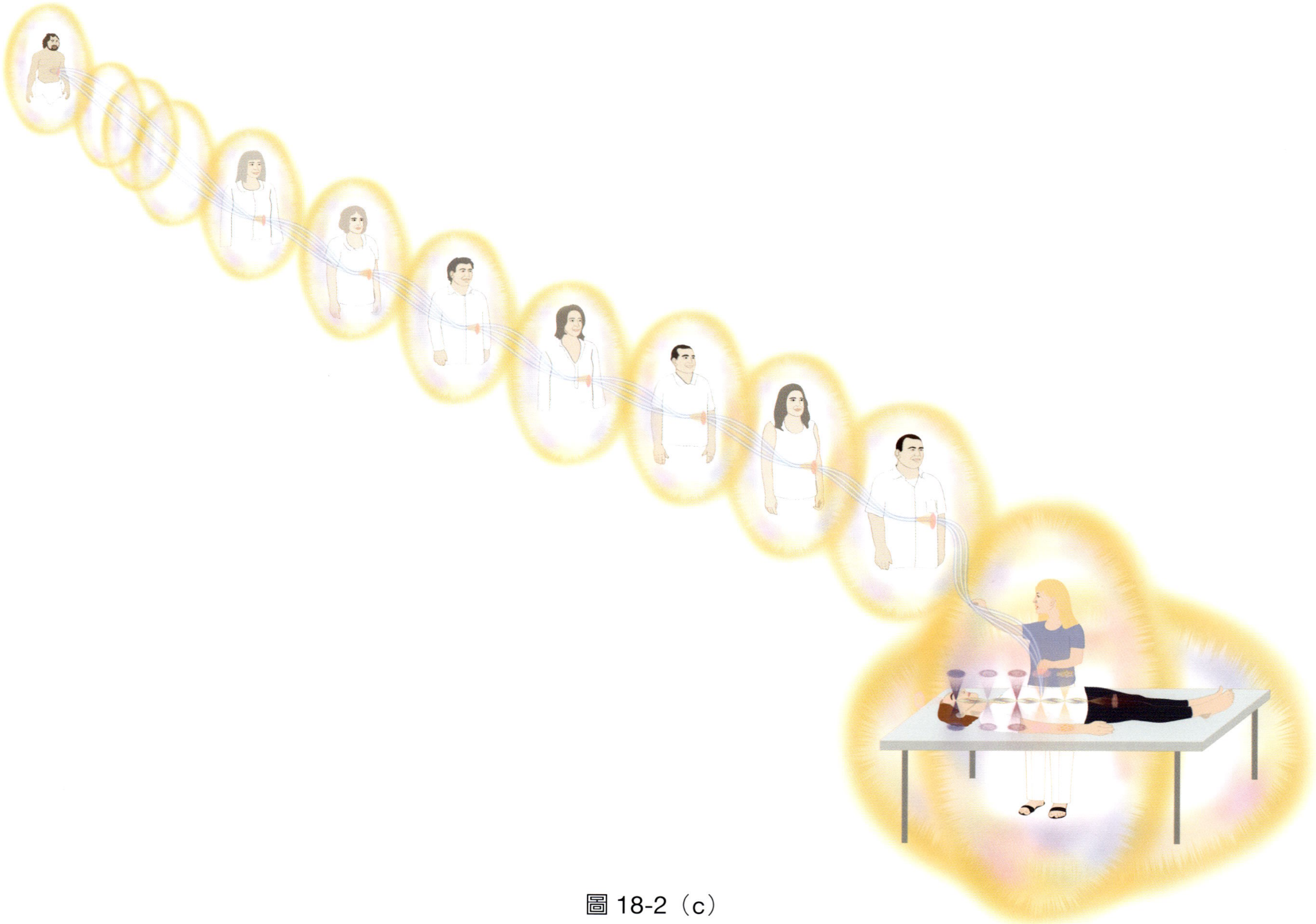

圖 18-2（c）
傳統祖先根療癒步驟
所有世代都接收到療癒

第四層實相世界中的物體

人體能量場的第四層當中，往往會有很多古代戰爭中各式各樣的武器，像是劍和長矛，還有盾牌、箭簇和子彈之類。也有各種插在背部的刀——直觀的刀和象徵上的都有——以及各種原因造成的各類傷口，例如被動物攻擊、毒物以及刑具傷害等。千百年來，人類互相施行如此可怕之事，真的是令人難以置信！在第11章中，我會描述一些我從個案的能量場中移除過的物體。

這些體驗，無論能追溯到多久以前，如果得不到化解，都還是以某種形式存在於人體能量場中；通常越往前追溯，它們在人體能量場中的壓縮狀況就越厲害。有時會小到難以看見，直到它們被活化得以擴張和展開，才能看見。通常當一個人的能量系統受到另一股外在強大能量或內在因素（如疾病等）的衝擊時，會發生這種情況。

在今生或前世的人體能量場中，除了上述典型創傷之外，還能發現置入的詛咒或魔咒；或是被放置於祖先的能量場中，再傳給後代子孫的。這些詛咒和魔咒可能表現為任何形式，而且需要額外的療癒技術才能移除，因其是在特定形式的祭典或儀式中，利用一人或多人專注的意願來放置的。那些人使用的是祕傳的知識與技巧，有些甚至是代代相傳的。

這些古代技術並不受時間流逝的影響。有時在一些生病或心理失常者的人體能量場中，會發現這種古老的詛咒或魔咒。雖然罕見，古代知識和技術有可能還活躍於第四層實相世界，至今仍能用於「增強力量以凌駕他人」這一古老意圖。

儘管這類事情或許無法被接受現代教育的心智理解，但是，要療癒這種案例，瞭解第四層實相世界的運作還是必要的。這種技術的運作方式是，通過有加害性的負面意圖來激發被施加了所謂「詛咒」之人的恐懼。我將在第12章中討論更多細節。

第四層實相世界的物體清單

- 來自今生尚未化解的經歷。
- 來自前世尚未化解的經歷。
- 在今生或前世被置於人體能量場或祖先人體能量場中，而傳承到後代的詛咒、魔咒、儀式物體，諸如盾牌或符號等。
- 自己創造或他人所創造的心智形體。

第四層實相的存在體們

第四層實相的存在體，即生活在這一層實相中的存在體。這些存在體種類各異，上至天使和指導靈，到投胎期間的無肉身存在（諸如人類與動物），下至怪獸和惡魔。第四層實相世界所覆蓋的生命頻帶之範圍很寬廣。在較高頻率範圍中，有光亮、連貫、同步，和善又仁慈的存在體。頻率越高，光越強，存在體的進化程度就越高。這些就是人們稱為「天堂」的區域或信念系統領域。頻率越低，這些區域就越是黑暗和險惡。這些就是當我們行為不端時，會經常聽到的「煉獄」或是「地獄」！沒人會想去這些信念系統領域的。在離開物質世界後，會有許多信念系統領域可供選擇，不過前提是你要知道如何做，以及如何透過調節自身能量場的光亮度和明晰度來做到這些！不過，更多的訊息稍後再說，先回到這些存在體的話題。我遇到過的非實體存在體，有以下類型：

第四層實相世界存在體清單

1. 大天使：大天使在第四層實相之上，位於人體能量場較高的靈性層級，也即，第七層及

以上的層級。不過,他們可以隨心所欲前往任何想去的地方。

2. 天使:天使也能夠前往很多他們想去的地方,和達到菩薩境界高度發展的人類一樣。他們之中有很多存在於人體能量場第五、六和七層的靈性層級,以及我還沒有著墨的人體能量場的更高層級。天使是從未化身為人的存在體,他們無比自然地跟隨神的意志,無一例外。也因為他們未曾化身為人,所以也不曾擁有過自由意志。我見過的天使都有翅膀;我見過的守護天使也都有翅膀,雖然這可能只不過是因為「我把他們認為是天使」。如果出現不具翅膀的天使存在體,我很可能就會把他們歸到不同的類別。因為我是基督教家庭出身,在基督信仰中,他們就應該是這個樣子的,其他的宗教和文化可能不一定同意這一點。我覺得沒關係……畢竟,我們目前只是人類而已。

3. 指導靈:指導靈是經歷過許多次投生的存在體,已臻至整體性的境界,有資格成為引領我們人生路途的導師。我見過的指導靈都沒有翅膀。他們可能呈現任何大小、形狀和形體,透過思想/感受的形式與我們溝通。運用超感知力,我們可以看見、感受到、聽見並且觸摸到他們。我們擁有好幾位指導靈:一位主指導靈,還有其他幾位在我們人生的不同時期前來教導對應事情的。

4. 天人❶:天人很像天使,但他們負責掌管物質世界的某些特定面向,諸如照管生活在特定靈性地點的人們之需求。在生命能中心(Center for the Living Force)就有一位天人。當我住在那裡時,這位「聖所天人」會盤旋於該中心的上空。其他天人則負責特定的物種。

5. 自然精靈:自然精靈連結著自然界的各種面向,諸如植物、樹木和花朵。

6. 還有其他從未經歷化身且難以辨識的存在體;還有一些存在體從未化身於地球,但可能在其他物質宇宙系統中化身過。

7. 不具肉體的人類存在體:介於物質生命轉世間期的人們。他們會去第四層實相世界的許多地方學習。有些則在死後迷失,到處遊蕩。有些團體,比如佛教徒,尤其是藏傳佛教徒,會在冥想時去幫助這些迷失的靈魂。門羅的團體也在做這件事。第16章中將提供更多這方面內容。

8. 未整合進自我的次人格(Sub-personalities):這些是與整體失去連接的存在體部分,四處遊蕩尋找著自我。

9. 未化身(指不具有肉體)的動物、鳥類、魚類等等:包括化身間期的存在體,它們有時會迷失和四處遊蕩。

10. 處於極度分裂中的第四層實相存在體:通常位於第四層實相的較低層。它們通常長相怪誕,並喜歡嚇唬人,大多數是出於恐懼而產生的自我保護行為。由於處於極度分裂之中,它們有著強烈的負面信念和價值系統,因此可能也會帶著負面意願來傷害你,因為能以此得樂。它們持有強烈的二元分裂信仰,害怕交流接觸。傷害你或許是它們唯一能夠掌握的接觸方式。有時候它們會以小型或中型的惡魔形體出現,其「惡魔」外表,

---

❶ 天人(Devas):印度教和佛教中的天界存有,又譯為提婆。

取決於它們最近一次前世化身時所處的文化對惡魔樣貌持有的信念。

心智形體

心智形體由我們人類和其他創造性的存在體所創造。它們可能會是任何成形或半成形的樣貌，因為它們並非總是深思熟慮的結果。我們越是投入地專注以及觀想它們，它們就會越清晰並且成形得越好。或者從負面的觀點來看，我們對自己的負面思想和情緒越是感到憂慮或困擾，負面形體就會越顯像清晰並且強大。在創造它們的時候，我們的清晰度、頻率和意願，決定了它們相應屬性的狀態。因此，它們散布於第四層實相的各個頻率層中。這些形體在第四層實相世界中扮演著負面的角色。

第四層實相世界及其居民

第四層實相的眾多世界可以被體驗為眾多空間，這些空間是由居住其中的存在體們的信念系統所決定的。這些空間──或說信念系統領域，或中陰──範圍涵蓋了天堂至地獄，以及介於中間的一切。西方對信念系統領域的觀點，與東方傳統觀念中的中陰大不相同。西方觀點認為，這些空間似是存於自身之外；東方觀點則認為，它們不是一個可實際前往之地，而是存在於我們心智之中！因此東方思維認為，這些空間只存於自我之中，原因是我們的無明，缺乏調整意識狀態的能力。它們是我們必須由冥想來淨化與化解的意識狀態。

信念系統領域：信念系統領域可以劃分為數個彼此相關或不相關的子世界（subworlds）。用集合論❷來解釋可能比較容易瞭解。用數學概念中的集合論，或許可以確定信念系統領域的運作方式。在集合論中，我們會定義一組給定集合的性質，其性質由某些參數限定。這些參數組合起來，確立了空間的性質。於是，有了參數，就可以建立方程式，用來界定集合中事物的運作原理。首先，由數學家設定參數，然後以此推算並解出方程式，這些方程式描述了事物與集合間的交互方式，藉由這些交互，便決定了空間的性質；因此就可以找出該類型空間中事物的運作方式。

信念系統領域並不一定存在於空間維度之內，因為它們是由居其中的存在體們的信念所創造和維持的。一個信念系統領域，只有當存在體們因相似信念和意願而聚在一起時，才會存在。所以，信念系統領域要成為一個空間領域，其中的居住者必須對其持有「領域空間」這一信念。這些存在體們所相信的維度，即領域空間，就是他們的信念創造出來的！領域空間，憑藉創造它的存在體持有的「領域空間是存在的」這一信念而形成。這就是第四層實相世界之構成所具有的基本法則之一。

正是由於生活其中的存在體們持有的信念系統，這些世界才得以被創造和維持著。只要這些存在體居住其中，就會持續維持著他們的領域。

由於我們對自己的肉體高度認同，且認定了它存在於三維空間，因此很難想像會有其他事物的存在是不需要三維空間的。我們理所當然地認為，天使是三維空間的生命！但他們是嗎？有誰

---

❷ 集合論（Set theory）：或稱集論，是研究集合（由一堆抽象對象構成的整體）的數學理論，包含集合和元素（或稱為成員）、關係等最基本數學概念。

眞的知道呢？透過冥想，或許可以幫助我們化解這個限制。

但如果我們能成功放下「天使是三維存在體」這一概念，那麼還剩下「溝通交流」這一問題。我們的多數交流，都充滿了三維和線性的時間、參照；去除了這些，溝通上就會立刻出現困難。從某些角度來看，使用「信念系統領域」這一表述會有誤導性，因為「領域」（Territory）一詞在我們三維度世界的定義是「空間」類的。所以，讓我們嘗試一個新的用語：

信念系統世界

這一名稱清楚表明了，信念在其存在的世界中舉足輕重。「意願」對於創造這些世界也有巨大的作用，因意願大多源於信念。

據我多次觀察所知，信念系統界似乎存在於人體能量場第四層的能量意識範圍中。

物以類聚法則

星光界中的物以類聚法則：第四層實相世界及其子世界，會吸引具有相似信念和意願的存在體們。無論是否有意識地察覺到自己的信念，這些存在體們都會被吸引過去。這或許是星光界中最令人困惑的部分，因為創造這一世界的信念和意願可能是無意識的！

信念系統界的性質，
是由創造該領域或被物以類聚法則吸引到
該領域的存在體其信念及意願決定的。

物質世界中的物以類聚法則：許多人簡化了物質世界中的物以類聚法則，因而造成混淆，尤其是在二元性的情況下。二元性使物以類聚法則更加複雜，因為倘若一個人處於負面信念系統的二元性中，吸引力法則的另一面就會發揮作用。

一開始，通過物以類聚法則，信念系統在物質世界中會被吸引聚集在一起。例如，崇尚暴力的兩個人，很可能會被吸引到一起。然而，由於暴力的信念具有二元性，就會包含一個對立的信念。在二元性中，相反的雙方也會互相吸引，因為它們都是整體的一半。因此，暴力遊戲的雙方會各扮演一半角色，也就是，受害者和加害者。有時，他們甚至可能會角色互換。每個角色的獨有個性，將視個體的信念系統而定——信念系統中也包含了其他恐懼與索求。這會導致涉入者之間出現惡性循環。一種典型的惡性循環是這樣的：退縮、壓抑、索求，接著是對索求不成功的響應。這會導致更多的退縮和壓抑，因而導致更多的索求、更多的壓抑，最終以虐待告結，而後又會引發更多的分裂和壓抑。惡性循環可能會從任何一點開始。總之，沒有一個需求可獲得滿足，這是因為其自身是二元性的，所以它總會要求從別人那裡獲得滿足。但是：

向他人索求者，
只能於自己的內在獲得滿足感！
假使你發現，自己想從他人那裡索求什麼，
就為自己去獲取吧！

這就是為何，自我認知，尤其是瞭解自己的個人心理動力（Psychodynamics），在處理人體能量場第四層以及療癒第四層實相，或星光界時是如此重要。

物以類聚法則，以及星光界如何影響物質世界：由於我們能量場的第四層存在並生活於星光

界中,因而,通過個人能量場的第四層,我們也直接受到星光界的影響。這種影響,自第四層開始下降到達物質世界,並對我們的生活產生強烈的影響。**我們持有的任何信念系統,都會得到上述星光界,以及物以類聚法則的支持和加強**。這個法則將星光界的負面和正面影響,一併帶給我們。

因此,如果我們的信念是二元性且不健康的,我們的信念系統會得到星光界中持有相同不健康二元信念的存在體們的加強與支持。所以,當我們進入情緒化反應❸時,持有相同分裂信念的星光存在體也會被我們吸引過來,以證實與我們的情緒化反應相連的二元性!在此情境之下,這些存在體將會證實並增強我們對自己及他人的負面評判。這只會給所有當事者雪上加霜。

如第7章所述,一旦你第四層的超感知力開啟,你也會感知到第四層實相世界並且得面對與之相關的情況,無論你是否覺察到當時運作的意願和信念系統,以及正與你互動的第四層級存在體之信念系統。倘若你對自身的負面信念系統或負面意願毫無所覺,你會相信,無論何時你遇到負面事件,都是因為其他人的所作所為!事實可能是如此,但因為你無意識地認同它,在物以類聚法則作用之下,你在物質世界和星光界都將此事吸引到了自己身上。要吸取的教訓,一如第4章所述克服負面循環時,所要遵循的步驟一樣。

甚至在死後,物質界和星光界的連接仍繼續著。舉例而言,如果你相信自己是惡人並且會下地獄,並認為地獄就是惡魔遍布的硫磺火湖,那麼,你就會因為自己的信念和意願而前往這樣的地方。至少你會在那裡一段時間,直到你有了更

好的觀念／信念／意願。如果,關於死後體驗你存有其他信念,也很可能將會體驗到。因你的信念和意願,你會到達位於星光界不同層級中的那些地方。這些層級是由人類和其他存在體們信奉的信念所創造的。要注意你的信念!

只要是你最強大的信念／意願,無論你是否覺察到它,都將占據上風。

既然這些信念是你的,
那麼只要你意識到它們,
又不喜歡其後果,就可以選擇改變它們。
若你對自己的信念不知不覺,
只認為世界就是這麼運作的,
你改變後果的機會就少得多。
因而,明晰你的意願,
去挖掘和瞭解自己的無意識信念
及其對你生活的影響,
做你的個人功課,找出它們是如何產生的,
並進行個人轉變的功課,
將不想要的信念,
置換為對自己有幫助的信念,
這些都是重中之重!

物以類聚法則,以及物質層和星光層如何創造出全面影響:每當我們產生情緒化反應或不理性反應,便會在第四層實相中創造出負面的二元生命形體,然後它們會前往我們所針對之人。如果能量場對它們來說是疏鬆的,這些形體通常會留滯其中。心智形體生成於我們情緒化反應／不理性反應的行動,並與我們所針對的那個人維持著負面連結。換句話說,倘若你因過去而一直對

---

❸ 關於情緒化反應(Emotional Reaction, ER),詳見本書第3章和第4章的描述。

某人感到憤怒，你便通過怒氣和那些人保持著負面連結。把它放下吧，這樣才能化解這個負面連結。

我們創造的這些負面思想形體，即便被我們發送給了他人，同樣也會留在我們自己的人體能量場第四層中。不僅如此，如同上述的存在體們，我們創造出的形體也會有能力獨自生存於第四層實相中。它們根據所處能量意識層——通常是第四層實相的較低振動——之中的信念系統而聚集在一起。

甚至於你還沒有表達出來的負面思想／情感，也被包含其中！我們的情緒化／不理性反應的每一次發作，就是在爲這些二元性生命形體充能，於是它們成長壯大。它們靠我們灌輸的負面能量意識，建立起自己的生命，並因相似意願而聚集成創造性的群體。每當我們產生情緒化／不理性反應，它們就會被吸引過來。它們是來支持這些反應，並參與這場負面創造的。

如其他創造性存在體一樣，它們也只不過是在進行創造過程，然而卻是從負面二元角度出發進行創造，因爲它們也只知道如此行事。這就是創造性宇宙的運作方式，和你一樣。因爲你所吸引來的負面思想／情感形體，也正是你喜歡創造的那種類型。經由宇宙的創造法則，負面性進行著自我構築。這種過程與整體性的創造過程是相同的。一如臻至整體性的存在體，二元生命形體也只是在根據自身的信念進行創造。

環地球噪聲帶外殼

現在，你已經瞭解了這個過程，那麼來思考一下它對人類的影響吧。**所有這些位於第四層實相低層中的二元性能量意識生命形體，在地球周圍創造出了一層外殼。它被稱爲環地球噪聲帶（Noise Band Around the Earth），但它其實就是一個包繞著地球的二元性能量意識生命形體所構成的噪聲帶外殼。**當從遙遠的外太空接近地球時，就會接收到無數的煎熬、痛苦、乞求、憤怒、苦難、恐懼和恐怖的噪聲。我們之中許多現在化身地球的人，是受乞求的感召而來的。我們想要提供幫助和療癒的渴望，吸引我們來到這個痛苦和苦難之地。當我們投胎化身時，會將痛苦和苦難帶入自身的存在及能量體，以此來療癒它們。當然，我們也是爲了療癒自己的二元性而來到這裡的。環地球噪聲帶外殼也可視爲是人類負面二元性的集體無意識。

濫用噪聲帶進行宣傳

不幸的是，噪聲帶外殼還有一個令人十分不安的面向。那就是，**有許多人把它作爲負面宣傳之用。對於如何利用我們的情緒化和不理性反應使我們去購買宣傳品，廣告商們知之甚詳。政治宣傳就是一個例子。**

你是否注意到，
當任何特定的政治團體想要圖謀不軌時，
便會先激發目標人群第四層實相中的恐懼，
藉以將其目的正當化？
坦白說，這很危險。
戰爭就是這樣被正當化並被發動的。
當第四層實相中的能量意識到達臨界質量❹時，
就有足夠的力量沉降到物質世界，
顯化爲實際事件！

---

❹臨界質量（Critical Mass）：是指當積累到一定的臨界點，就會像核裂變一樣爆發反應，並劇烈擴展。

我想你肯定注意到了，在任何國家或國際的政治辯論、分歧或對抗之中，都有諸多情緒化和不理性的表達。各種形式的全球溝通網絡，都充斥著這類言論。這種網絡給予人類一種能力，可以將負面或正面能量以更快的速度沉降顯化到物質世界，因為被捲入到這個創造性過程中的人數目巨大。每一場演說、每一種誇大、每一項指控，都將更多的二元能量加入到第四層實相的二元面向當中。問題在於，一旦第四層實相中的能量意識達到臨界質量，就會以相似的性質沉降顯化到物質世界。這就是負面二元性言辭的目的，為雙方想要顯化到物質世界的內容積累足夠的能量意識。當每一方都在指責對方的過程中煽動起更多恐懼和憤怒時，也增加了它沉降顯化至物質世界的可能性。這個過程每重複一次，其力量和決心便會增長一次，第四層實相的二元能量意識也就增強一次。這些言辭被重複了一次又一次，尤其是在美國大名鼎鼎聯播網的晚間新聞節目中，這一切只是為了販賣新聞！我好奇，他們知道自己到底在做什麼嗎？我抱持懷疑態度。每一個重複負面事件的人，都是在給日益嚴重的分裂添柴加薪。它會成為肢體衝突，成為恐怖主義，成為戰爭——亦或會成為和平？它最後會成為「我們」這個集體所希望它成為的。

在全球創造中的個人責任

無論我們如何在第四層持有什麼二元能量意識，都會自動連結到環地球噪聲帶外殼，並助其屹立不倒。想一想，你個人是如何為此噪聲帶添磚加瓦，並助其屹立不倒的。你做了哪些幫助維持著噪聲帶外殼存在，從而威脅到地球和平的二元信念？你需要什麼樣的療癒來化解負面信念，來斷開在人類二元集體無意識信念系統當中，你幫助維持的那部分負面信念？你可以通過實踐本書描述的完整流程來找到答案。

人類創造的第四層實相世界及存在體

在擴展狀態中與黑元通靈傳導訊息的這些年中，我有過不少因自己嘴裡說出的文字和概念，而靈光乍現、恍然大悟的「尤瑞卡」體驗。在一次通靈中，黑元正在講述第四層實相中的人類恐懼；他繼而給我們上了一堂課，稱為「穿越第四層實相的艱難跋涉——朋友、仇敵，或你的孩子。」在這堂講課中他解釋道，我們人類是第四層實相世界的共同創造者，故而沒有理由害怕自己的創造物。黑元表示，第四層實相世界中的許多生命，事實上是我們的孩子，也就是說，是我們的創造物。這一段論述，說是致使我感到驚訝和困擾，都算是輕的。黑元很久以前就曾暗示過我，正如《光之手》中所提到過的。不過，先讓我提醒你，我們每個人都是創造的一份子，而且持續在創造著，並在同時幫助維持著第四層實相世界的存在。

第四層實相世界的未來

第四層實相世界的未來如何，取決於我們如何妥善學會調整並化解我們對實相的錯誤印象和信念系統。它也取決於我們的情緒化和不理性反應，因為在我們貢獻給第四層實相世界較低負面面向的負面創造中，它們也扮演了重要的角色。但願，在我們學習這些技術並運用於心理和靈性成長的過程中，我們投入第四層實相，以及後續沉降顯化到物質世界中的負面能量意識，會越來越少。

> **【自我回顧】**
> ## 釐清你對第四層實相的理解
>
> 　　你認為自己有過任何與第四層物體、存在體或心智形體相關的經歷嗎？你是如何應對的？你喜歡這種體驗嗎？害怕嗎？
>
> 1. 你從這類經歷中學到了什麼？
> 2. 你所感知到的是第四層實相世界的哪一個範圍：較高層、中間層還是較低層？
> 3. 是你的何種意識狀態將你帶到那個層級的？
> 4. 為什麼你會感知到那些層級？
> 5. 倘若再次發生這種體驗，你是否已經制訂了一個可行計畫以便應對？
> 6. 負面信念系統，是如何幫助維持第四層實相世界的存在的？

9
第四層實相的物理規則

星光界是超越物質界的世界。
星光界的邊界與物質界的不同。
星光界的物理規則與物質界的亦不相同。

當你進入星光界，你會開始感知到非物質世界，並與其進行交流。
隨著你逐漸學會在第四層實相的生存之道，這個過程會更加清晰明朗。

——黑元

在觀察與探索第四層實相以及傳訊黑元多年之後，我將第四層實相人類能量場運作的相關重要訊息做了歸納。這些訊息可以幫助你瞭解自身體驗，以及在第四層實相中更有效率地運作。

遺憾的是，星光（Astral）一詞已經和負面體驗畫上等號。這是對星光界的基本架構和運作原理缺乏瞭解所致。正是星光界的基本架構，造成了其與物質界運作的極大不同。進入星光界的大多數人，都以為它與物質界的運作規律相同，然而事實並非如此。只有學會在星光界中遵守它的運作規律，這種差異才能不再令人感到意外與恐懼。為了繼續我們的冒險旅程，那麼我們最好（且很有必要）來瞭解一下星光界的運作方式。

星光界的基本架構

當我們想要觀察或進入星光界時，自然會預期看到諸如位於時空座標中的事物，和物質的三種狀態：固態、液態和氣態。然而，第四層實相的運作，與擁有時空以及三種物質狀態的塵世物質界並不相同。我們甚至會試圖用所知的原子或亞原子世界來理解第四層實相，但這些方法都行不通。星光界的基本架構既不是固態、流體，也不像氣體、分子或原子微粒。第四層實相的特性無法用任何這些角度去理解。事實上：

星光界的基本架構，根本就不是有形的！
物件與存在體們皆非固態！
它們不一定維持著相同的外觀，
比如相同的大小、形狀和顏色！
確實有很大的不同！

這一點，在你學習與星光界打交道時，還是需要些時間來適應的。

第四層實相或星光界的物理規則

現在，讓我們來探究第四層實相世界是如何運作的，以釐清它和物質界的差異性。以下列出了第四層實相世界的物理規則。將其應用於第四層實相的體驗當中，你會更容易在那裡自我定向，並更好地理解自己的體驗。透徹理解星光界

的運作規律是相當重要的，如果你最終到了那裡，你便需要知道該如何自處。記住，逃跑是沒有用的，況且那裡也沒有堅實的地面可供奔跑！

以下是描述星光界的27個主要面向：

1. 星光界的基本架構是由心智事件組成的，包括物質界曾發生過的事件，或是想像事件。
2. 心智事件中包括發生的時間、地點、背景、物體和存在體們。
3. 我們都以個人或集體身分參與第四層的共同創造，以使其沉降顯化進入物質界中。任何在物質界中的創造物都要先經過第四層，這就是創造的過程。
4. 想像事件是一些處於創造過程中，可能發生的未來事件。只要有足夠多的人聚焦在某些事件上，尤其是在情緒上聚焦，其沉降顯化為物質的可能性就會增加。如果在物質界中，我們煽動許多情緒能量，並且在背後注入大量能量，我們就是在進行具象化的過程，將此想像事件創造到物質界中。請參照第8章中提到的噪聲帶外殼。這些許多想像的事件，都是尚未化解的、待清理的——要麼經由個人或團體過程去轉化，要麼吸引到足夠的臨界質量，沉降顯化到物質世界。
5. 要創造出足夠的臨界質量，將想像事件沉降顯化到物質世界，需要專門地、有目的地運用具象化過程。想像事件可帶有消極或積極的意向性。
6. 要讓一個事件在物質界顯化，所有參與創造第四層實相世界或星光界之子世界存在體的集體無意識必須達到臨界質量。
7. 構成事件發生，或想像中要發生事件的空間與地點，其能量意識和意願決定了第四層實相中空間的性質。
8. 根據物以類聚原則，相似的事件會凝聚在信念系統和意願原型的周圍。這樣，就組成了第四層實相的結構。每種原型本身都可被視為一個子世界。
9. 任何特定的第四層子世界，其物理規則都是由該世界的能量意識和在那生活的存在體之信念所定義的。例如：在某個星光界中，或許存在著我們熟知的重力，在那裡的每個人都受引力的作用，站在地面上。而在另一個星光界，可能完全沒有重力，每個人都四處漂浮著。在不同的星光界或子世界，光與色彩也可能不盡相同。
10. 星光時間與物質時間也差別巨大。在物質塵世中，尤其是在科學研究中，我們使用物理學家所稱的「時間之箭」的說法。它無情地走向未來，永遠朝向未來。對於片刻時間，我們也擁有個人的體驗。有時，我們感到時間飛逝（當我們開心時），有時又度日如年（當我們感到無聊時）。有時，時間甚至彷彿靜止了，尤其在我們遭遇突然的驚嚇，諸如巨響或毫無預兆的可怕事件。回想那些有如慢動作般的事件，比如你稍微走神沒有注意，前面的車就突然停下，於是你猛然踩住剎車以免追撞。但星光時間並不一定是線性的，也不總是向著未來前進。任何特定星光界中的時間，取決於創造與維持該星光界之存在體們所抱持的信念。例如：時間可以前進，也可以後退，甚至靜止。倘若一個星光界中的存在體們對時間一無所知，或者從未曾想過時間，他們就不會創造出時間來！
11. 由於星光界是由心智事件組成的，所以星光時間與空間聯繫緊密。在物質界，空間被封

存在時間裡，物質界中的時間前進不息。但在星光界，時間由空間所決定，並被封存於空間之中。舉例而言，之前我與摯友在希臘雅典時，我們注視著衛城❶的城牆，兩人都不禁淚流滿面，因為我們看見成群的士兵，他們將要摧毀衛城。當你前去那一類的地方時，會感到極大的痛苦，因為未化解的事件仍被封存在這塊空間中。

12. 被封存於星光空間內之過去的物質界事件，可以經由個人或群體進程獲得淨化。淨化完成後，事件中的能量意識將整合進入那偉大的一體性之中，其體驗就像一大片色彩繽紛的、愛的生命海洋。經由核心本質中的創造過程，並在更多核心本質誕生之後，該事件才得以了結。

13. 你在星光界身處的地點，正是被你自己的意願、心智焦點以及情緒自動吸引過去的地方——所有這些都可能是無意識的。當存在強大的無意識層，或者欠缺堅強心智與明晰的情緒時，你會不可抗拒地被吸到與你相匹配的空間中。如果你離開肉體，進行出體旅行，你會前往與你匹配的星光領域；當有人毒品服食過量進入星光界時，就會發生上述狀況。毒品服食過量那個當下的心智狀態，和那個人死後將前往的星光界是相匹配的。

14. 心智的聚焦與強度，或情緒、感受的力量，支配著你在其他世界的行動與旅行。若你希望在第四層實相世界中旅行，你必須校準意願、集中心智，並允許自己——想去哪裡，便假裝你是一艘火箭，以感受為燃料，心智為導航系統——朝向自己對那裡的感受而流動。如果你對於想去的地方沒有強烈感受，將很難抵達。你心智專注的焦點決定了你的目的地。這是星光旅行的挑戰所在：需將心智專注在一件事上。一旦改變心智專注的地方，便會改變去向。你越是能淨化自己的能量場、調控感受和心智，對你在星光界就越有利。因為那裡不像物質世界那樣會減緩事件的發生，星光界中事件總在瞬間發生，故而因果顯化會相對緩慢。

15. 你的意願可以立即改變感受。用意志力讓自己前往某處並不一定會奏效，因為大多數人的「意志力」其實是一股強迫性的二元湧動，這可能會把你帶到一個我行我素的存在體所棲居的信念系統領域，他們會想要控制你，並強迫你做他們要你做的事。

16. 星光界的疆界是靈活可變的，不像在物質界那樣以結構化的方式確定。星光界的疆界和物質界不一樣——除非你「相信」它們一樣，它們才會變成一樣。

17. 形態及外觀會隨著每時每刻的自我觀點而定，並且無時無刻不在變化著。當我剛開始從事療癒時，我看見人類身上有許多不同的星光存在體。我會進入個案的人體能量場，試著把這些能量場中的星光附著物抓出來，而他們會變換形體然後溜走。和這些星光存在體們打交道很怪異，因為在物質界，我們習慣於看到人們的形體保持不變。

18. 能量意識可以擴展至無限，也可以壓縮至極小。這一點有時會呈現錯誤的表象，好像多個能量意識能同時占用同一處空間似的。在物質界中，人類的形體是固定的，而在星光

---

❶ 衛城（Acropolis）：位於希臘首都雅典，是著名的衛城（要塞城市）之一。

界，一個存在體可以極大，也可以極微小，因為它不是由物質體構成的。

19. 感知取決於觀察者能量意識的明晰度與頻率。星光存在體會呈現為某種形體，以便和你連結，或者呈現出它相信自己所是的樣子。

20. 一旦成功連結，連結便會一直保持。這會產生許多（負面）影響，尤其是當你與某個處不來的人建立了連結。

21. 在星光界中，物體或存在體身上會發射出光——不像物質界，光是來自於對太陽光的反射。這種自生光，比反射光包含有更多存在體或物體真實性質的訊息。這在低階的地獄領域尤其是如此，那些領域之所以極其黑暗，便是因為在那的存在體們無法創造光。

22. 可以將物質界的物件用作容器，把第四層的能量意識注入其中。

23. 上與下的相對空間位置可由振動頻率、明亮程度來決定。振動頻率越高、光越明亮，位置就越高。

24. 好與壞可以由振動、明亮度和意願來決定，而非大小（例如存在體的大小）。

25. 力量可以由頻率、密度、明晰度、一致性與專注力來決定。

26. 給第四層實相帶來力量的是：心智的專注，專注決定了擁有什麼樣的力量（心智的明晰度）；與心智專注對象相關情緒能量的積累，會激發心智的目標、意志的精確性。這包含我們對三個面向的使用——理性、意志和情感——以及三者間的平衡，這也能反映並幫助確定意願的一致性。意願越明晰，其理性、意志和感受就越平衡；其結果就會更加明晰、強大、完整而健康。

27. 許多夢境都是在第四層實相的體驗，諸如在夢中漂浮下樓或飛行。

從第四層實相較低層中脫身的方法

在夢境或探索中體驗第四層實相時，可能有時你會發現自己身處第四層實相的較低層中。當你決定學習進行第四層實相療癒，由較低層開始著手時，就很可能會發生這樣的情況。如果沒有經驗豐富的老師陪同，千萬不要獨自學習。如果遇到了這樣的情況，最好瞭解如何從較低層脫身。不幸的是，最初的幾次學習體驗通常會相當駭人。所以，練習以下幾種方式，或使用你最喜歡的其中幾種方式，將對你成功進入較高的第四層實相大有裨益：

1. 通過冥想，在你的人體能量場第三層和第五層之間搭起一座橋，同樣，這也是第三和第五靈性層之間的橋。這要經常練習，並在你開始療癒前也要做。首先感受、看見並知道第三和第五層，然後練習在它們之間移動。這可能是這些方法中最困難的一項。

2. 跟隨光，進入光中。

3. 使用咒語、靈性領袖的名字、你所信仰的宗教中神的名字，或是你感覺最親近的任何宗教人物，他們都存在於神的靈性世界中。

4. 呼喚你的指導靈們或靈性導師，亦或是靈性領袖。

5. 在你的人體能量場第七層，製作一個包裹自己的白色防護罩。這需要你克服自己的恐懼。第一次做會頗費力，熟能生巧。

6. 發出命令，「以基督／佛陀／阿拉／耶和華之名，離開。」（使用你感到與之有連結的宗教或靈性領袖。）

7. 使用《糖果屋》中的「夜禱」❷。

結論

我們強烈的思維和信念，在第四層實相中會產生真實的形體。有一部老電影《禁忌星球》❸便展現了這一過程，這是我很喜歡的電影之一。在電影中，一群星際旅行者被困在一顆星球上。他們在那裡遇見了一位年邁的科學家和他美麗的女兒，他們是前一次太空船登陸後僅有的倖存者。起初一切安好，直到新登陸的旅行者們發現那顆星球其實是個危險的地方，在夜晚，他們必須用厚鋼牆把所有東西封閉起來，否則會有一頭力大無窮的不知名怪獸，前來襲擊並殺死他們。

隨著劇情的發展，其中一位新來者和科學家的女兒譜出戀曲，一切也因怪獸每況愈下。隨後，新來的人們發現了一處巨大的地下機械／電腦，老科學家自豪地表示，他可以透過意念直接操縱那台機械／電腦。每一個人都對他欽佩不已。然而，隱身怪獸的攻擊依舊持續著。經過多次搏鬥和攻擊之後，情勢開始變得顯而易見，怪獸的創造者，就是科學家的本我意識，也就是他未察覺的更深層無意識。他們驚呼：「來自本我的怪獸！」當老科學家在搏鬥中死去時，怪獸隨之消失無蹤，當然，那台機器也崩解了。

在第四層實相中會發生類似的事件，但沒有機械或電腦。第四層實相的運作方式就是如此，尤其受控於我們的無意識，因為無意識是未被覺察的。一旦我們開始覺察自己的無意識中有什麼內容，覺察該無意識內容，是如何通過人體能量意識系統中的創造過程來運作的，我們藉此創造實相體驗——我們就可以覺察到，自己是如何創造出自身的各種問題的。

【自我回顧】
釐清你對第四層實相世界的理解

1. 研究描述第四層實相世界運作方式的要點。與自身初次對第四層實相體驗進行的解讀相比較。現在，再以本章「第四層實相或星光界的物理規則」一節中提到的重點，重新解讀之。
2. 你從自己的每一個體驗中學到了什麼？
3. 列出任何你在第四層實相世界中遇到的不適或恐怖體驗。
4. 如果你需要離開第四層實相世界，本章「從第四層實相較低層中脫身的方法」一節中，你認為哪一項方式對你最有幫助？

---

❷《糖果屋》(*Hansel and Gretel*) 的夜禱：格林兄弟收錄的一則德國童話。其中禱文內容如下：
當我在夜晚入睡，有十四位天使守望著／兩位守護著我的頭／兩位守護著我腳／兩位在我的右手邊／兩位在我的左手邊／兩位溫暖地包覆著我／兩位在我的上方盤旋／兩位引領我走向天堂。
❸《禁忌星球》(*Forbidden Planet*)：由弗雷德·M·威爾科特斯（Fred M. Wilcox）導演，1956年的科幻片。

10
第四層的其他現象：
附著物、植入物與外星人

若非共同創造，則無一物得以創造。
除非你把自己與整個宇宙顯化及未顯化之間的關係考慮進去，
才有所謂的獨立創造。

——黑元

現在，你已瞭解第四層實相如何運作，在本章和後續章節中，我將探討各類第四層實相，或稱星光現象。這些都是你在療癒過程中遲早會發現的。讓我從最簡單的開始，即星光附著物。

附於能量場表層或其中的星光附著物

在處理這個問題時，首先要牢記的是，星光界是由能量意識組成的。在你不斷深入探索星光界的過程中，注意這一點是相當重要的。

請記住，在星光界中，物以類聚法則要比物質世界更為強烈，而且起效更快。**你會由於自己的思想、情緒和信念而將物體或存在體們吸引過來。它們會附著在你的能量場，企圖增強你們共有的信念。這些「附著物」，顧名思義，通常會附著在人體能量場第四層（星光層）。**有時，它們甚至會「坐落」在人體能量場第七層外面。我尚未在其他能量層級見過附著物。不過，只要第四層有附著物，能量場中的其他層也會受到影響。第四層會影響其他層，尤其是第二層。

如果你的情感關係困難重重，爭執不斷，就像我一度曾經歷的，你將會吸引許多類似的附著物。它們會試圖影響你，製造更多的爭執，並以你和伴侶產生的負面能量為食。爭執會釋放負面能量；釋放出來的負面能量又會助長爭執，並可能會帶來更多爭執，因為周圍總是有大量過剩的負面能量，為下一次爭執供能！

要把這類負面能量附著物從個案的能量場中移除，是很容易的。關鍵在於你自己和手上都要持有無條件的愛，然後輕柔地抓住附著物，將它提升拉入光中。當它升入光中，就會發生蛻變。這些附著物可能是存在體，也可能是物體，諸如累世遺留下來的各類武器。

星光力量的本質

正如第9章所述，星光力量與以下三點息息相關：心智的注意力，用於專注；意志的強度，用以維持目的；情緒的累積，即強烈的感受或能量，為其提供力量——換句話說，是對於我們自身的理性、意志和情感這三個面向的運用。這種力量可用於正面或負面的結果，可用於助人、害

人或掌控他人。無論是正面還是負面的星光力量，都遵循相同的法則。

負面星光力量可以被個體或群體所支配，也可導向個體或群體。這股力量亦可灌注到物體之中。事實上，我們一直也都在這麼做，不過通常是無意識的；有些時候是若有意若無意，有些時候則是有意為之。你是否曾在通話中與人爭吵過？然後憤怒地猛力將話筒摜回去以掛斷？猜一猜，你的憤怒去了哪裡？憤怒不僅到了惹怒你的人那裡，同時也進到了電話裡。猜猜看，誰會收到憤怒的力量——下一位使用電話的人！你的耳朵會怎麼樣呢？你是否曾經故意中傷他人？猜猜看，那憤怒的能量意識去了哪裡？沒錯——直接去到了你所中傷的人那裡，無論他們在地球上的哪裡（或不在地球）。中傷得越多，力量就越強大。就像任何習慣一樣。你為能量意識的移動——在你自身系統以及你反覆中傷對象之處——打造了通路。每一個行動，都會產生一個對等的反作用！它最終會反作用於你！這個結果的前提假設是，這類能量意識就像電磁場，不會因距離變遠而衰減。

星光力量的二元性或一元性取決於意願

星光力量源自於情緒力量。然而，要運用星光力量，還必須專注於一個目標。這需要用明晰的心智，將星光力量引導至目標。目標可以是任何人或事物！加上來自哈拉的意願力量，將創造出更多的力量。

當一個人認定，他必須對抗某些事物時，其意圖就產生分裂。也就是說，他們認為自己的意願是正面的，而他人的意願是負面的。每當你陷於「好與壞」的念頭時，就是身處二元之中。二元意願不如明確而對齊的正面意願那樣強大。

護身符：舉例來說，護身符就是一個被灌注了星光力量和意願的物體。任何物體都可以成為護身符。護身符一旦被創造出來，就可以成為一種力量來源，可用於汲取它所含有的特定星光力量；護身符也可能用以免受某物或某人的傷害。護身符通常經由儀式來製造。護身符可以是為自己，也可以是為別人製造的；它既可以被賦予明晰、對齊的正面意願，以用於助人，也可以被賦予負面的二元意願，用於傷害。

有一種典型的「正面」儀式，是在日出時，出於特定的正面目的去「點燃水晶」，譬如請求不要脫離回歸自我核心的療癒之路。你的目的決定了它是正面還是負面的。這種「點燃水晶」的方法，是美洲原住民的一項古老儀式。將你自己與特定正面目的或創造對齊一致，在太陽升起之際，一邊念誦你的目的，一邊將水晶從火焰上過三次。很久以前，我曾與一位指引我的人進行過這項儀式。我對這個儀式感觸頗深。

然而那時我沒有考慮到，這樣的儀式其實是假定了「我在路途上會遇到敵人」。這些敵人當時被認為是外在的。當然，現在我知道，無論外在有什麼敵人，都是為了引出內在的敵人——那些與我所認同的「我」分離的那部分自我。這才是使儀式生效的更深層真相：敵人在我們之內，而非在外！當你清理了自己，並與內在整合，你就能夠應對來自外在的挑戰。

只要我們記得，最基本的療癒是對我們內在分裂的療癒，那麼外在的二元世界在我們眼中，將只是自身二元性的反映罷了。

我見過的星光物體

來自古代與現代的儀式性賦能物及植入物：第一次在個案身上看到植入物時，我相當驚訝。

我再一次質疑了自己的所見。那是一個覆蓋在她心臟上的盾牌。黑元告訴我，那是早在遠古女神信仰時期就被放置的物體，當時人們將神視為女性。盾牌的目的，是幫助這位女士守住「效忠女神」的誓言。她永遠不會愛上男人。她必須保持處女戰士身分，以守護神廟。

這一組療癒相當有趣，我依循黑元的指示移除盾牌；清除盾牌周圍因各種痛苦經歷而堆積的黏液；先以銀光燒灼傷口，再用白金光燒灼；重建能量場所有七個層級中被毀壞的部分；再將其與所有其他能量場層級整合。

療癒過後一段時間，我想起她之前抱怨著和男性相處有困難。她離過好幾次婚，難以和同一位男性維持長期關係，即使過往婚姻已為她帶來五個成年孩子。後來我得知，她在療癒後一年內就再次結婚了。

我還移除過其他各種遠古植入物，其用途各自不同，例如在古埃及時代的宗教儀式所植入的聖甲蟲；一些在較近年代，於非洲所植入的昆蟲，以及美洲原住民放置的植入物。這些植入物的目的要麼是賦予力量，要麼就是帶來傷害。我也曾見過在亞特蘭提斯時代放置的水晶植入物，目的是用於助人、賦能，或傷害。

我還曾見過一把匕首型法器，是一件年輕上師植入到其學生的第三眼中的，這位上師自稱來自西藏。他並非有意要將這件星光物體留在學生的第三眼中的，對此並不知情。我沒有見過他，但在20世紀70年代中期，他因以「在華盛頓特區騎摩托車的西藏上師」形象而廣為人知。他給很多人施行「夏克提帕特」❶，以打開他們的第三眼。他會使用一把儀式性匕首進行操作。但不幸地是，他在過程中是以撕裂的方式打開那些人的第三眼（第六脈輪）的，因此損害了該處的封印。由於他的學生們無法控制被開啟的超感知力和星光層，其星光視覺出現了扭曲變形！他們因此而經歷了一些非常恐怖的通靈體驗。

很快，他們打聽到了我，這群可憐無助的人們開始絡繹不絕地上門找我求助。我所做的只是修復了他們的第六脈輪和封印，然後關閉了他們的第六脈輪封印，以阻止那些令人恐懼的景象出現。我這樣做是因為，他們無法控制自身的能量場、脈輪，也無法控制流經他們第六脈輪的能量流。之後，他們就無法通過第六脈輪得到足以再次開啟封印的能量了。這使得他們的視覺恢復正常，並能如常專注於物質生活。這項療癒自動地停下了他們反常、無法調節的星光景象，因為我修復了他們的脈輪和脈輪中的封印。

還有些其他個案，在來找我療癒之前就有過星光界體驗。我在他們能量場的各個部位見到了千奇百怪的星光物體。這些物體很可能是古代甚至是近代的一些儀式性置入物。

我見過的星光存在體

被未滿足的需求吸引來的「自造存在體」（Self-Created Beings）：最初遇到第四層實相存在體，是我在為一位女士療癒胰臟的過程中。她的胰臟部位有慢性疼痛。當我在清理她胰臟裡的人體能量場第四層時，我看到了一窩鳥身女

---

❶ 夏克提帕特（Shaktipat 或 Śaktipāta）：梵語，源自 shakti（心靈能量）和 pāta（墜落）。在印度教中是指，心靈能量在人與人之間的傳遞（或賦予）。可以通過神聖的單詞或咒語，或者通過眼神、思想或觸覺進行傳遞。最後通常傳遞給接受者的三眼輪。

妖❷的幼雛！我著實吃了一驚，轉而向我的指導靈們求助。他們說，要輕柔地握住每一隻幼雛，將其從個案的人體能量場中移除，然後提升進入光中。當我這麼做時，一隻幼雛咬了我的手指！指導靈建議，在移除的過程中，要在手掌和手間持有無條件之愛的能量。我照做後，一切就順利多了。幼雛們並不想離開它們的窩。所以在輕柔地移除幼雛並將它們全部升入光中以後，我將巢穴也一併移除，並將其消融在光中。當它們升入光中時，形體消融了。解脫了扭曲以後，它們的形象蛻變成了一隻隻白鴿。

我隨後聽從指導靈的指示，清出淤積在傷口附近的膿汁和毒物。然後，指導靈指示我為其第四層能量意識充能。我接著繼續清理了剩餘的能量場層，完成了這段療癒。

在個案休息過後，我告訴了她我見到的景象。因為她也是療癒師，討論這些不尋常的事情是無妨的。療癒過後的幾個星期中，她對糖的渴求降低了許多，也開始在療癒中處理「以糖替代對母愛的需求」的問題。第四層實相的鳥身女妖幼雛，其實正代表了這一需求，也代表了她孩童時期時這一需求未獲得滿足，從而產生的挫敗和怒氣。謹記，第四層實相存在體呈現何種形體，取決於它們的自我認知信念，並且透過吸引力法則而與相似者吸引，即「物以類聚」。因此，它們才會在她的胰臟找到棲身之所。當我告訴個案，那些女妖幼雛在接受淨化之後轉化成了白鴿時，黑元俯身說，

它們自始至終都是鴿子！

因此，個案胰臟中的鳥身女妖，其實是源自她自身未能從母親獲得足夠照顧而產生的無意識需求和怒氣。所以我們可以說，是她創造了它們，或者是她吸引了它們。事實可能是這兩種之一，或兼而有之。請注意，關鍵不在於她母親在照顧她方面是否稱職，她無意識做出的結論才是重點所在。在這裡，療癒的要點不在於治療師或療癒師的意見，而是個案自身認定的事實，以及必須在治療師的支持下去面對和處理內在的問題。療癒師也提供了療癒能量並重建人體能量場，以幫助她解決課題。這些促成了更有效的康復；個案也能學習如何照顧自己，放下她對無力照顧自己的自我批判，以及認為自己「不值得」與「不好」的潛在感受。

星光形體與心理問題相關，這並非只是憑空想像。它們是一些真實的能量意識形體，會阻塞人體能量場、將負面生命模式維持在原位，並且干擾我們創造生活的創造性過程。

幻想：關於第四層實相世界現象，其中一個問題是——如何區別出哪些是真正有幫助的指導靈，哪些實際上是進化程度不高的第四層實相存在體，它們會假裝成指導靈或只是想與人類進行交流。有個與此相關的有趣例子。一位缺少社交生活並且內在自我整合不夠完善的女士，引來了一些第四層實相存在體，聲稱是她的指導靈。她來療癒時興奮不已，說自己總算和指導靈聯繫上了！我在療程中見到那些她聯繫上的存在體時，發現它們進化程度較低，黑暗、不成形，並帶有欺騙意圖的負面意願。對於她無法清晰認識到現實，我感到很擔憂。我將那些存在體送進了光

---

❷鳥身女妖（Harpy）：古希臘語為Ἅρπυια，亦譯為「鷹身女妖」或「哈耳庇厄」，字面意思為強盜、賊。希臘神話中的一種怪物，通常有女人的頭，禿鷲的身體，性格殘忍。

中，並且向她解釋情況。之後我們進行了不涉及「超自然現象」的「正常」療程。這帶來了很大的幫助。她需要重建正常的物質生活，而不是執著於探究超自然現象。我當面坦白告知她，要專注於物質生活而非沉迷幻想，她便開始重建自己在物質世界的正常生活。

第四層實相的附著物——女神黑迦梨❸：事情發生在我結束紐約十五年的療癒工作，轉做全職教學之前進行的最後一批療癒期間。在其中一次療癒中，我第一次見到了女神黑迦梨。那時，我正在療癒一位罹患多發性硬化症的個案。在療癒即將結束時，我見到了一位巨大的黑迦梨，她的指甲和尖牙緊緊咬進個案能量場第七層。一開始我試著將其移除，卻發現並非易事。我意識到這超出了我的能力範圍，於是告訴個案實情，並建議她去尋求熟悉藏傳佛教的遠東人士來協助，後者會比我更擅長處理她的情況。我不知道她是否照做了，她搬到了其他地方，而我再也沒有聽過她的消息。

人類和星光存在體的共同療程：在習慣了處理四層實相存在體以後，我開始為第四層實相中的存在體和物質界中的人類之間進行共同治療／療癒。這和在物質界中為兩個人同時進行療癒十分相似。在此分享幾則此類型的療癒案例。通常當第四層實相存在體在人類周圍徘徊時，是想要從此人身上索求某些東西。通常是該存在體在人世時的未竟之事。有時，他們只是想聯繫仍在世的所愛之人，想讓他們知道——這個人們所認為「去世」的自己——現在仍活在第四層實相，事實上並未真正死去；有時，是跟去世並前往第四層實相之後，仍放不下的世間關係有關。以下是一個有趣例子。

當我還住在道途工作中心（當時稱生命能中心）的時候，曾前往荷蘭，給當地成員進行核心能量的密集課程培訓。其中一位個案遇到了麻煩。就在我抵達前，幾個星期內，她有兩次差點送命。我們就稱她為克萊拉吧。克萊拉告訴了我一個非常有趣的故事，是關於她祖母的。在她出事前幾週，她的祖母過世了。克萊拉是由祖母撫養長大的，兩個人關係非常親近。祖母去世之後，克萊拉處於極度的悲痛和思念中，而且成功地和過世的祖母取得了聯繫。但是，她現在遇到了一個問題。祖母不停地呼喚她到另一個世界去。在我抵達前的那兩週中，克萊拉的祖母試圖說服她從三樓的窗台往外跳！克萊拉在窗台前遲疑了一些時間，最終把自己拖回了房間。她為此痛苦萬分，既想念祖母，又不想死。在我抵達前一天，又發生了另一個事件。克萊拉在洗熱水澡時，差點因為煤氣中毒身亡。（我一直沒找到煤氣自行打開的原因，但它確實開了。）克萊拉說，祖母還在不斷呼喚她到另一個世界去。

幸運的是，克萊拉已安排了與我進行為期一週的密集療程，每天都來療癒。每次，都是給她和處於兩個世界之間、帷幕另一邊的已故祖母進行的共同療程。療程從兩人之間的對話開始，通過我和克萊拉的超感知力，她們互相進行必要的傾訴，以完成今生的關係。隨著共同療程日復一日地進行，她們的關係逐漸畫上圓滿的句號。在最後一天，祖母離開了。她們終於對彼此放手，祖母進入了顯現在房間角落的光束之中。此後，

---

❸ 黑迦梨（Black Kali）：又音譯為「迦利」或「卡利」，為印度教的女神，梵文字意有黑色的、時間等。為是濕婆神之妻／雪山神女帕瓦蒂的化身之一，以憤怒相降魔。

克萊拉再也沒有遇過與祖母有關的問題。

至此之後，我又進行過多次類似療程，通常不像克萊拉的狀況那麼激烈。大多只是短暫的接觸，去世者向在世者清楚表明他們很好，仍然活著，只不過是活在不同的實相中。（比起物質世界，他們大多更喜歡那個世界。）

第四層實相的孩童：第四層實相的人和物質界的人之間，最常見的一種長期關係類型，是過世的孩童和在世雙親之間的關係，而且顯然是和母親的關係居多。這些第四層實相的孩童仍像家庭中的成員一般，與其他孩童一樣在家庭中成長。大多數時候，母親們對此是能覺察到的。她們會和第四層實相的孩童交流，但不會對外人提起。不過她們告訴了我。

另一種類似的現象是，物質界的孩童擁有第四層實相玩伴這一常見現象。許多小孩都有過，通常被稱為「假想玩伴」。不過具有第四層實相視覺的人——比如和他們玩在一起的物質界孩童——可以看到這些第四層實相的孩童。這種現象，在療癒師的孩子身上很常見。

第四層實相與現實生活之間的連結：在我所經歷過，涉及第四層實相人類和物質界人類的體驗當中，最為古怪的一次，發生在某天一位國外新個案前來尋求療癒時。當時，我已習慣於在療癒時，看到指導靈和其他形式的存在體常常跟隨個案而來。但這一次情況稍有不同。那位女士進到房間並關上門。幾分鐘之後，三個穿著黑色正裝的第四層實相男性看似無意地穿過關著的門，進入了房間，並嚴肅地四處打量，看起來相當局促不安，不太清楚與一位療癒師同處一室時該何去何從。令我覺得很奇怪的原因是，之前見過大多陪伴個案來療癒的，通常是作為療癒的一份子，他們要不是以某種方式提供協助的人（他們曾是個案的靈性領袖或導師），就是想建立聯繫的親人。這些黑衣人卻不一樣。他們孔武有力，並且非常嚴肅。他們一直在檢查我工作的這個大房間。過了一會兒，我不再理會他們，因為他們不像是有要和個案建立聯繫的意圖，只是依舊保持著高度警戒狀態。在我完成了療癒之後，他們隨著她一起離開了。她似乎不知道這些黑衣男子在跟著她，我也沒有提起。

幾年之後，我和一位外國治療師朋友談話，就叫她莎莉吧。莎莉問我，她介紹的那位女士是否找過我進行療癒。我問了她名字，原來就是那位在療程中有三個黑衣男子陪同的女士。我告訴莎莉這些奇怪的傢伙，他們差不多強行衝破關著的門進到房間，然後又一副非常窘迫的樣子。莎莉笑著說，那位她介紹來的女士是他們國家祕密部門首長的太太！我們大笑了一番！我想那次是我的療癒生涯中極為荒謬絕倫的事件之一。顯然那些黑衣男人是某種保鏢，或者就是想當保鏢！誰知道呢？

> 我想說的是，
> 你可以按照自己喜歡的任何方式，
> 看待我所敘述的這些經歷！
>
> ——芭芭拉．布藍能

有些對你來說可能尚能理解，其他的則不然。對我而言，它們都令我受益匪淺。在關於「什麼是真實，什麼不是」這方面，它們解放了我的思想。假使你想的話，我想與你分享這些經歷，以拓寬視野。這完全取決於你。你想或不想，我都不會做任何評判！

所謂的地外生命──
即眾所周知的外星人

外星人（ETs, Extraterrestrials）是個禁忌話題，但我想嘗試談論一下。身為一名做研究的物理學家，還曾任職於美國太空總署戈達德太空飛行中心的我，無法想像這個宇宙會局限到創造不出至少和我們智慧同等的存在體，它能創造出比我們更先進的存在體才合理。我們的太陽系還很年輕，我們這中等規模的銀河系也同樣年輕。然而，至今我們仍然認定人類就是最好、最進化的物種。其實呢，我們很可能不是這類物種中唯一的存在。用這樣的想法局限我們對未來的展望，是多麼可悲。可能某一天，我們會在某處發現極高智能的生命；或者，他們會來找我們──也許他們已經來過了！

起初，我們想像著，這顆以我們人類為最高等物種的星球，位於宇宙的中心。天文學家伽利略為此付出了巨大代價❹──地球甚至連太陽系的中心都不是！隨著我們科學的進一步發展，我們時時刻刻在發現更為宏大美好的事物。

你能想像，當我們真的發現比我們更先進的地外生命，會是什麼樣？我們要如何在心理層面處理這件事？然而，我們很可能會發現的。畢竟，我們只是存在於一顆繞著平凡G3型❺太陽自轉的小行星之上，像地球這樣行星既不特別也不唯一，在宇宙中舉目可見。我們的星系甚至算不上是古老星系──有些星系比我們的還要老上許多光年！

因為我們尚未開發出適當的探索工具，所以很難在其他太陽系中找到像地球一樣的行星。但這並不意味著它們不存在。此外，就因為我們的身體適應了地球環境，這並不意味著其他的生命系統就一定要和我們的一樣。確實，截至目前的證據說明了，生命能夠適應各種我們認為十分惡劣的環境。生命創造了適合自身生存的生態系統，並在其中蓬勃發展。在深海極熱的熱泉噴發裂口，也發現了生命生態系統，這就是一個極好的例子。在發現他們之前，人們還不相信有生命能夠在如此高溫的環境下生存，但確實可以！

在新時代❻靈性群體中廣受歡迎的外星人是否存在，我並不知道。至少在物質世界中，我從未見過。不過，我倒是在非物質世界中見過類似外星人的存在體。我到過他們在非物質世界的飛船中。我那在蒙托克的家，就位於據說因費城實驗❼而出現大型外星人實體的雷達站附近。我曾看過介紹51區的電視節目，說那是一個位於美國內華達州的空軍基地，謠傳是美國政府用來隱藏外星科技或外星訪客的地方。我還記得在我一

---

❹ 1663年，天主教會的宗教裁判所認為，伽利略在《關於海洋潮汐與流動的兩大世界體系的對話》宣揚違背《聖經》教義的「日心說」，因論據不充分而被判有罪，要求他在宣布自己言論無效的聲明上簽字，並受到軟禁且不能寫作物理方面的文章。

❺ 依恆星光譜的類型，把恆星分成O、B、A、F、G、K和M等類型（從O到M，恆星溫度遞減，顏色從藍、白、黃到橙紅不等），後面跟隨數字是其亞型，範圍從0到9（數字大表示溫度低，色譜更紅）。其中太陽光譜分類屬G2型（與作者分類稍有不同），即黃白色。

❻ 新時代（New Age）：亦譯為新紀元或新世紀。新時代運動（New Age Movement）是一種去中心化的宗教及靈性的社會現象，起源於1970至1980年代西方的社會與宗教運動及靈性運動。自我心靈（self-spirituality）、新心靈（New spirituality）、身─心─靈（Mind-body-spirit）及新範式（New Paradigm）等詞，都是新紀元思想用語。

❼ 費城實驗（Philadelphia Experiment）：又稱彩虹計畫。據稱美國海軍在1943年10月28日，曾在費城一船塢舉行祕密實驗，使一艘護衛驅逐艦埃爾德里奇號在觀察者眼中隱形。

些「時髦」❽（對於一個1960年代的人來說）學生中，外星人風靡一時。但是，唉，我一個也沒見過。或許我比較想見到一個真的，也就是具有物質實體的外星人，只要她／他／它是友善的、長得不可怕、沒有攻擊性，也沒有興趣把我當成午餐就好；但截至目前為止，我在那方面一點運氣都沒有！

說到外星人們，有次我在歐米茄學院❾舉辦研習班時，同一時間，惠特利·史崔伯❿也在那裡舉辦培訓，他是一位著名的老師。很巧，他當時就住在我們那棟複式雙房別墅的另一邊。那一星期，別墅真是熱鬧非凡，有幾次我差點以為屋頂要掀翻了。我在惠特利身上觀察到一件很有意思的事，他走起路來就像電影《外星戀》⓫裡的傑夫·布里吉斯：用腳趾頭走路，頭部抬起向前，整個身體前傾，就好像是有一條繩子拉著，快要把他帶離地面。當時我和一群來協助我的布藍能療癒學院講師們待在一起。當惠特利在午餐時經過，我們會用X光般的超感知視力觀察一個很有意思的東西——就我們看來，很顯然那是植入在他大腦中的某種東西，它發出很高的頻率，驅動著他的大腦，使之比常人的大腦頻率要高。不僅如此，該植入物也連接著第四層實相中一艘「飛船」的觀察裝置。透過它，「他們」（第四層存在體們）可以觀察人類及其活動。我們本來想詢問他對此感覺如何，但感覺難以啟齒，不好意思開口。我一直沒能知道在飛船裡的「他們」是誰。

與伊麗莎白·庫伯勒—羅斯的親密相逢

這讓我想起與伊麗莎白·庫伯勒—羅斯⓬之間的有趣體驗，她是一位傑出的女性，終生致力於療癒他人，無私奉獻；她是我們那個時代的偉大領導人物，為大眾開啟了諸多新的契機。

故事開始於我請她為我的書《光之手》背書。我先是把書寄給她，並徵詢她作背書的意願，之後我就給她打了電話。

她說：「這真是一本非同尋常的書！妳能來我在（美國）西維吉尼亞的家嗎？」

我盡快驅車去了她家。有一件持續整個旅途的事，使這趟長途駕駛有所不同。在去的路上，無論道路如何轉彎，燦爛的昴宿星團始終位於明亮的神祕夜空中。我經常被昴宿星團吸引，感覺與它之間似乎有著連結。甚至，說不定久遠以前，我就是從那裡來到地球的。昴宿星時常引起我的思鄉情懷，我會在半夜醒來，走到露台凝視它們，帶著一種無法解釋的渴望，想回家，回到那個美麗又先進的社會中。我後來知道昴宿星團

---

❽ 原文是far-out，是20世紀60年代美國常用俚語，意思是很棒、不同尋常。在此意譯為時髦。
❾ 歐米茄學院（Omega Institute）：由伊麗莎白·萊塞（Elizabeth Lesser）及史蒂芬·瑞斯蕭芬（Stephan Rechtschaffen）受到蘇菲派神祕學啟發，於1977年在紐約的萊茵貝克鎮（Rhinebeck）建立的非盈利靜修中心，提供大量的相關課程培訓。
❿ 惠特利·史崔伯（Whitley Strieber, 1945-），美國作家，聲稱他曾接觸過超自然的實體，作品有暢銷小說《狼人》（The Wolfen, 1987）、《飢餓》（The Hunger, 1981）以及關於外星人的非小說作品《交融：一個真實的故事》（Communion: A True Story, 1987）。
⓫ 《外星戀》（Starman）：1984年美國科幻愛情片，由約翰·卡本特（John Carpenter）執導，男主角為傑夫·布里吉斯（Jeff Bridges），影片講述了他扮演的外星人與地球女性珍妮之間的愛情。
⓬ 伊麗莎白·庫伯勒·羅斯（Elisabeth Kübler-Ross, 1926-2004）：瑞士裔美國精神病醫生、醫學博士，知名的生死學大師，是瀕死研究的先驅。在其重要著作《論死亡與臨終》（On Death and Dying, 1969）中，最先提出臨終前五階段論：否認、憤怒、討價還價、抑鬱和接受，也稱為「庫伯勒—羅斯模型」。本書作者也採用過這五個階段，詳見《光之顯現》一書。

中的星星彼此間並沒有靠得多近，只是從地球望出去的視角使它們看起來屬一個星群而已。然而，那阻擋不了我的嚮往。

當我抵達時，伊麗莎白出來在門廊上迎接我。我在美麗夜空中指出了昂宿星團，她說：「那不就是我們來自的地方？現在先進來，吃點東西吧。」

一進入廚房，我就驚喜地看到五花八門、聞所未聞的新鮮自製點心，擺滿了每一個檯子和桌子。有派、蛋糕、水果夾心餡餅、餅乾、水果麵包，和其他種類的酥皮點心，就好像走進了一間歐洲的烘焙坊。

「快吃吧，開了這麼久的車妳一定餓了。」她一邊說，一邊往盤子上為我使勁堆滿食物。我不好意思說出自己其實不吃甜點，所以我盡情地大快朵頤。

「這真是一本不可思議的書。現在把妳知道的一切都告訴我！」

「妳想知道什麼？我該從哪裡開始？」

「教我看氣場！」她說著的時候，一手端著咖啡，另一手則夾著香菸。

我嘗試著開始，她則不斷喝更多咖啡，抽更多香菸。她顯然還不準備著轉換自己的意識狀態，而這一點則是超感知力的先決條件。我試著想出一個禮貌點的方式，以將交談內容聚焦在為我的著作背書一事上。她的背書會是意義重大的，畢竟那時我還是個無名作家。我接著說：

「要看見氣場，妳必須把意識平穩下來，同時得增加在體內流動的能量。不妨試著深呼吸並歸於中心。」

「為什麼我看不見氣場，卻看得到外星人呢？」她問道，忽略了我的指引。

「我從未見過外星人，」我說，試著回避這段毫無結果的超感知力教學。「或者我應該說，我只在第四層實相中見過他們。有高個子的；也有矮一點的、藍色的。妳所見過的外星人長什麼樣子？」

「我也見過那些樣子的，他們可是真的喔（指物質實體）。他們讓我身後的一張椅子飄浮起來，還把我帶上他們的飛船。」

「哇！飛船裡長怎樣？我登過第四層實相的飛船。」我說，盡可能跟上話題。

「那裡看起來很像一間手術室，圓圈的外圍有桌子圍繞。每樣東西不是淺灰色就是白色的。他們正在對人們做些什麼。」她說。

「對，我也見過桌子。」我這樣回答，「每一樣東西都是淺灰色。桌子有外罩，顏色更淺，幾近白色。飛船的中央還有一個大洞，像是一個挑高的中庭。他們可能就是從那裡讓東西漂浮起來，送入飛船。我完全沒看到有階梯，我想瞭解他們是如何做到的──我是說，使東西飄浮起來，這應該與反轉磁場有關。我想，我就是那樣上到飛船的，但不記得有飄浮起來。整件事就像是一場夢，只是感覺起來又很真實。妳可以理解我所說的嗎？」

「那不是夢。」她斬釘截鐵地說。

「那裡看起來像是醫院或是實驗室，不過沒有人。」我繼續說著。

就在我們持續交談時，事情開始變得奇怪了起來。我們像是隱沒融入了「另一個世界」。

然後伊麗莎白問我：「你會通靈嗎？」

「當然。」

「太好了，為我通個靈吧！」

「好的。」我說。接著開始擴展我的意識狀態。我本以為，她只會問幾個問題，但沒想到她一直在提問。我依稀記得，在通靈剛開始的某個

時間點，我看到第四層實相的外星人們來到這個房間。我和她都看到了。然後主題快速切換，當晚其餘的時間，我通靈了各式各樣的資訊，諸如愛滋病（AIDS）的起源和治療方法，期間我看到了一種非洲昆蟲，長得有點像螳螂；看到在哈佛圖書館中一本關於昆蟲的書籍中記載著這種昆蟲，甚至還有一種應該是治療愛滋病的方法，是用某種像木炭的物質過濾和淨化患者的血液，再把淨化後的血液輸回患者體內。通靈訊息和問題無窮無盡，持續了一整晚。結束時，已經過了九個小時。

我在接近破曉時離開，感覺如在夢中。通靈順利嗎？或者，只是在這神祕美好的夜晚，有幸見到一位名人？然而，我們就好像已經認識了數十年之久。不過，也許伊麗莎白本身個性就是這樣的。我其實不怎麼相信那次的通靈內容或是外星人的事。但是一如既往，我對自己說：「等待後續的發展吧。此時此刻，芭芭拉，享受這份忘我的喜悅吧！」

我們在通靈全程進行錄音，錄音帶我留給了伊麗莎白。我不知道錄音帶後來如何了，也不記得裡面還有些什麼內容，更沒有試著去哈佛圖書館裡尋找昆蟲大百科全書裡的昆蟲。但離開時，有一件事我是確定的，那就是我找到了一位贏得我喜愛與尊敬的終身摯友與同行者。這樣一位人士，不管他人怎麼想，或是討論像外星人這樣不恰當的事（對一位醫學博士而言）可能引發什麼後果，她都會毫不畏懼地說出真話。

我再次去拜訪她時，帶了一位也想見她的學生同往。一路上我充滿了期待。會面過程和第一次相似，但是沒有談論外星人，也沒有通靈。伊麗莎白克制著她的能量。她似乎不太喜歡我帶去見她的那個人。再下一次我見到她時，她說她不信任那位女士，因為對方看起來還沒有做好個人功課。不過會面仍然是美好的。而令那次探訪更為圓滿的是，在我們回維吉尼亞道途工作中心的三小時車程中，在車子行駛的前方，始終有一道彩虹橫跨道路，多麼地絢麗奪目！

之後，我只再見過伊麗莎白幾次。每當我們在會議上偶遇時，她都對我相當友善，並問起我是否仍在做著我在這世界該做的工作。通常這就像是在詢問我，是否夠勇敢地去冒個險，去宣告我的本來面目、我看到了什麼，以及我真正在做的事。我必須承認，有很長一段時間，我都害怕撰寫這本書。但真實總是最好的，而我現在也對創造本書樂在其中！

> **【自我回顧】**
> ## 探索你對其他星光現象的體驗
>
> 1. 你曾和附著物接觸過嗎？請列出來。
> 2. 你是如何處理它們的？
> 3. 你對外星人持有什麼樣的信念系統？
> 4. 你有過任何與外星人們接觸的經歷嗎？請列出來。
> 5. 你是如何在你的實相系統中包容、接納外星人相關訊息的？
> 6. 閱讀本章後，你學會更好地理解星光現象了嗎？

11
低層星光界中極端的二元性

被稱為「地獄」或是「陰間」之處，將獲得清理與淨化。
除了深刻的遺忘，地獄還能是什麼呢？

深陷於地獄的靈魂，皆承受極大的痛苦。
他們身處地獄，只因沒有體驗到自身之光，亦無自愛。
他們沒有體驗到自身的純淨。
他們沒有體驗到自身的生命。
這正是地獄或是所謂的「地獄」中的巨大折磨。
若無自愛，存在體將迷失於黑暗，也很難接受愛，因為愛和光對他們來說是可怕的。
因此，當光降臨時，他以防衛與攻擊回應。

考慮這種可能性，那些所謂的「惡魔」正處於深刻的遺忘之中。
是的，他們作惡，他們傷害，但他們有此等作為，皆因其深深的遺忘與分離，
以至於當光顯現時，它們便激烈地防衛。

現在，你們都已明瞭何為防衛。
當你進入防衛狀態，你會變得驚恐又憤怒，
你可能會發洩能量，又或者抑制住用以隨後的爆發。
你可能用言語攻擊他人，或向其訴說負面之事。
那也依然是防衛，只不過程度輕一些。

——黑元

在本書中，我嘗試為那些被知識界認為是不真實或不存在的世界，提供一個更容易理解的架構。我們的文化對「那些世界具有危險性」這一點是心照不宣的，只能將其歸於「可接受」的宗教語境來處理，或是因其體現出的精神異常、對自我以外另一世界的想像和投射，而訴諸於將其稱為幻覺的精神病治療——總之，不是真的。

我親身體驗過這些世界，我個人並不同意許多宗教對這些世界的詮釋，以及使用「邪惡」這個字眼來形容它們。這些都使得此類體驗變得糟糕，甚至危險（尤其是第四層實相較低層的體驗）。有過這類體驗的人們，也被貼上「惡魔附

體」或「精神病」的標籤。這些標籤都沒有什麼幫助。針對這種體驗的類似心態和行為，對於體驗第四層實相底層的個體，以及居住或身陷這一層面的存在體來說，都會帶來更多痛苦。在體驗過這些世界之後，才容易明白「天堂」、「地獄」和「煉獄❶」這些概念是如何產生的。不幸的是，宗教詮釋致使困在第四層實相底層的存在體們慘遭遺棄，精神病醫學則視其為幻想而加以摒棄，並試圖用藥物消除這些「幻覺」。這兩種途徑都稱不上良策。

在以療癒師的身分接觸了一些被認定為「精神病」的人以後，我贊同出於對患者自身安全的考慮，其中許多人確實需要藥物治療。這需要很長的時間與大量的療癒工作，以及一位願意慢慢減少藥物用量的精神病醫生的合作，謹慎地陪伴這類患者恢復到內在平衡和諧的狀態。絕對不要在沒有合適的醫療指引下盲目嘗試。在許多此類案例中，精神問題並非僅僅是基本的生理因素所導致的，原因還有極端的能量場扭曲。

在本章，我會嘗試描述人體能量場第四層實相中更極端的二元能量意識層級，也就是較低層星光界。這些是極其負面的能量意識所屬的信念系統領域，充斥著極度的黑暗、劇烈的心理與肉體痛苦、酷刑、混亂、自我憎惡、自虐和迷失。

宗教上稱這些較低星光界的信念系統領域為「地獄」或是「煉獄」。許多不同的宗教都教導說，上帝（神）將存在體們發配到地獄去，承受每個人罪有應得的懲罰。世界各地對這樣的地方有著不同的稱呼：安溫❷，地獄，冥界杜阿特❸，煉獄谷❹，冥界哈迪斯❺，火獄❻，奈落迦❼，冥府❽，塔耳塔羅斯❾，黃泉の國❿。

它們是充滿分裂意識的世界。**棲居其中的存在體都深深遺忘了他們的真我**。他們深陷在極度負面的自我批判和個人痛苦之中。黑元說道：

對於在艱難螺旋療癒之路的人來說，
通往自我核心，即所謂「光明」與「黑暗」，
在真理、智慧和完整的通透合而為一之處，
靈性世界只會用慈愛接納它的的缺點。

許多宗教會教導光明與黑暗力量之間的爭戰。黑元說，這只不過是二元性的想法，正是我們的二元思維習性，讓我們身陷麻煩。二元思維迫使我們選邊站。黑元說：

選邊站，即意味著支持二元對立。
這會加強分裂，使局面更加嚴重。

---

❶煉獄（Purgatory）：人死後自認為需要反省的地方（或狀態），是天主教教義之一。
❷安溫（Annwn）：威爾士神話中靈魂所去的世界，是個美麗富饒的樂土。
❸冥界杜阿特（Duat）：是古埃及神話中的死後世界。在埃及神話中的奧西里斯（Osiris）被認為是冥界的主宰。
❹煉獄谷（Gehenna）：源自古希臘語，亦譯欣嫩子谷，地理上是耶路撒冷的谷地。在希伯來《聖經》中，這裡最初是猶大諸王以火犧牲自己孩子的地方。在阿拉伯文學中，也是死者靈魂暫時居住反省錯誤之處。
❺冥界哈迪斯（Hades）：希臘神話中統治冥界的神。
❻火獄（Jahannam）：伊斯蘭教的地獄，充滿永遠不熄滅的火焰。
❼奈落迦（Naraka）：印度教和佛教的地獄。
❽冥府（Sheol）：希伯來《聖經》中，是死者所去的黑暗之地。
❾塔耳塔羅斯（Tartarus）：希臘神話中地獄的代名詞，是冥界的最底層。
❿黃泉の國（Yomi）：日本神話中的死後世界（黑暗之地）。

進入人體能量場星光實相較低層黑暗之中的新方法

正如我在前幾章所談到的，我們需要學習不帶有對峙的整體性思考。創造並居住在較低層星光領域的存在體們，都深深地遺忘了自身的整體性。他們與自身存在深處的良善天性失去了連結，因而處在極度痛苦之中。

認識到「負面意願」是一種建立聯繫的努力

所以，當我們跋涉進入較低層的星光實相，去遇見所謂「黑暗靈體」時，為了幫助你維持個人與自身整體的連接，即你內在深處的良善，你的存在基礎，需要牢記這一點，因為在進入更黑暗的領域時，你將會受到那裡的二元性負面能量意識包圍和影響。負面能量意識的世界，以及沉迷於該世界中負面快感的存在體們，也會有負面意願（即二元意願），想要把你拉入你的二元（負面）意願當中。他們會被你內在同類型的二元性所吸引。

他們會想要誘發你內在的二元性，作為與你建立聯繫的一種方式。這就是說，他們會故意試圖誘發你心中的二元性（也就是分裂）並加以強化。他們會想要將你徹底拖入他們的二元世界，企圖增強你的二元分裂，暴露出你負面的陰暗面，那是你以及所有人類都習慣要隱藏的部分。對此，你可以將其視其為極度負面的意願，或者換種角度看待：

這可能是他們所知
能與你建立聯繫的唯一方式！

我確信你自己也這樣做過，可能只是程度不同。遇到某個新朋友時，這個過程會很常見。當你想和初次見面的朋友建立聯繫時，會尋找共同的話題和興趣，對吧？所以實際上來說，可以用另一種方式看待星光存在體們那「看似叵測的居心」，即他們只是想要與你聯繫罷了。換作是你被困在這樣的負面處境中，難道不會這麼做嗎？

另一種看待的角度是，受困於較低星光實相的存在體們，享受其中的負面快感，所以他們會試圖通過找尋、增強並誘發你內在跟他們一樣享受同樣負面快感的部分！

這可以被看作是建立聯繫的另一種方式！
亦或是
他們所知能取得聯繫的唯一方式！

因此，藉由理解你所遇到的較低星光存在體的心理，你就能更好處理自己的恐懼和負面衝動！畢竟，你攜帶著它們降生化身，就是為了將它們帶入整體之中的！

因此，在你的療癒生涯中，每當進入較低層的星光實相時，不再是就近圖個便利稱其為「地獄」，並將其居民稱為「邪惡」就結束了，取而代之的是，為了完成療癒工作，你會面臨著「面對自己的負面快感和負面意願」這一挑戰。想要夠勝任星光療癒工作，這是必要資格——如同許多年前的午夜，當較低星光存在體或所謂「黑暗靈體」來嚇唬我的時候，我要做的一樣。當時我堅守著自己對神聖世界的信念——我曾直接體驗過的那些世界，然後用強大、光亮的能量意識迫使黑暗靈體離開。當然，我也祈求了援助。首次前來幫助的是愛德加・凱西冥想團體，然後是在美國紐約州卡茨基爾山的道途工作中心，有好幾年，我都在該中心生活並處理自我功課。我永遠

感激那時受到的幫助。

以下是我最初親身遭遇「邪惡」靈體的一段經歷。

黑色「邪惡」靈體

我參加的愛德加·凱西研討小組每週都會進行一次團體冥想。當時我認識了一些非常友好的朋友。他們之中有些是貴格會⑪教徒。通常我們會先研讀凱西文本並討論，然後再進行冥想。凱西的著作非常了不起，對靈性世界提出了清晰的概念，還有指導我們如何正面有效地與靈性世界互動，藉此改善物質生活的信息。我在凱西小組中有一位朋友名叫艾莉絲，修習過藏傳佛教，她當時已經有多年的冥想經驗。我曾去過她家，與她進行過幾次私下的冥想。在這些寂靜的冥想中，我們會同時見到一些象徵性的畫面。科學背景出身的我，總是會先問她看到了什麼，而不先告訴她我所看到的。這樣的確認方式很有幫助，也激勵著我對超感知力明晰度，以及對靈性世界更多理解的持續追求。

幾年之後，在我生物能量培訓的最後一年，發生了一些事。我從中學習到，解釋超自然體驗的方式有多種，重要的是得知道如何以正面而有用的方式去解釋。越來越明晰的一點是，要學習到清晰的超感知力，其先決條件是扎實的知識基礎，要知道自身心理歷程、能量意識系統的運作與調控。所有這些，事實上都需要大量訓練，以及個人功課。

在我受訓的診所裡，有一位治療師的患者是上吊自殺的，我就稱他為巴德吧。我不知道原因，也不知道他的生活處境。巴德火葬後，他的骨灰被帶到我們的團體冥想室以舉行儀式。我並不認識巴德，但曾在他生前來療癒時，見過他幾次；我也不認識他的治療師。在為巴德舉行的儀式過程中，我對他死亡的好奇突然變得相當強烈。我想知道他現在身在何處。在冥想過後，我把手放在裝著他骨灰的罈子上，並將我的意識投射進去。

「巴德，你在哪？」

我可以感覺到來自骨灰的一股尖銳、激動、支離破碎且灼燒的能量——這是一種試圖得到釋放的意識。那是我所感受到的全部信息。

第二天，我獨自在家時，聽到了敲門聲。來客是我的圖書館員鄰居，以及住樓下的一位女士。他們以為我的房子失火了，說著我應該到外面去。我跟他們說，可能是我窗戶髒了的關係！他們隨後請我過去喝茶，我答應了。我們一坐下來開始喝茶，其中一位便問我說，

「你有沒有從前額的那扇門⑫出去過呢？」

「沒有，不過我會試試！」

接下來的整晚，我們都試著走出前額的那扇門。在場的其中一位女士無法做到。而我看見圖書館員變成了一個金色光點並且走出門外，我也變成一個金色光點。我走到門邊時停了下來。我正站在一個無底深淵的邊緣——那是一個無垠的黑暗虛空，看起來充滿了未分化的生命。我沒有跳進深淵，因為太害怕了，所以我就站在那兒呼喚巴德。經過幾個小時之後，那個夜晚變得非常

---

⑪ 貴格會（Quaker）：又稱公誼會或者教友派，是基督教新教的一派。成立於17世紀的英國，因一名早期領袖的號誡「聽到上帝的話而發抖」而得名「Quaker」，中文意譯為震顫者。另有一說，在初期宗教聚會中常有教徒全身顫抖而得名。
⑫ 指從前額的第三眼位置離開肉體，即靈魂出體，或星光體出遊。

怪異。那位女士決定嘗試自動書寫。她進行著自動書寫，然後突然停住，指著她畫在紙上的東西驚呼道：「這是個非常邪惡的靈體。」

在廚房中的狗開始咆哮，而我們三個都感到非常害怕。我們試著冷靜下來。我又待了一會後就回家了。從這之後，我就開始看到一個很大的黑暗靈體跟著我。我不知道該怎麼辦。幸好我是一個人在家，不會牽扯到別人。我手裡拿了一本《聖經》，渾身顫抖著在房間裡踱步，還試著在牆上用水畫上十字架，但是都沒有用。接下來的幾個夜晚，我都在驚恐中度過。

幾天之後，我約了一位來自歐洲的療癒師。他嘗試驅除這個靈體，但是都失敗了。最後他說：「這個邪惡靈體已經追逐妳多世了！妳必須集中能量去對抗他，妳一定要嘗試去戰勝他。不過別擔心，假使輸了，妳只會失去肉體！」好吧，這番話可絲毫沒有安慰到我！這對我的驚恐一點幫助也沒有，反而讓恐懼更深。

終於到了與我的生物能量治療師進行定期療程的時間。他似乎不太在意，也不擔心。他看不到黑暗靈體，但可以看到我的驚恐。他協助我面對未知產生的恐懼，可是黑暗靈體並未離去。

他說：「在這方面妳還需要多做功課，我可以給妳安排更多療程。幸好妳沒有去看精神科醫師，否則對方只會給妳開藥，還會把妳鎖起來。」

於是我安排了更多個人生物能量療程，在這些療程中，我處理了我的恐懼，並讓自己在一定程度上冷靜下來。但這個靈體仍在，我仍然懼怕他。由於我認識的人之中沒有一個能看見這個靈體，我也不斷懷疑自己是否精神混亂了。

之後，我想起了凱西團體中的艾莉絲，於是撥了通電話給她。我並未告知她我的情況，只是問她說：「我可以再和妳一起冥想嗎？」

「好，妳下午三點過來。」

當我抵達時，艾莉絲並未像往常一樣讓我直接進入她的房子，反而把我帶到了花園。我們坐在一棵蘋果樹下，在靜默中進行冥想。我們同時進入冥想狀態，然後又同時出來，過程中未發一言，就如同我們以前所做的那樣。

艾莉絲說：「一個黑暗至極的靈體侵入了妳，妳的氣場從胸部以下都是黑的。妳能做的就是，用白光將其驅離妳的身體，克服妳的恐懼，並且給予其無條件的愛，以將他釋放到光中。我會幫助妳。這個『黑暗靈體』在妳來之前就已經在對付我了，但我沒有讓他得逞。」

「克服恐懼」恰恰沒有那麼簡單。現在，我又一次感到更害怕了。我只能讓自己盡量冷靜下來，然後開始和艾莉絲一起靜默地進入冥想。

我開始嘗試把「靈體」推出我的身體，通過從頂輪拉下來的白光，並用愛包圍住他。我努力克服恐懼，感受無條件的愛。真的是舉步維艱。我將注意力集中在光與愛，不斷地用白光將他推出我的身體。我可以（閉著眼睛）看見艾莉絲同樣在給他傳送著光與愛。他退出了我的身體，在我背後走來走去，接著又走向艾莉絲。然後，一個很滑稽的想法浮現在我的腦海中：

如果妳認為自己已經夠慘了，想想他吧，
他甚至連一具肉體也沒有！

我心中輕笑，並感受著對這個沒有肉身的可憐迷途生物那無條件的愛。就在我將他填滿愛的時候，他從骯髒的黑灰棕色變成灰色，再變成淺灰色，最終變成了白光。我看見他走到艾莉絲附近，在那裡他變得非常輕盈光亮。然後艾莉絲和

我用無條件的愛將其釋放，他的人體能量場慢慢轉變成白光，接著他便被釋放了。當艾莉絲和我從靜默冥想中脫離時，她描述了和我方才所見一樣的情景。

艾莉絲說：「我傳送了光和愛給他，但他沒有動靜，直到妳也傳送了光給他。然後，妳終於克服了自己的恐懼，在無條件的愛中將他推離了妳的身體。他在妳背後走了會兒，又走向了我，他的顏色變得更亮。當他走到我的後面時，我把他拋進閃耀的光芒中——他便被釋放到光中了。」

我在平靜中回到了家，從此再也沒見過他。

對經歷「邪惡靈體」更有用的解釋：隨著時光的流逝，我開始認識到所謂的「黑暗靈體」體驗和巴德之間是有聯繫的。這使得我可以更好地看待這段體驗。我在療程中處理了幾次這件事、面對了自己的恐懼之後，就很明顯發現，巴德就是那個黑暗靈體。從那段經歷之後，我還見過幾個自殺的人在意識到自己做了什麼之後，都變得非常黑暗。在本質上，自殺沒有任何好處。當你離開肉身，你會發現自己依然是那個自己，問題和困難也都一如既往存在，卻再也沒有一個物質肉體來供你穩定自己的情緒、恐懼和自我判斷。事實上，離開肉體後會有更多自我批判，恐懼通常也會更多，而且一般來說，你也沒有能力去調控自己的體驗或感知。

像巴德這種狀況，一旦身處星光界，就很可能會迷失。在古歐洲傳統影響下學習療癒的那位歐洲療癒師，以及受過西藏傳統訓練的艾莉絲，都稱他為「黑暗靈體」，因為巴德的人體能量場極為黑暗。他們二人都不具有我所持有的訊息，因為我結合了生物能量治療師和物理學家的觀點，並以更偏向於西方式教育影響下的觀點來重新解釋所觀察到的現象。巴德的人體能量場之所

以黑暗，是因自殺而陷入了極度的自我絕望與罪惡感之中。早在決定自殺之前，他就已痛苦不堪。我不清楚他絕望的原因，因為我並非他的療癒師，也沒有在那時以超感知力去讀取。但是他顯然太沉緬於絕望，導致他進行了自殺。後來，就如同很多自殺的人一樣，他對這個決定感到深深的罪疚。因為在自殺後，原有的問題不僅沒有遠離，還可能變得更糟。他一旦離開了肉體，將不再受到肉體的保護，因而對自己的負面感以及所作所為的絕望程度，都得不到抑制和調節。

我記得，首先我把自己的意識投射至巴德的骨灰，然後站在兩個世界之間的深淵邊緣呼喚過他。我領悟到一個可以看待此事的新觀點，即巴德來向我尋求幫助，是因為我呼喚了他，所以我才能以那樣的方式看見他並和他建立聯繫。而其他人，除了歐洲療癒師和艾莉絲，都無法感受到他。現在我明白了，他拚命地緊抓住我這根救命稻草，是不想迷失在星光界。對自殺的人來說，迷失是很常見的。悲痛和內疚如此沉重，他們因此會陷入比生前更深的消沉裡。容易迷失的另一個原因，是他們對星光界還不熟悉。

可以用兩個角度來看待此事：從分裂的二元觀點看來，這個黑暗邪惡的靈體企圖殺死我；而另一種角度是，巴德在懸梁自盡後，迷失於深不見底的黑暗中。而是誰呼喚了他呢？是我！

正如黑元所說：

由黑暗去注視黑暗，看到的盡是黑暗。
但若你處於光中，經由光明注視黑暗，
你將看到它的本然。

所以我注視了，然後看明白了那段經歷。巴德是在跪著抓住我來建立聯繫，因為他迷失了。

我們幫助他在光中得到了解脫。

　　這個故事的關鍵在於：處於恐懼時，你看見的就會是怪物。這世界上多數的教導都反映出這種善與惡的二元性。有黑暗的怪物，也有光鮮的天使。大部分的教導就是如此，而不是告訴你「這裡有一個身陷泥沼的人，為生活所困。」他對自己極度絕望，因而結束了自己的生命；我呼喚了他，他就前來尋求協助。這兩種看待方式是迥然不同的。

　　這段經歷對我解讀星光界的超自然現象有著深遠的影響。這世上許多教導都相當的負面，比如會給「較低星光存在體」貼上「壞」或「邪惡」的標籤，並把他們送進諸如地獄等更底層的地方。坦白說，這真的是誤事。這些人／存在體需要的是幫助。他們最不需要的，就是收到更多負面能量的投射或是被落井下石。這些生活在如此黑暗之地的存在體，已處於深深的遺忘之中。他們就像我們自己內心的陰暗面一樣，都需要幫助。正如心理學家卡爾·榮格所言：「使我們開悟的，並不是想像光明的形象，而是將覺知賦予黑暗。」

　　深度遺忘是心靈上的深層分裂，即對現實世界作善與惡的劃分。在深層分裂當中，「惡」指的是真的很壞（即邪惡），而「善」則猶如天使。不幸的是，一個有這類深層分裂傾向的人，大多數時候會認同於分裂中的負面。當人格轉換到分裂中的正面時，通常會呈現為誇張的、不切實際的正面積極性，且並不持久，也沒有紮根於物質和靈性現實中。這種分裂類型，最常見表現在具有兩極症候群[13]的個體身上。當然，任何這樣的分裂總會有生理層面的體現，同時也會在人體能量場中表現出來：遺忘得越徹底，能量就越黑暗、稠密、負面。另一種說法則是，深度分裂的存在體，對自我的評價是極低的。

　　對於所有從事星光療癒的工作者來說，
　　這偉大的一課都是不可或缺的。
　　注視黑暗的星光界並看見邪惡，
　　這一點太容易了。
　　然而，這並非那裡的存在體們所需要的！
　　他們已經因強烈的負面自我形象而苦苦掙扎，
　　不需要再有其他恐懼投射到他們身上。
　　當他們看似要嚇唬你時，
　　是因為他們對你感到恐懼！
　　他們需要的是輕鬆自在、充滿愛的接納，
　　以及認出他們的本然！
　　走在開悟路上的生命存在！

　　　　　　　　——芭芭拉·布藍能

　　一步接一步地，生活發生了我夢想不到的奇妙轉變。經過一段時間的滋養和學習，我準備好了以另一方式再度面對「地獄」。我已準備好進入熟悉的黑暗與絕望——不過這一次，是以療癒師的身分。我已做好準備給較低星光界那些困在黑暗和痛苦當中的可憐存在體們進行療癒。以下是我的故事。

---

[13] 兩極症候群（Bipolar Syndrome）：亦稱躁鬱症或雙相情感障礙，是一種精神病。會經歷情緒的亢奮期和抑鬱期。在亢奮期（躁期），患者異常開心、有活力、易怒、衝動、睡眠減少。於抑鬱期，患者會哭泣、缺乏與他人眼神交流、對生命萌生負面看法，也有自殺的可能。

第一次以療癒師的身分走訪「地獄」

我曾在《光之手》中描述過，首次造訪地獄相當出乎我的意料，因為當時我正在紐約市的辦公室裡進行療癒。事情發生在療癒正要進入尾聲時。我握住雙手置於個案的第六脈輪上，向其傳送愛與和平，以帶他到更高的意識狀態。這位個案四十歲，來找我療癒的原因是他的身體沒有完成從青春期到成年期的發育。我已經為他進行過幾次的療癒，改善了其內分泌系統的發育，他也感覺到一些效果了。

突然間，我墜入到地獄！從能量場第六層的狂喜狀態，驟然落到第四層最底層的黑暗之中。這讓我震驚不已，想不通這是怎麼發生的。我開始評判自己是不是搞砸了什麼，回顧了自己最近的狀況，卻一無所獲。在自我懷疑中掙扎了一段時間之後，我開始環顧四周。周遭是伸手不見五指的黑暗！我想起之前學過的幾種離開地獄的方法，便開始一一嘗試。第一個方法是尋找光，再朝光的方向走。然而那裡根本沒有光，既沒有「較亮」的部分，也沒有「更暗」的部分，那裡的黑暗毫無漸變層次。我不知該何去何從，顯然找光並不可行。我可以聽到令人厭惡的聲響，卻看不見任何東西，周圍一片漆黑。於是我開始祈禱尋求幫助，那似乎也沒有任何作用。於是，出於自己的基督教背景，再結合印度式的吟誦節奏，我開始在內心（默默地）吟誦，因為我不想打擾到正在安靜休息的個案。

「耶穌基督、耶穌基督！」

這看上去也沒有幫助，不過我還是繼續念誦著。隨後，令我驚慌的是，我聽到黑暗中傳來幾個聲音問著：

「說的是誰？」

現在我真的是嚇壞了。根據我兒時接受的基督教義，基督降到地獄，接見那裡的所有人，然後把想出來的人都帶了出來！在地獄的每個人都應該知道祂呀。**但是，他們並不知道！**

「為什麼他們會不知道基督呢？」我大聲地問自己。

「噓！安靜，芭芭拉，冷靜下來！」我試著讓自己冷靜，然後再度開始念誦。

「耶穌基督，耶穌基督！」我持續不斷地念誦著。

過了一段時間，我注意到頭頂上方開始變亮了，我似乎在向上移動，進入光中。很快，我發現自己身處一所修道院掌燈的院落中。幾位身穿棕色長袍的修士走向我，他們觸碰我的右手跟我說道：

「這個，我們將會拿走這個。」

我低頭，看到個案一小片的靈魂在我的右手裡。然後，他們指著另一個方向說：

「到那裡尋求指導吧。」

我轉向並漂浮了過去，發現自己站在獅身人面像的兩個前腿之間。它胸前一扇神祕的門敞開了，隨後我就到了裡面的房間。（這一切都在意識中進行，在物質世界中，我的雙手仍然放置在個案的前額上方，進行著第六層的能量提升。）進入房間後，我看見黑元坐在金色寶座上。我到他面前屈膝跪下，他給了我一道燦爛金光的啟蒙。然後他說：

這個祕密，
我說過，當妳準備好時
便為妳揭示。

妳與我為一體。
我是你的超靈（Oversoul）。
我們擁有相同的核星。

妳，芭芭拉，
是我在這一世中的化身。

之後有好多年，我都不曾向他人分享這段經歷，因為太私密了；而且，我也覺得可能顯得有點自負。現在，我明白這對所有人來說都是真的。我們都有終生伴隨的指導靈，而他們就是我們的超靈。其他的指導靈則會在特定時段內，教導我們特定的事，譬如療癒技術。在我們學會之後，他們就會離開。因此：

伴隨你一生的指導靈，就是你的超靈。
那個指導靈與你共有同樣的核星！

至於那位個案，這也是他的一個轉折點。他與許多年前，或許甚至很多生世前，分離出去的靈魂部分再度結合了。我不知道他是如何與那部分分離的。確實經過了很長的時間，很多次的療癒，但個案確實好多了。他的內分泌系統復甦，他的男性特徵也開始發育完善。

新千禧年的任務

在這個新千禧年中❹，人類持有幾千年的二元性開始浮現出來，等待療癒、變得完整。所謂的光明與黑暗的兩極將融合成整體。宗教正與自身內在的二元性，以及加諸在人們身上的審判控制狹路相逢。

正如黑元所說的：

你並不真的相信，
必須受到懲罰才能表現良好，
難道不是嗎？

> **【自我回顧】**
> ### 探索你的二元經歷
>
> 1. 試著列出生活中你認為符合極度二元的經歷。
> 2. 在它們發生的時候，你是如何處理的？
> 3. 後來為了你內在的成長，你是用什麼方式化解的？
> 4. 關於內在力量你學到了什麼？對於自己能處理哪些事情，現在你的信心如何？

---

❹ 作者指21世紀的千禧年。

12
負面意願和星光界

所謂的邪惡，
可被視為是極端的二元性，
它只不過是深深的遺忘。

——黑元

現在讓我們來看看，持有負面意願真正去傷人時，會發生什麼。

魔咒、詛咒與靈體

魔咒和詛咒是高度危險的。倘若文化否定其存在，則可能更加危險，因為它們能造成各種原因不明的疾病、肉體疼痛、恐懼、行為失常，甚至死亡。我尚未與任何人研究過這個主題，所以我接下來要說的僅僅是基於我個人的超感知力觀察，以及身為療癒師的經驗。我也不知道詛咒（Curse）和魔咒（Hex）這兩個詞在專業上來說是不是有所區別。或許，它們只是不同文化對於類似事物的不同形容。詛咒和魔咒所遵循的，也就是我前文所述的第四層實相的運作法則。每一種文化都創造了其專有的詛咒與魔咒，亦根據自身所屬的系統來理解並解釋它們。

何為黑魔法？為何它如此強大？

黑魔法是一套組織系統，利用他人弱點以及對這類現象的缺乏瞭解，而運用能量意識訊息去傷害或控制他人。黑魔法所使用的法則，與療癒時遵循的人體能量場第四層實相的法則是相同的。然而，在黑魔法中對這些法則的運用則極為特定，在儀式中使用物體、符號時，也包括使用有創造力的性能量。千百年來，這些儀式在一些祕密團體的承襲下而得以重複。如第10章所述，物體和符號可以通過這種方式得到賦能，承載二元能量和負面意願。儀式每重複一次，負面能量意識、力量、負面意願就被增加到指定的星光形體及負面信念系統領域當中。它強大而危險；它尋覓恐怖，並以恐怖為食。這可不是能鬧著玩的事，它連結了自人類存在幾萬年以來所積貯的，巨大的黑暗負面能量意識庫。

使黑魔法維持力量的方法之一，就是將其保密。大部分人都不相信它是真的，或者害怕去查明真相。但人們還是畏懼它。倘若他們認為它確實存在，黑魔法就會利用其恐懼進行威脅。所以底線是：要麼遠離它，要麼就學習它的運作原理。若想對這方面瞭解更多，可以參考特雷弗·拉文斯克羅夫特（Trevor Revenscroft）的著作《命運之矛》（*The Spear of Destiny*）。這本書是關於希特勒尋找刺穿基督腹側的那把長矛，講

述了在基督之後那把矛的歷史。

我經歷過的黑魔法、魔咒和詛咒

遇到不同尋常問題的個案——附身：在我首次造訪地獄後不久，有一位女士來電，說想要立即與我會面。她聽起來是如此地絕望，促使我找了個空檔並立刻安排她前來。她開著一台大眾麵包車來到我當時居住的生命能中心，把車停在我的前院。我走下門外的台階去迎接她。她一跳下車就激動迫切地向我訴說她的故事，有時會忽然尖叫起來。我試著讓她冷靜下來，然後帶她上台階，進到療癒室。她的人體能量場可說是一團糟——這還是保守的說法。我從未看過這樣的人體能量場結構，那天之後也未曾見過。她是被另一個個體入侵並控制了，那個人的力量極為強大。他透過她的頂輪入侵並控制她，而她的頂輪被撐開得很大，而且撕裂了，脈輪上的整個防護膜也不見了。有數隻巨大、粗硬而結實的黑色觸手或是根鬚，伸進了她的頂輪。觸手伸入並纏在她的垂直能量流上，一路向下直到第三脈輪。它們看似被某種能量維持在那，而我對這種能量一無所知。那股力量並非本地產生的，而是源於某種遙遠的文化。無論我做什麼，都無法讓根鬚離開。它們被一股未知的極端強橫力量盤互控制著。我以前從未見過如此強大頑固的力量。我知道這已超出自己的能力範圍。所以我暫停了療癒，試著讓她冷靜下來，告訴我事情的來龍去脈，希望能從中找到釋放掉那些根鬚的方法。很快，我明白了為何我解決不了這個問題。她的故事是這樣的：

「在我修習佛教時，遇見了一位來自於西藏的佛教僧侶。我愛上了他，我們也結婚了。但我們的婚姻並不圓滿。他只是想控制我而已。他不斷吸取我的能量。我再也不能忍受，所以告訴他我想要離婚。他拒絕了。最後我說，那麼我就自己去辦離婚——畢竟這裡是美國。接下來他的控制變本加厲。不久之後，我發現他根本就不是佛教的僧侶！他是一位黑魔法巫師！他一直都在我身上施黑魔法，不停地在吸取我的能量。我無法脫離，甚至找不到任何願意聽我傾訴的人。每一個人都認為我瘋了。請幫助我！拜託！拜託！妳一定要把它弄走！」

「弄走它！我再也無法忍受了！我快瘋了！」她上竄下跳地尖叫著！

「很抱歉，我做不到。我不知道該如何做，而且我是有心無力。我真的盡力了。妳需要的是驅魔！妳必須去尋求西藏僧侶，務必要去找一位。試試去西藏之家❶吧，或者找牧師進行驅魔儀式。我聽說在紐約市中就有一位，他或許可以幫助妳。請去找他。」

我在一張紙上寫下了那位牧師的名字，引她走出療癒室，然後強行帶她走向她的車。當我們下台階走向車子時，她開始上竄下跳，發出尖叫和嘶喊，就像瘋了一樣。我再次試著讓她冷靜下來。過了好一會兒，她才做到開車的準備，上了車。我再次向她強調，務必去找我推薦的那位牧師進行驅魔。她最後終於開車上路；實際上，我很訝異她怎麼還能把車開得那麼好。我向她送去祈禱，願她能療癒她的不幸。我當時對於處理那種等級的黑魔法還能力不足。

---

❶西藏之家（Tibet House）：設立於世界各地，旨在保護和宣傳西藏文化。美國的西藏之家於1987年成立於紐約。

處理詛咒的道德規範：在我職業生涯的早期，有位人士來紐約市跟我學習，我就稱他為彼得吧。我注意到他的第三脈輪嚴重損壞，防護膜被撕裂，封印也受損了，脈輪中心留下一個大而深的破洞。注意到脈輪損壞到了如此程度，於是我在沒有提到所見的情況下，問起他的過去。他告訴我，他曾經跟隨一位薩滿巫師學習了三年，並成為了他的學徒。他做學徒時的任務，就是協助薩滿巫師移除詛咒和靈體。流程大概是這樣：一群人手拉手圍成一圈，並在圓圈周圍維持住一種保護性的能量，要被移除詛咒的人會被圍在圓心。圍成這樣的圓圈，是為了提供保護，抵擋詛咒和靈體的危害。薩滿巫師會從被詛咒者的氣場中拉出詛咒或靈體，把它丟向學徒（彼得）的第三脈輪。當這個狀況發生時，彼得便會轟然倒地，在痛苦和混亂中滿地打滾。然後彼得會被拖出圓圈，而薩滿巫醫會去照料那位被療癒的個案。圍成圓圈的那群人則繼續保護個案，以避免詛咒或靈體重回其氣場。彼得告訴我，他通常會繼續在地上折騰三個多小時，直到抽搐停止。他還會病個兩週，才能痊癒。彼得說那位薩滿巫師用這個方法幫助過許多人。

我為彼得感到擔憂，他的脈輪損傷是如此嚴重，長此以往不知道會發生什麼事。我幾乎每一堂課都會為他療癒，他在我的學院中接受教師執業培訓時，我也繼續為他療癒。當他終於不再向那位薩滿巫師學習後，他的脈輪才得以維持住我給予的療癒效果。

彼得還告訴我，他也曾向其他幾位這樣的人學習過。他說，其慣例就是移除滯留在能量場的詛咒和靈體，然後放在像是雞、雞蛋裡，或是像他的例子那樣，甚至是放到學徒身上！他還說，移除詛咒後，把它送回下咒者身上也是慣例之一。我對這兩種技術的道德性持懷疑態度，也探尋了更合乎道德的處理方式。

來自移情的「詛咒」：不久我就再次面臨挑戰，這一次是由於移情。作為一位領導者要面對的棘手事件之一，就是在學生們回歸核心的神聖療癒路途中，會產生的移情現象。「移情」是心理學術語。「正向移情」是個案或學生將好的感受轉移到領導者，比如：老師、療癒師或醫生身上。在這種情況下，領導者起初會被視為至善完人，並且會以學生／個案兒時懷有期待卻從未經歷過的方式，去照顧學生／個案。通常在最初階段，學生會透過正向移情來看待老師，認為後者是個將改變他們人生的偉大老師。有時確實如此，但有很大一部分是屬正向移情。然後，當學生到達自我轉化過程中的難點，並需要進行深度自我轉化的時候，學生心中便開始浮現負面移情。他們會發現，原來領導者不過只是老師，而不是救世主！

有一名學生在學習過程中的某個點，對我產生了非常強的負面移情。她沒有跟治療師去處理負面移情，而是去找一位持有負面偏見的靈媒，而靈媒告訴她，我曾在一個前世中詛咒過她，那位學生應該「奉還詛咒」！當然，我從未詛咒過任何人。結果就是那位學生無緣無故詛咒了我。不過嘛，詛咒的效果也不太大，無非就是移情。這就是我開始發現「奉還詛咒」存在的諸多問題中的一個。

黑元教導了我療癒這整件事的方法，包括那位女士遇到麻煩的前世。我雙手持有無條件的愛，將詛咒從我的能量場中移除，並化解了它。然後我跟著它往回走，沿整個來路化解掉它。它走回到學生那裡，經由那位教她向我「奉還詛咒」的靈媒，然後到另一位我不認識的人那裡。

我化解了整個鏈條，所以沒有人會受到傷害。

她夢寐以求的假期——真是這樣嗎：我首次意外地目擊詛咒事件的發生，是在療癒室中。一位女士來找我幫忙，因為她似乎正在慢慢死去。我就稱她為帕特吧。兩年來，她的健康持續衰退，而且原因不明。帕特說，她找過幾位醫師，但是他們都診斷不出什麼，提供的治療也全都無效。當我在療癒的第一階段中給她的能量場充能並進行清理時，我看見一個星光形體沾附在她的能量場，正在吸取她的生命能量。當我探索帕特的能量場時，我注意到那個形體不只和她的能量場連結，還連結到離我們所在的紐約州很遠的某個人。

我一路跟著連結，來到了加勒比海地區。這令我非常好奇，因為我從未見過這樣的事。我繼續在星光層上讀取能量場，發現它連結到一位當地婦女。接著我又注意到，它只是籠罩在她的能量場外層；實際上，它連結自一位外貌嚇人的男人身上，他的全套裝扮，我當時只能稱之為「巫醫」：戴著面具、羽毛、盾牌、脖子、腰帶，手上掛滿怪異的物件。他才是吸取帕特生命能量的能量形體源頭。

我繼續試著移除這濃稠、黏滑的負面能量意識。這並不容易。我試著把它送回原來的創造者，但是不管用。於是我換了個方式，集中自己的意識，進入無條件之愛的狀態，將無條件的愛充滿我的整個能量場。接著我專注於雙手，用手從帕特的能量場上去鬆開它，並確保它被無條件的愛所覆蓋並充滿。然後慢慢地，一點一點地，我開始將這個懷有敵意的負面能量化解為愛。這個過程耗費了很長的時間和極大的專注力。

我將帕特能量場中和周圍的負面能量全部轉化之後，便開始化解連結在島上婦女的那長而濃稠的黏液線。當我觸及到她的能量場時，我在心靈上詢求她的允許，能否將它解除並轉化成愛。她同意了。我便將她能量場內外的黏液線全都轉化了，之後我沿著黏液線到了「巫醫」那裡。在到達他的能量場外圍時，我詢求他允許我化解黏液線。他拒絕了。因此我沒有化解他發出的那部分線。之後我繼續完成對帕特的療癒，並為她的能量場進行了常規的關閉操作。

在那之後，帕特迅速康復，我又給她療癒了幾次。隨著她的快速恢復，每次療癒都聚焦在重建並增強她的能量場各層級上。在其中一次療癒時，我問她是否曾到過加勒比海地區。於是她講述了自己的故事：

「兩年前我到牙買加度假，在島上遇見一位當地島民，叫傑洛米。我們墜入愛河。一切都美妙無比，我們彼此是那麼的契合。我們準備結婚，他也說會跟我一起回美國。但是在我的假期快要結束前的一天早晨，一位非常憤怒的島上婦女出現在我度假小屋的後院。她狂暴地對我叫囂著什麼，可是我聽不懂當地方言。接著我看到了刀子。當她正要拿刀刺向我時，幾個聽到尖叫聲的當地人突然出現，阻止了她。他們一邊把她拖離現場，一邊不停對她大聲吼叫。後來那些人回來告訴我，她是傑洛米雖未婚但已同居多年的妻子❷，並且已經有了幾個孩子。我受到驚嚇又傷透了心，便盡快離開了！」

當帕特流下悲痛的眼淚時，我沉默地坐著。當她哭訴完後，我告訴她在她能量場中看到的事情，以及在療癒過程中發生了什麼。那位島上婦

---

❷ 加勒比海地區的牙買加島民普遍有這種同居婚姻的情況。

女雇用了一位歐比巫師❸，想用負面精神能量殺死帕特，讓她不能再回到牙買加，從她和孩子們的身邊帶走傑洛米。

幾個星期後，像往常一樣，有一些新個案來找我尋求療癒。其中一些來自加勒比海地區。這些新個案寫過一本關於加勒比海歐比巫師的書，並且帶了一本給我。他們並不知道帕特療癒的事。因此我才學到「歐比巫師」這個詞。加勒比海的歐比傳統來自於非洲的奴隸。他們是非洲古文化中的巫醫，傳統上是從事療癒的。

火的詛咒：我再一次聽到關於詛咒的事，僅僅就在一個月後左右。有一位女士來向我尋求療癒，就稱她為珍吧。在短暫介紹之後，她說：「我的男朋友想用黑魔法殺死我！我太害怕了。我試著用冥想和祈禱阻攔他的詛咒，但恐怕並沒有什麼用。」

「這是什麼意思？妳認為他做了什麼？他是怎麼做的？」我謹慎嚴肅地問道。

「我展示給妳看，」她邊說，邊脫掉長袖襯衫和手套。我難以掩飾我的震驚。珍的手和手臂嚴重燒傷，整個皮膚和皮下組織也都燒毀了。從手一直延伸到手臂的肱二頭肌處都是移植的皮膚。移植的皮膚比她的正常皮膚薄了近1/4英寸（約0.6公分），所以正常皮膚和植皮處的過渡處驟然變薄變紅。整片移植的皮膚看起來都是青紅色的。她繼續告訴了我後續的故事：

「這是他用黑魔法做的。我跟妳說，他想要殺死我！有一天，當我工作完回到家，我撥電話給他，但是他沒接。然後我意識到他正在樓上進行一項儀式。我被嚇壞了，立即去到我們位於地下室的冥想室中，並燃起一根蠟燭，開始冥想以獲得保護，免受他那儀式的危害。我害怕得無法冥想，所以便開始拚命禱告。當我睜開眼睛時，房子的樓上失火了！那不是我的蠟燭引起的。我迅速吹熄了蠟燭，跑向一樓的前門，但它被鎖住了。我跑到後門去，後門也鎖了！我跑向窗戶，它們也都被鎖上了！他放火點著了房子，還把我鎖在裡面！但是沒人會相信我的。我用雙臂和手覆蓋住我的臉，讓自己還能呼吸。最後，我打破一扇窗戶爬了出來！」

她停頓了一下，做了個深呼吸後，淚如雨下：「我在醫院住了幾個月。」

我開始為珍進行療癒，重建她手臂和身體其餘部分的所有能量場層級。她的能量場有許多創傷需要移除。結構化層上有一些撕裂，而非結構化層上則有一些混亂的黑雲。火焰不只在能量場非結構化層中留下大量的紅色，也粉碎和破壞了她那嚴重燒傷的手臂和雙手中的結構化層。

運用超感知力，我的確看到她的男朋友企圖用儀式性的黑魔法對付她，但無法知道用的是什麼方法，因為我對此瞭解甚少。對我來說，即便這看起來更像是一場縱火，但我沒有「確切」的證據。最重要的是讓個案受到保護，不會再受到任何可能的超自然攻擊。我確保了這一點，通過清理、加強她的能量場，並協助使她的中心變得更加強壯以保護其能量場。她一恢復力量，就決定進行更多必要的外科手術，讓她的傷疤復原成正常的質地。

歷經九代的非洲詛咒：這是另一次令我驚訝的經歷。在我目睹這個詛咒事件的時候，布藍能療癒學院已經發展成為四年制課程的學校，而我負責教二年級學生如何從能量場中移除第四層實

---

❸ 歐比巫師（Obi-man）：Obi也拼寫為Obeah，是西印度群島的西非人中一種靈性治療和審判系統。

相的物體和存在體。一個詛咒能在量場中存續這麼久、這麼強烈，真是令我驚訝。九代是一段相當長的時間。

首先提醒：能量場中的星光物體和星光存在體之間，有一個極大的差異，即存在體擁有自由意志，並且不希望被移除。如果你試著移除，它們會攻擊你，就像我曾嘗試從一位個案的胰臟移除一窩鳥身女妖幼雛時，它們便試圖咬我的手指。因此，要移除附著在能量場中的星光存在體，比移除星光物體要難一些，因為星光物體在被移除時不會抗爭。星光存在體之所以在個案的能量場中，可能是他人放置的，也可能是個案自己；可能是今生放置的，也可能是在某個前世。除此之外，在能量場施放詛咒或魔咒之人的意志，會維持需要被移除的詛咒或魔咒中的力量，假如這種意志還存在的話。

回到我在課堂上的經歷。我當時正向二年級學生傳授星光療癒，他們正在學習移除第四層實相物體和存在體。當我在教室走動協助學生時，我注意到有一位學生遇到了困難。我走過去察看，發現那位躺在療癒床上接受療癒的「個案」學生是非洲裔的。作為「療癒師」的另一位學生則無法穩定住能量場，因為她自身能量場中的能量不足。她也不確定自己要移除的是什麼，同樣是施行療癒所需的能量不足的結果。我看向個案學生的能量場第四層，看到她的垂直能量流中充滿了邪惡可怖的小黑蛇。這就解釋了為什麼完成這個療癒會能量不足了：療癒師學生沒有足夠的力量去移除那些具有邪惡意願的蛇。（以她目前的學習程度，對能量的控制力也沒那麼強。）於是我接手了療癒，讓學生轉為協助我。我著手開始移除那些蛇——首先是一條一條地，然後一次移除多條。這耗費了相當多的時間。移除蛇的時候，我將它們帶到了能量場的更高層，在那裡它們恢復了原來的非二元形體，即普通的蛇形（沒有邪惡意願）。我還繼續追蹤到和化解了詛咒的負面能量的源頭。當時我跟隨著詛咒的能量意識，穿越時間和世代回到過去，沿途化解，一路回到非洲，發現源頭竟然在大約九代之前！我感到驚愕。我不知道這樣一個東西竟然可以流傳這麼多代！

我一直和蛇保持著良好關係；在我還是孩子時，我會抓著蛇一起玩。在後來，我瞭解到廣泛流傳於地球遠古時代的女神信仰，使用蛇作為昆達里尼的象徵。昆達里尼是一種生存／療癒／轉化的生命能。我之前也曾在人身上看過蛇，但數量沒有這麼多，源頭也沒有這麼久遠！原來個案學生的症狀問題是慢性背痛，經過療癒之後，背痛就消失了。

人體能量場第四層物體／存在體及詛咒／魔咒的基本總覽

1. 第四層實相世界和人體能量場的第四層位於同一頻帶。
2. 物體可經由第四層實相能量意識進行充能，用以助人或害人。這些物體可傳送這股能量意識給人類。其中一些物體被稱為護身符，它們在儀式中被灌注了第四層實相的能量。
3. 詛咒／魔咒是被另一人放置在能量場當中或之上的。這樣的人是受訓施行，或企圖練習某種薩滿術、巫術（witchcraft）或巫毒❹。
4. 使用這些力量的祕密團體古已有之，且仍然

---

❹ 巫毒（voodoo）：流行於西非人當中的民間信仰，後隨奴隸貿易流傳至美洲，形成多個分支。

5. 假如施咒者沒有力量將其放置在能量場內部，它就只會落在能量場表層，直到受詛咒的人產生情緒化反應。此時，能量場會變弱，詛咒便能進入其中。
6. 功力深厚的強大施咒者所放置的詛咒／魔咒，能維持許多代。詛咒或魔咒的威力取決於施咒者本身的能力，取決於其通過專注（理性）和力量（意志）並以情緒為燃料，來調節並控制自身能量場的能力。
7. 詛咒或魔咒應該被化解，而非奉還原主，後者相當於是向對方下詛咒。
8. 附著在能量場第四層實相的物體，應該被帶到能量場第五層，即神性的、萬物模板（及形態層），讓它回復原有的目的。
9. 一旦第四層實相的存在體被創造出來，它會如所有生命體那樣，持續存在並不斷演進。
10. 第四層實相存在體會被帶入光中，以重獲正常的健康平衡狀態。
11. 第四層實相療癒的主要工具是無條件的愛。當人體能量場明晰而平衡時，它會從心輪的中心升起，向四面八方輻射。要達到這樣的狀態，最好進到核星，然後是哈拉層，達到意願明晰自如的狀態。
12. 在星光療癒中，運用意志力量通常會導致二元性，造成傷害或控制。
13. 不要試圖一個人進行這件事。需要有人教你如何處理面對未知及潛意識事物時的恐懼。
14. 你與第四層實相世界的關係，受到過去祖先的影響。
15. 你的重要情感關係，諸如在婚姻中，包含了對方家族的星光歷史。
16. 所有的負面信念系統，都會連結到持有這些信念的第四層實相世界，並受其影響。
17. 一場完整的人體能量場療癒，必須包含星光療癒、時間膠囊療癒和關係療癒，以及其他類型的高級療癒，本書會探討其中一些技術。完整療癒必須包含人體能量場的至少七個層級，以及人體能量意識系統的所有層面。[1]
18. 人體能量場的第四層，是所有人際關係運作的層級。
19. 能量場第四層的基礎是心臟，神聖的人類心臟，是無條件的愛流出之處。
20. 謹記，無條件之愛是第四層實相療癒的必要條件。[2]

業力

這一領域，不應被「現代」人類這樣報以如此的漠視或否定。我見過人們因為業力幾乎瀕死或瘋狂。舊傳統中對抗的方式，只會創造更多的衝突。黑元已經教導過其他不與之對抗的解決技術。我們的方法則是，用無條件的愛化解這些物體和存在體的負面性，並將之送回光中。對於那些以二元性行事並傷害他人之人，我們還需要清除他們身上的所謂「惡業」。

---

[1] 請見《光之手》。
[2] 給讀者的提示：我並未將全部的第四層實相的療癒技術納入本書，例如療癒能量場中的附著物和植入物，因其需要許多訓練，包括個人功課，處理療癒師從心靈深處升起的對未知的恐懼，以及當學生開始適應第四層實相時所需的個人支持。

業力可以被視爲一個解決任何衝突，
或釐清你內在對實相誤解的機會。

——黑元

任何一世中的任何一個未化解的人生體驗，都將會駐留在能量場中，直到獲得化解。每個人的人體能量場中都有著這麼多的機會！投胎化身就是將那所謂的業力清除的機會。我們持續在今生重複創造出相同類型的負面體驗，直到化解爲止。這些重複創造雖然令人不勝其煩，卻也創造出了療癒的機會。這就是投胎化身的目的之一。

> **【自我回顧】**
> ## 探索你的二元經歷
>
> 1. 你曾有過哪些含有負面意願或負面快感的第四層實相體驗？
> 2. 請試著描述它們是怎樣的。
> 3. 這些體驗令人恐懼嗎？如果是，你是如何處理自身恐懼的？
> 4. 你從中學到了什麼？

13
前世療癒概述

為了個體化，你們開始了療癒螺旋，
貫穿你們稱之為投胎轉世的過程。

你們創造了這些術語——投胎與轉世，
並以你們所稱為的「時間」這一概念將它們分離。

你們已給過自己許多次機會和許多「世」用於創造。
使用線性時間刻度，你們可以回溯過去，回想起累世經歷。
所有這些人生體驗都是認知自我的工具。

——黑元

傑出的精神治療師斯坦·葛羅夫❶說過：

> 我們每個人都可以顯現出超越空間、時間和線性因果關係的意識場之特性。

葛羅夫醫生看到了凍結於我們內在的、無意識的、未化解的和痛苦的人生事件，並知道體驗那些事的益處。在治癒性的環境中去體驗這些，就有機會經歷然後化解它們。有些治療師把這稱為「讓它們在我們面前死去」。葛羅夫醫生的研究工作，包括處理來自今生以及過去或「前世」中的未化解的體驗。現在，許多身體心理治療師也會進行這樣的工作，因其功效極佳。要做這樣的工作，首先需要在一位受過良好訓練、經驗老到並已完成個人轉化歷程的療癒師／治療師的陪同下，完成深刻的個人轉化功課。善用超感知力和人類能量意識系統的知識，可加強療癒效果，縮短療程。這過程會使治療更直接，因為人類能量意識系統上，受到創傷的能量結構可以得到直接的操作和移除。一旦完成這部分，肉體也將迅速得到康復。

前世療癒是一個很大的主題，我在本章會提供一些前世療癒的基本認知及基礎知識。本章討論前世療癒的部分結束以後，會進行到下一部分，將從一種新角度去討論「前世」現象。通過觀察人類能量意識系統如何存留未化解的體驗，即包括今生和所謂「前世」的所有人生體驗，我開發出了這些新技巧。

---

❶ 斯坦·葛羅夫（Stanislav "Stan" Grof, 1931-）：捷克精神病醫師及作家，超個人心理學領域創始人之一。他研究意識轉換狀態以用於康復，亦致力於靈性意識與科學的結合，提出眾多新式理論基礎。

關於體驗前世，有兩個突出的要點：

1. 會有一種無法逃避的感覺，感覺自己需要去解決前世問題、還有些東西需要學習，但一直捉摸不透，直到進行前世療癒才能解決。在某些情況下，整個一生都可被視為不斷地嘗試與前世臨終時的失望想法相妥協。
2. 前世的性格可以看作是其他的自我，或是今生自我的一部分仍有問題需要解決。

用深度放鬆法跟隨身體進入前世

在華盛頓特區的身心整合學會中，我第一次受訓運用深度放鬆和回溯技術進行前世療癒。在訓練中，我們被教導要十分謹愼，不要讓個案進入某個前世的特定畫面，或任何特定情緒中。而是要平靜地透過語言和偶爾的輕柔碰觸，引導個案從雙腳開始，讓身體的每一部分進入深度放鬆。這項工作需要個案躺在穩固的窄床或是按摩床上時進行。當個案身體每個部分都放鬆以後，受引導下的視覺化過程會帶領著個案的身心，回溯到過去。完成這部分以後，治療師會對個案肉體上與創傷關聯的特定部位進行按摩。

這個方法會引導個案的心智和身體，一步一步地沿著時間回溯，幫助個案重新體驗在身體特定部位造成阻塞的舊創傷。在個案每次接受治療時，都會重複進行。治療會持續，直至個案體驗並釋放出所有重複創傷，包括創傷初次發生時的體驗。這包含發生創傷的任何一世。除非最初創傷得到完全療癒，人體能量場中由創傷造成的阻塞才會完全被清除。通常來說，能量場會先釋放同類創傷中最近發生的，下一次治療則很可能會釋放出同類創傷中「第二個最近」發生的，以此類推，沿時間回溯。

一般來說，幾乎今生所有的主要問題，都是前世帶入今生的未化解體驗所造成的。有些前世會帶來這一世的出生創傷。例如，有位個案有慢性頸部問題。當她在家出生時，臍帶繞在頸部，出生後好幾天她都渾身發青（而且不會哭）。之後的童年時期，她又多次傷到脖子的同樣部位。五歲時，她爬上芝加哥菲爾德自然史博物館（Field Museum）前的一座獅子雕像，她哥哥把她推了下來，致使她在水泥地上摔到了頭。後來，她曾坐在汽車前面沒有安全帶的副駕駛座，當他們的車與前車追撞時，她的頭撞上了擋風玻璃，造成頸部揮鞭傷❷，並演變為慢性頸部疾病。每次只要頸部肌肉稍微拉緊，例如提一些對她脆弱的頸部來說較重的東西，都會讓她的頸部脫位，並帶來慢性疼痛。像這樣的慢性損傷是很難治癒的，需要持續的照護和警覺，以保護傷處，防止再次受傷。因此，

> 慢性損傷，
> 是一個自我照顧以及接納自身不完美的
> 學習工具。

在處理與她當前狀況相關的前世時，她憶起曾被綁在火刑椿上焚燒，而繩索就捆繞在她的脖子上。她想用力拉扯繩子逃脫，但未能成功。哀求救命也無濟於事，那些旁觀者如果做出響應，也會落入與她同樣的處境。每一次她用力拉扯繩子，只會讓自己被勒得更緊！這個絕望的處境導致了她的死亡。

---

❷ 揮鞭傷（whiplash injury）：一種口語化描述，醫學上稱為「頸椎加速—減速」機制造成的頸部骨骼或軟組織損傷。

現在，在此生當中，她的挑戰是找出希望。她通過在需要的時候再一次向人們請求幫助，迎接了這次挑戰！這一次她得到了幫助。

跟隨個案的引導：要記住，在療癒期間療癒師要跟隨個案的引導，這一點很重要。療癒師隨著個案的身心，前往任何與個案當前狀況相關的地方。療癒要一直進行，直至時間膠囊完全化解為止。當這一步達成後，個案的能量場已經清理乾淨，將不必再度面對同樣的體驗和問題。他已經化解了自身和生活中的負面信念。個案圓滿完成了療癒過程，並且康復了。他賦予自己力量，准許自己按自己的意願做出選擇，活出自己的生命。個案正是通過這樣，獲得了更多的自尊。是的，療癒師確實幫到了很多，但個案自己才是通過體驗、釋放和療癒他們所引起的傷痛，釋放未化解之問題的那個人。

療癒師也能移除人體能量場中受創的能量意識。一旦清除完成，療癒師便給個案的能量場補充能量並進行重建。療癒師同時教導個案瞭解到，其為創傷做出代償❸的心理歷程是怎樣的，後者的這種行為最終造成了能量場錯位。身為療癒師，我們只是協助個案處理身體釋放出來的情緒。我們在那裡，是來見證個案的療癒過程，並做出確認的。確保個案反應良好，並在解決源於前世的生命課題時取得不錯的進展。直至療癒完成之前，個案此生的生命能量會一直被前世遺留的未化解體驗所阻塞。

我使用生物能量方式來處理前世的工作，喚起了我內在更多的超感知力與療癒要素。由於我能看見能量場，我一開始便能以流經身體和能量場的自然生物能量流的觀點來進行工作。我在身體能量阻塞處加強其生物能量流，在淤堵處移除和清理淤積的能量池；對能量不足處，用乾淨、清晰的療癒能量為其充能。然後我的靈視變得更開闊：不僅能看見整個人體能量意識系統的能量意識，還開始看到個案人生中造成他們問題的事件原因。

短期之後，我就能開始看見個案的前世。最初這有點嚇到我，所以我再度對他人保持沉默。我可以看見個案的種種人生體驗之間的關係。前世未化解的經驗會直接被帶到這一生。它們被埋在能量場中今生類似的未化解經驗的下方！這樣的構造真是敲響了警鐘。因為它讓我明白，死亡並不能讓你擺脫向未化解的境況，只會將其推到下一世，然後大大增加你在世間類似的個人處境中，要再次面對相同課題的機率──只不過是在一段時間之後。

看見個案的前世

最初開始看到個案的前世時，我對此還相當的膽怯，有好幾年都沒有提及自己的所見。第一次令人難忘，因為這個經歷直接拋給了我一個需要立即面對的問題──該如何處理我接收到的通靈訊息。

我就稱這位個案為莎拉吧，當她躺在療癒床上進行前世回溯時，我立即看見一個景象：我站在加利利海❹的海邊，附近的一艘船上，放著基督的長袍。而在遠處的水面上，我能看見一道明

---

❸ 代償：在生理學上，是指人體的一種自我調節機能，當某一器官的功能或結構發生病變時，由原器官的健全部分或其他器官來代替，補償它的功能。心理上的代償，通常是指無意識地追求其他方面的卓越，以補償缺陷的方面，會導致畸形發展，破壞人格的協調統一，反而加劇心理衝突。

❹ 加利利海（Sea of Galilee）：以色列最大的內陸淡水湖，耶穌的大部分生平事蹟發生在加利利海邊，比如在水面行走。

亮的金光向我靠近。當光接近時，它變得更大、更明亮。我認出那是耶穌基督，正從水面上朝向我走過來！我對這異象不知所措，由於個案是一位猶太人，所以我選擇了閉口不談。

我在療癒期間看見的異象都屬個案，而不是我的。但是，我是基督教家庭出身，也許這次異象是給我的。不過，每次莎拉來接受療癒時，這個異象就會重現。我想這可能是她在耶穌基督仍在世時的一段前世，那時她認識他。但我從未向她透露。那個異象可能是跟我有關的，也可能不是。無論如何，學會在不完全確信訊息屬個案之前，不要分享出去，也是很好的一課。後來，隨著我在工作中越來越熟練，如果我不確定接收到的訊息是要給誰的，我會默默詢問黑元了事。

看見個案前世時如何處理

從那次之後，我又進行過多次前世療癒。通常我會比個案先看見其前世經歷，不過我總是等個案自己發現，然後我再加以確認。處理你可能得到的前世訊息時，這是很重要的一個方式。問題在於，如果療癒師把自己看到的先說出來，個案就可能無法真切體驗到，從那時起就會產生懷疑。另一方面，如果個案直接體驗了一個前世，尤其是在療癒師沒有給予訊息的情況下，個案在自己身體中切身感受到的時候，這對個案來說會是真切的體驗，因而將極具療癒性。個案將可以利用這個體驗來解決人生課題，這些源於前世的人生課程，提供了用以解決今生困惑的個人信

息。那就是前世療癒的力量。在只憑今生訊息無法解決的課題上，前世療癒能帶來更具深度的解決方法。

更宏觀的「前世」觀點

在進行前世療癒工作，以及觀察前世現象多年之後，我瞭解到，我們許多不同類型的前世是相互聯繫的，而維持這一聯繫的，則是我們帶入後世未化解的個人課題。當我們最終打破了在諸多前世中都重複的模式時，我們的今生就會快速轉變，進入更圓滿的體驗。

前世現象總覽

對於前世現象，有四種主要的處理方式，分別如下：

1. **通靈**：前世解讀，或通靈傳導前世訊息。
2. **超心理學方面**：宣稱證實或否認前世存在的，對前世進行的科學性和實驗性調查。
3. **宗教方面**：信條或教義中包含或不包含輪迴轉世的內容。世界上絕大多數的宗教都包含「輪迴存在」的教義。據說在西元325年，第一次尼西亞會議❺舉行時，輪迴在基督教信仰中被刪去了。（有相當多的書籍對這一點表示肯定，但是天主教的一個官方網站則予以否認。）
4. **精神治療／療癒**：用以改善生活體驗以及能量療癒的治療性工作。我會在本章中闡明。

---

❺ 第一次尼西亞會議（First Council of Nicea）：西元325年，君士坦丁一世號召在拜占庭尼西亞（今土耳其布爾薩省伊茲尼克）召開的基督教大公會議。此會議乃基督教歷史第一次的歐洲世界性主教會議，確立了一些影響深遠的宗教法規，以及現今普遍基督教會接納的傳統教義。

前世體驗範疇的領導者們

伊恩・史蒂文森（Ian Stevenson）醫生： 作為一位精神病學教授，史蒂文森博士在工作中注意到，幼童普遍會有「在我以前活著的時候」或是「在我死之前」這樣的陳述。當時，他是維吉尼亞大學精神醫學系的系主任，後來擔任了該校人格研究部門的負責人，在那裡，他廣泛調查了支持前世存在的證據，主要是搜尋有具體實證的前世紀錄，尤其是孩童們的回憶。遺憾的是，史蒂文森博士已於2007年逝世，但他的研究工作仍然惠及大眾。以下是他的研究內容：

史蒂文森博士投入了五十年時間，研究世界各地孩童前世記憶的科學文獻。他研究了自發性（非經由催眠）回憶起前世的孩童。他的方法論包含以下幾個步驟：

1. 系統記錄下孩童的陳述。
2. 確認孩童記憶中自己（已故）前世的身分。
3. 驗證已故之人的生活事實是否與孩童的記憶相符。
4. 將孩童的胎記和出生缺陷，與已故之人經醫療記錄核實的傷口以及疤痕進行比對。
5. 排除孩童出現該記憶的任何可能的「正常」解釋。

史蒂文森醫生的成果： 他最後獲得了3,000多項的案例成功比對結果，並且完成了一本2,200頁，對比前世創傷與今生胎記的巨著：《輪迴與生物學》（*Reincarnation and Biology*）。

哈羅德・萊夫❻博士在《神經和精神疾病雜誌》（*Journal of Nervous and Mental Disease*）期刊中，就史蒂文森博士發表了以下表明：「史蒂文森博士要麼是犯了巨大的錯誤；要麼，他將被稱為20世紀的伽利略。」

卡爾・榮格對前世現象的觀點： 榮格博士並沒有把焦點放在前世到底是否存在，而是將原型現象運用於治療目的。榮格解釋說，「原型」這種古老的、普遍的人格構成，是我們心理的根源結構。我們內在想體驗英雄、惡徒、情人和暴君的傾向，都源自於原型。在榮格療法中，這些原型被公開展示給病患，供其去識別、理解並在內在人格中獲得化解。

榮格解釋道：「使我們開悟的，並不是想像光明的形象，而是將覺知賦予黑暗。」

榮格曾說，前世治療提供了一面名為「前世」的空白螢幕，以供心靈深處的原型投射其上。這個領域已經發展出許多專業，成為人們所知的陰影工作❼，因為從事這類工作意味著，要注視一個人內心那些不愉快且通常為負向的陰影性格，而非進一步壓抑。

在處理個案方面，有一些規程在深入探究人類心靈時非常重要。例如，在心理動力過程中，「個案認定為真實的」才是真相。因此探尋真相就轉變成了「探尋意義」。在探尋意義方面，另一個重要面向是「個案生活中同步性的重要性」，同步性是指巧合，具有實際狀況之外的個人意義。

---

❻ 哈羅德・萊夫（Harold I. Lief, 1917-2007）：美國精神科醫生和心理分析家。
❼ 在榮格心理學中，陰影（shadow）是其四大原型之一，定義為有意識自我ego的無意識面，或潛意識。是一個人未知的方面。可以是正面的，也可能是負面的。陰影工作（shadow work）主張去認識陰影，接納它，並整合到人格當中。

界限守護者：探索心靈中更黑暗領域時，還有一些其他方面的問題，比如應該走多深，以及什麼時機是適當的。既然深層心靈並沒有像日常意識那樣整合在一起，治療師又如何能知道呢？它不像我們日常意識那樣運作有序；相反，它具有象徵性、非邏輯性、原型化、不可預測的特點，而且，有時會非常令人厭惡。

關於心靈工作的一個普遍觀點是，我們每個人都有內在的「界限守護者」，以防我們走得太深、太快。這類守護者看起來就像描繪在寺廟大門上或是環繞在曼荼羅壇場邊界上的嚇人怪物，諸如我在第10章中提到的，將尖牙和利爪嵌入個案能量場第七層的黑迦梨女神。它們是個案自己的恐懼所化的影像，阻止個案進入其尚未準備好處理的心靈領域。

倘若前世治療處理得不當，或未能尊重前世對個案生活的強大影響的話，可能會如同揭開了「潘朵拉之盒」一樣，它所釋放出的強大威力，個案可能幾乎無法控制。進入前世搜尋今生課題答案的任務，只能交給受過充分訓練的人。對所謂前世的揭露可能會令人觸目驚心。在前世中，個案有可能曾經喪盡天良，諸如做過殺人犯、強姦犯，或是殘暴的士兵。這樣的訊息會成為挑戰整體人格的道德問題。個案可能會加深自我批判，將前世作為自我貶低甚至是自殘的正當藉口。前世訊息甚至可能引發個案去欺侮某個前世中傷害過他們的人。這種情況在我帶隊的團體中出現過一次。團體中的一名成員宣稱，自己記起有個成員曾經在某個所謂的「前世」中傷害過另一個成員。因此，根據她的邏輯，她現在可以隨意傷害她指控的這個人。這或許是在我帶療癒團體的生涯中，經歷過的最震驚的事了。最後，我不得不要求她離開這個團體。

然而，我們不能回憶起前世，然後就將其拋在一邊。它們是鮮活的能量，相互之間需要平衡，也需要與小我❽取得平衡，並有可能整合至更新、更寬廣的自我概念❾當中。

有些人聲稱，一旦我們探索了自己的諸多前世，有一個非常突出的特點就會顯示出來：會持續出現人格類型的反轉。我並沒有發現這種現象。事實上，我所見的正好相反。人們傾向於度過重複相似經歷的一系列人世，只是情節設定不同。彷彿我們在重複同一課題，直到學會正確處理為止。

療癒師在第四層工作中，可能遭遇的絆腳石

投射：身處在第四層實相界，或是做與第四層實相相關工作時，先遇到的絆腳石之一就是投射。假如你不瞭解第四層實相界的運作規律，很容易就會將你自己的二元性投射在所感知的事物上。如果透過黑暗負面的有色眼鏡去觀看，看到的都是自身投射出的黑暗，而非事物的本來面目。正如我在第6章提到超感知力時說的，要尋找事實，而非尋找錯誤。觀察者對第四層實相世界的任何恐懼，都將會導致三種現象：

---

❽ 小我（Ego）：在心理學理論中，常將指代有意識部分的ego稱為自我，而將包括無意識的self稱為自性。但本書沿用靈性著作中的一般用法，將ego譯為小我，而self譯為自我。

❾ 自我概念（sense of self）：亦稱為自我建構、自我認同、自我觀點或自我結構，是一個人關於自己的信念的集合。一般而言，自我概念體現了「我是誰？」這一問題的答案。

1. **觀者恐懼的投射，會顯化在觀者的眼前**。在這種狀況下，觀者的恐懼變成了創造力，隨後創造出了令人害怕的事件或存在體，亦即，投射成為創造物。
2. **觀者的恐懼是由能量意識組成的，會吸引相似的能量意識**。這會將觀者害怕在第四層實相世界中看到的事物吸引來。做好個人功課來揭露並處理你的恐懼是至關重要的。
3. **觀者強求靈通能力**。在布藍能療癒學院培訓療癒師時，另一個我常遇到的絆腳石就是，學生會強行要求獲得超感知能力，現在就要！其中潛藏的恐懼就是，那位學生完全沒有能力學會超感知力。強求超感知力，只會帶來投射和複雜的幻想，混淆學生並延緩學習進度。在個人功課中，耐心、謙卑和專注的工作，以及對技術的勤加練習，才能使學生在超感知力學習道路上走得長遠。

第四層實相現象的誤用及處理方式

我親眼見過幾種對第四層實相現象的主要誤用。最常見的心靈攻擊形式，多數人都會做卻又渾然不覺的，就是「惡意中傷」！我們大部分人都對此慣以為常，但並不喜歡。我可以看到負面能量流和尖銳的能量衝擊，從那些中傷者身上飛到受害者身上。無論受害者身在物質界中離加害者多遠的地方！

如何處理心靈攻擊：在向人發送負面能量流，打擊並傷害著他人時，大部分人對此都毫無所覺。處理方式取決於你和中傷者之間的關係，你可以直接讓他們知道它的影響。你可以告訴他們，背後談論別人讓你感到不舒服，或者只需要改變話題。你也可以給受害者設置一個防護罩。

療癒師的無意識負向意願：這是另一種形式的心靈攻擊，會產生很大的負面影響。我對此屢見不鮮。以下所有例子中，療癒師都有將能量意識流和附著物投放在他們療癒的個案身上，但他們似乎對自己的所作所為完全沒有覺察。我見過療癒師的以下情況：

1. 顯然沒有經過足夠的訓練，對個案做出了不符道德的要求，比如要求個案做出某種與治療或狀況無關的行動。
2. 在他們個人心理動力方面沒有經過足夠的訓練（如果有經過訓練），對自己的行為以及潛在的動機幾乎沒有自知之明。我遇到過這樣的療癒師，她強求我順從，不要在我的成長歷程中進展。她只想要我保持年幼和服從，並堅持稱呼我為「女孩」──就因為我在一次療癒中提到過這點。療癒結束後，正當我要離開時，她又嘲諷地叫我女孩，我就決定再也不回去了。
3. 暗中破壞、中傷他人，並宣示自己比其他療癒師優秀。他們似乎並不知道自己正在能量場中創造可怕的形體，並且傳送給他們中傷的人。
4. 在短時週末培訓的團體中，療癒師在進行了短暫的團體療癒之後，就聲稱一個患有致命腦瘤的人已經痊癒了。他們告訴病人不用去醫院，沒多久病人就過世了。

如何處理無意識的負面意願：倘若你的個案患有嚴重的疾病，務必確認他有去看醫生。如果他拒絕去看醫生，我建議你要和個案達成共識，讓他知道在去看自己選擇的療癒師之外，還需要去找一位醫生。在我的執業過程中，有幾位重病患者把找我療癒當作一種逃避就醫的方式。我總

是馬上讓他們去醫生那。在得知個案的主治醫生是誰，以及獲得其許可和其醫生進行商議之前，我不會爲他們施行療癒。記住，**否認是一種掩飾深層恐懼的強大力量**。

在個人功課治療中，對星光界的幾個反應階段

學生在學習第四層實相療癒工作時，要經過幾個階段。每一個階段都需要在謹慎、支持和關愛下進行妥善處理。

1. **迷戀**：這是第一個階段。走進第四層實相就是走進一個存在於你周圍和內在的嶄新世界。起初這是非常吸引人的，因爲人人都有好奇心。他們聽過第四層實相旅行的故事，你可以離開肉體去拜訪無論遠近、哪怕是國外的朋友，或者穿越太陽系到深遠的太空。他們迫不及待地要探索新世界。大多數人以爲，第四層實相界的運作方式與物質界相似，不同之處就是「更好玩」。出發吧！他們說。但據我們所知，第四層實相的運作方式和物質界並不同！而且有時，如我們所見，它一點也不好玩！另一方面，許多人從未聽說過它，就算聽到，也不會相信！

2. **恐懼**：這是第二個階段。一旦人們聽說了第四層實相，並開始思考它可能眞的存在，第一個反應就是恐懼。接著如我們所見的，第四層實相成爲了禁忌。它是危險的，探索它會違背某些宗教教義。所以他們不會涉足。或許對那些人來說，這是好事。要探索它，需要花費數年時間，還要做大量個人心理工作，以及要在物質界有良好的落地。

3. **恐怖**：也許會成爲第三個階段。一旦某個人有了一些正面的第四層體驗，比如和天使或指導靈有關的，他們很可能不再懼怕進入第四層實相。但在不良的心智狀態或惡夢中，恐怖遲早會現身！這時，個體才明白了第四層實相界的寬廣和它的內容。天堂還好，但是還有地獄！不要！或者，他們瞭解到人可能會在第四層實相中迷失或受困（有時候確實會），尤其有些會被診斷爲精神分裂。得到那種診斷實在很嚇人！

4. **創造可接受的實相系統**：第四階段，是當學生能夠通過心理療法瞭解並克服自身恐懼，從而可以在其基本現實系統中創造出一個空間，以容納第四層實相體驗的時候。通過學習第四層實相世界的物理規律（第9章），以及直接體驗到第四層實相世界確實會按上述規律運作，星光界的運作方式就變得可以理解了；它不同於物質界，但是是可以理解的。這時，學生學會了在第四層實相中巡遊的方法。當學生學會控制其情感反應，並打破負面循環模式時，就能在第四層實相中游走自如。學生還需要進行自我工作，通過學習無論經歷什麼都得要自我掌控，從而擺脫對內在和外在未知事物的潛在恐懼。當然，每個人都具有優勢。把散落在時空中的自我碎片帶回核心並將它們整合到整體之中，這項工作是持續很多世的。

個人功課中的移情和投射

在與第四層實相工作相關的個人功課當中，瞭解移情和投射，以及其對個人的實相體驗所產生的影響是非常重要的。

學習和自我進行深度接觸也相當重要。移情，是一個人將心理上的重要人物（通常是孩童

時期的權威人士）的特徵投射到另一位個體身上。那個權威可以說是「被轉移」了。

投射也是一種心理現象，是個體將內在感受投射到他人身上，彷彿有這種感受的是其他人，而非他自己。常見例子就是，你害怕某個人，因為你確信對方在生你的氣，而事實上是你在生他的氣。你因為自己的憤怒而感到恐懼！理解了這些，並療癒在那之下的恐懼，你就更能看清真實的實相！我用了多年時間進行治療和練習，成為了生物能量治療師，以上經歷都幫助我在做個人功課的過程中理解這些事。時至今日，我仍然會與他人一起做個人功課。

假如有人想深入探究第四層實相世界，並在其中進行療癒，就必需要做足大量的個人功課。處理與星光界中與異常體驗有關的心理問題時，難度更高。

當我最初開始與星光界接觸時，並沒有第7章描述的種種指南來幫助我。隨著我在第四層實相中體驗的次數不斷增加，我開始制訂出屬於自己的指南。接下來要描述的，是各種第四層實相的體驗和存在體，這些都幫助我對具體情況以及對應的處理方法有所瞭解。首先，我會描述我個人生活中出現的一些星光體驗，然後是出現在我提供的治療和療癒當中的星光體驗。

當時我已經聽過一些這類的經驗。有些令人驚訝，並使我明白體驗的類型可能沒有極限。它們拓展了我的視野，使我瞭解了星光界的運作，以及其中有哪些存在體。經由這些經驗，我學會了遇到星光存在體時如何與他們溝通，並最終如何幫助他們。

被個案誤用的前世功課

我觀察到，個案對前世功課的誤用，主要有以下三種方式：

回避今生的課題：個案會將焦點放在「其他」世，用以回避今生的課題。這些「其他」世通常都是有權力、財富；或者名聲的。

投射和責備：由於前世的經歷，將投射和責備置於今生的某個人身上。似乎他們在前世中虧待過你，在今生就必須付出代價！他們或許真的有過那次前世，也很可能在某次輪迴中傷害過你，但是，關注他們對你的療癒不會有絲毫幫助。這是你未完成的創造，不是他們的！

未完成的事不會為你帶來特權：利用所謂前世中未完成的事務，在今生取得不當的特權。我看過的最極端的例子，發生在一個前世團體中。有一位已婚學生，其妻子也在同一個團體裡，他到處告訴團體中的其他女士，說他們在前一世中結過婚，並且有性方面的問題。所以現在需要發生性關係來解決問題！團體中的幾位女士表現得似乎真的相信了他，又或者，她們只是把這當作是一個絕佳的藉口。這個課程是在鄉村開辦的，後來我發現他在森林中有間用於幽會的小屋。不幸的是，我是在那年的課程結束後才發現的。要進入該團體學習，是要事先承諾不能與任何學員發生任何性關係的，當然，除非兩個學員本來就是夫妻。這種不當行為改變了該團體的動態。

【自我回顧】
探索你的前世

1. 將你的前世經驗按時間線列出來。
2. 它們是如何影響你現在的生活的？
3. 現在的你仍舊攜帶的意象與信念中，哪些和前世未化解的經歷有關呢？
4. 從自己的前世經驗中，關於自己你學到了什麼？
5. 你曾經認出某個前世中的人嗎？你當時的感覺如何？

14
時間膠囊療癒：釋放過去的束縛

一旦進入早期創傷並感受到那痛苦，你就會在其中發現自己的一部分創造力，
它自創傷產生後便一直被鎖在裡面。

因此你所謂的過去，是當那創造力被捕獲時，被鎖在了時間膠囊中的，
而非真正的時間上的過去。

更確切地說，正是你那被創傷的密度所捕獲的創造性光能量，扭曲了光，
你那對於「過去」的幻象，其實是被困於淤滯中的創造能量。
它不再像正常的創造性脈衝那樣移動並且流動著。

是的，你用「時間」的概念來理解你稱為的「記憶」這一現象。
然而請考慮一種可能性，即記憶事實上是一段凍結的體驗，
這段體驗被封裝在「膠囊」中，
我們喜歡稱這種膠囊為「時間膠囊」。

它只不過是一股淤滯的創造性能量，
不再隨生命創造脈衝移動。

——黑元

我們都有關於自己、生活以及他人的內在現實構念。

我們的一些現實構念是整體性的，並整合在我們健康的成人自我中。在我們生活中整體構念運作之處，我們是健康而有智慧的——甚至還很富有！這些健康的現實系統運作良好，創造出我們想要的快樂、仁愛和圓滿的生活。我們和朋友們分享自己那整合而明晰的智慧。我們享受這些友誼，甚至能幫助朋友療癒自身及其生活。朋友們也同樣如此幫助我們。

那麼，為何我們的生活並非事事完美？我們無法創造完美的生活，是因為有一部分內在現實

系統並不健康。事實上，它們分裂成了彼此矛盾的對立部分。它們通常分裂成兩半，所以具有二元性。我們都有一些建立於內在二元性之上的、不健康的二元現實系統。

我們的內在二元性

我們那些二元的、不健康的現實構念，通常是不清晰而且無意識的。它們組成了我們不健康的信念系統，我們受其影響，為自己創造出麻煩和痛苦。我們甚至還給他人的生活創造出麻煩，尤其是當他們也持有類似的二元信念時。換句話說，在某種程度上，我們幫朋友搞砸他們的生活，就像我們搞砸自己的生活一樣！我們並非有意識地清楚這一點，也不是要幫倒忙！我們並沒有察覺到自己的忠告或行為的後果，會給自己以及其他人帶來麻煩！因此，

覺察我們無意識的二元信念、
無意識的二元能量以及無意識的二元意願，
是很重要的。

為了做到這一點，我們必須深入探查自己，透過強大的「時間膠囊療癒」技術，找出以下談及的內容：

1. 我們分裂的或二元性的信念，及其根源。
2. 這些信念帶來的分裂意願或二元意願。
3. 我們那些分裂或二元的意願，是如何互相對抗。
4. 我們真正想要創造的一元性結果是什麼。

回顧第3章提到的，我們知道受到阻礙的能量具有分裂的意圖，亦是二元性的。

二元能量意識，
是由兩個相互對立的、未化解的、
不完整的現實構念所組成的。

它們產生互相對立的兩種意願，
會阻礙我們任何與其有關的創造性行動。
二元能量意識，
無法成功創造我們所渴望的，
因為沒有足夠明晰一致的能量來進行創造。

每一邊的背後都由一股強大的意志力支撐，這股意志力力圖以自己的方式保護我們遠離所恐懼的結果。在任何與我們所經歷過的痛苦之相似境況中，這股意志力都會自動地——且通常是無意識地發揮作用。

仍然痛苦的原因是，它仍未被化解。

這體驗可能源自兒時，甚或是來自「前世」或「累世」。這種重複性的體驗，能立刻喚醒我們內在的恐懼，那與早年或「前世」中經歷過的恐懼所類似的。許多時候，這種恐懼都是無意識的。它被推入無意識中，是為了要應對（甚或是「*存活*」於）某種在其第一次發生——或許後來多次發生時——我們都無力改變的處境。

想要創造性意向取得成功，你的意向必須統一且一致。若意向不明確，通常就會分裂。我所說的分裂或是二元性，指的是「自相矛盾」。在這種情況下，無法產生足夠的、使個人創造性意向達成一致的創造性能量。只要任何與創造性努力相關的創造性能量意識仍是二元性的，它就會干擾你去完成創造的能力，無論創造什麼。

時間膠囊療癒的目的

進行時間膠囊療癒，是為了讓你在生活中獲得更多的創造性能量，並且療癒一些長期問題，對於這些問題，你在今生中可能搜尋不到其產生的原因。經過時間膠囊療癒所釋放的創造性能量意識，或許已被抑制在二元淤滯、固化、二元狀態下長達數百年——甚至數千年之久。

時間膠囊療癒的「過程」，將我們的二元性創造能量復原到最初的整體狀態，使其能完成原初的意向。因此，藉由時間膠囊療癒，你可以重新創造想要的生活！為什麼？因為一旦整體性創造能量意識重新進入你的人類能量意識系統，你會有更多的創造性能量用以療癒慢性疾病、做出你想要的改變、活出自己的生活並樂在其中，以及創造你的渴望。

時間膠囊的描述

時間膠囊是前世、今生當中，尚未化解的未療癒事件的聚合體。它們包括呈現為胎記的肉體創傷、情緒化和不理性的行為問題，以及彼此對抗卻又因物以類聚法則而聚集在一起的二元信念系統等等。全都在同一個人身上！人類是多麼複雜啊！

時間膠囊圍繞凝聚在一個原型周圍。或者，用我個人的形容是，它們是圍繞著一個關於「生活是什麼樣的」以及「生活中我們應該如何」的錯誤想法、信念或感覺積聚而成的。最終，在時間膠囊位於能量場部位對應的肉體相同位置，導致重複受傷。移除時間膠囊的步驟，和第3章提到移除阻塞的療癒過程相似。

前世創傷的七個主要層面：有時，我們會將「前一次」化身轉世中未化解的問題和創傷，以胎記的形式帶入下一世。以下為這些前世創傷的七個主要方面：

1. 由類似創傷造成，並位於身體的相同位置。
2. 它們具有相似的能量意識，因而互相吸引聚集；因此，在身體的同一位置可以找到許多前世創傷，這些創傷都與今生的相雷同。
3. 它們並非依循時間順序排列，而是被相似的能量意識層層裹在人體能量場中，並與能量場的其他部分隔絕。
4. 人體能量場的能量意識脈衝和流動不能通過，而是繞著時間膠囊走①。
5. 對於這些創傷，我們所關注的主要區別在於，它們並非源於今生。
6. 它們在傳統上被稱為「前世創傷」。然而，我們在本章中會重新評估這一用詞，並進行引申。正如第9章所述，第四層實相世界的痛苦經驗並非是以線性時間來組織的。
7. 我們的諸多痛苦經驗因它們之間的相似性而聚集。彼此相似的痛苦經驗會聚在一起，然後來到肉體上有障礙或損傷的區域。

我們必須謹記時間的非線性，以及時間的非線性與「如今固著在人體能量場第四層中的阻塞」之間的關聯。在第四層實相世界，訊息存在於四維能量場中，但是從我們三維的物質觀點，它看起來就像三維世界，那是因為我們習慣於這樣看待事物！

---

① 關於阻塞如何被創造出來，請見第3章。

然而，在阻塞中，
時間不再如在物質世界中那般永遠向未來流逝。

阻塞中的時間，
從阻塞發生那一刻起就凍結了。
時間被封裝在阻塞內的能量意識中，
位於阻塞所占據的人體能量場第四層的空間。

讓我換種方式再說一次：

在固著於人體能量場第四層的阻塞中，時間被凍結在阻塞發生的那一刻。因此，阻塞和流經人體能量場的正常脈動能量流是分離的。這種分離，使創造阻塞的人得以維持日常生活，而不會陷入發生在早年的深深痛苦中無法自拔。

而我們利用一種新型時間做為療癒工具。如此，我們發現：

在人體能量場第四層中，
時間被封裝在體驗裡；
而不像物質世界，
是體驗被封裝在時間裡！

時間膠囊的解剖結構

一枚時間膠囊中包含了累世的一種特定創傷，其中的每一個創傷都發生在物質界某個特定的時間地點。它們不像人們會預期的那樣，按線性時間排列。而是位於人體能量場（肉體內外都有）的特定區域，那種你傾向於重複受傷的部位。那個部位的身體總是無法完全康復，並且可能患有慢性疼痛。

圖14-1是時間膠囊的示意圖。我按照它們在物質界發生的時間順序，給每一個「前世」按線性時間進行了編號。例如，T1代表時間1，是該特定創傷在許多世以前，第一次發生的時間。為了教學目的，我展示了這種特定創傷的九世經歷。時間9（T9），是此類傷害最後一次發生的時間，可能在前世，也可能在今生。請注意，圖14-1所示的轉世未必是連續的。可能其間有好幾個其他轉世，只是在這些轉世期間，個案都沒有用這種方式傷害自己。時間膠囊聚合在一種特定的原型周圍，該原型有一個相關聯的特定二元信念系統。相似的時間膠囊通常群聚並壓縮在肉身特定部位，第一次經歷位於最深處（T1），下一次發生的類似經歷是時間2（T2）。（這就是我所說的「時間膠囊並非按線性時間排列」的意思。）

關於時間膠囊還有一個重點，就是它們卡在能量場中越久，就會壓縮得越深，壓縮得也越厲害。有幾次，我甚至看見它們紮根到了垂直能量流的深處，被壓縮成標點符號中句點的大小。

時間膠囊療癒起效的主要領域

1. 任何類型的長期或非理性恐懼，諸如對溺水、小空間、高度、昆蟲、蛇的恐懼
2. 不安全感
3. 慢性抑鬱及能量低落
4. 恐懼症
5. 施虐受虐行為問題
6. 罪疚與殉道情結
7. 物質方面的不安全感
8. 飲食失調
9. 意外事故
10. 暴力和身體暴行

11. 長期家庭糾紛
12. 性障礙
13. 負面侵略性的性行為
14. 嚴重的婚姻問題
15. 慢性身體疾病

時間膠囊療癒的過程

時間膠囊療癒的一般過程：時間膠囊療癒將布藍能療癒工作和能量場現象，與前世療癒和回溯技術整合為一體。時間膠囊可以影響人體能量場的所有層級，甚至整個人類能量意識系統。大部分療癒師的關注點，是從能量場第四層去釋放時間膠囊，然後跟隨人體能量自身重組的自然反應，貫穿所有能量層。在完成時間膠囊療癒的數週，或許甚至數月以後，整個人類能量意識系統會持續重組，達到更健康的狀態。在此期間，個案正在整合新釋放出的創造性能量，也在整合生活中體驗到的新自由。隨著療癒的持續，他的生活會發生改變，有時會驚人地向著需要調整的方向變化。他會對自己的生活有更多主控感。

經過迅速轉變的時期之後，新的發展漸趨平穩，這時個案就可以預定下一次時間膠囊療癒了。兩次療癒的間隔時間因人而異，有賴於個案的支持系統以及承受生活轉變的能力。

有時候，個案會在一週內前來接受多次時間膠囊療癒。然而，正常的頻率是每週一至兩次，取決於個案對療癒帶來轉變的調適能力。

時間膠囊療癒中的超感知力：時間膠囊療癒，始於以超感知力讀取人類能量意識系統，以尋找出時間膠囊內的所謂「前世」配置，並識別出有哪些經歷是需要療癒的。療癒過程中，療癒師不會利用超感知力訊息來安排療癒，或是以特定方向引導個案。療癒師將超感知力訊息用作與個案保持臨在的一種方式。療癒師不會向個案透露超感知力訊息，除非在療癒完成後，個案談起相應體驗（假如個案願意），療癒師才會分享超感知力訊息，以便證實個案的體驗。或者，在某些情況下給出比個案自己所獲得更多的訊息，幫助其更深刻地瞭解這段為療癒而主動體驗昔時經歷的過程。

療癒師對雙手能量的調節：布藍能療癒學院畢業的療癒師所受的培訓中，進行時間膠囊療癒的諸多技術是超出本書範圍的，但「雙手能量調節」則是任何類型療癒的必修技巧。在入門培訓工作坊的第一天，以及對學院一年級的學生，我們都會教授它。我們用最簡單的稱呼為這些技術命名：推、拉、停止，允許和中立，因為這些就是該技術的本來狀態。初級療癒師學習把能量從手中推出。他們學習如何完全停止自身能量的流動，也學習允許能量自然流動。他們還學習如何按照意願引導能量的去向，並學習用能量之手從個案的能量場中拉出有害能量。別擔心，他們也學習在有害能量陷在自己的手臂或手腕之前，如何停止、清理並釋放有害能量到光中。

在時間膠囊療癒中，我們根據個案的能量場脈動狀態以及情況所需，使用最初的四個能量調控技術——推、拉、停止與允許。學生學習如何控制從自身能量場和雙手出來的能量顏色，以及需要將能量引導至個案能量場的什麼位置。

在任何療癒期間，人體能量場都會經過擴展、靜息、收縮與靜息這四個階段，循環自然地脈動著。在療癒時，療癒師總是能覺察到當下處於四階段循環中的哪個階段，並相應地調節療癒。這樣做會使療癒更具成效。很久以前，布藍能療癒學院二年級的學生們稱這項技術為「隨波而動」（時間膠囊療癒是學院二年級的課程）！

當療癒學習進入第三年時，學生們對於雙手能量流的頻率匹配更加得心應手，無論是匹配能量場的任何一個部位，或能量場中的任何東西，還包括能量場的任一層級，或是肉體任何器官的特定頻率。頻率匹配是在「中立」模式中完成的，並且非常有效。

時間膠囊療癒中用到的療癒技術

能量螯合：以超感知力讀取能量場後，療癒師會對個案的人體能量場做全面性的清理，這個療癒稱為能量螯合（Chelation）。療癒師首先要充能並打開自己的能量場，然後「允許」來自宇宙的療癒能量通過自己，流向個案，從而對個案的能量場進行這種強大的全面清理、充能和平衡。療癒師小心地將雙手放在個案的雙腳上，從腳部逐步向上。

在療癒師進行療癒時，個案的能量場會經歷正常的「擴展－靜息－收縮－靜息」的脈動。療癒師首先用雙手握住個案的雙腳，允許療癒能量流動。然後，療癒師（如果是慣用右手）移動到個案的右邊，將她的右手放在個案的右腳底，左手放在個案的右腳踝上，允許能量通過她流進個案的右腳，並向上進入到個案的右腳踝。然後，雙臂越過個案身體，以相同方式對另一隻腳及腳踝充能。當這個區域充能完成，療癒師往上移動至個案的右腳踝和膝蓋，以此類推，直至到達各脈輪。然後她經由脈輪繼續向上，允許能量自然地流經個案的身體。

進行螯合時的手位請見圖14-2。（如果療癒師慣用左手，她通常便會在身體的左側進行療癒工作，左手在身體下方而非右手。）無論在個案左側還是右側，療癒師都在「允許模式」中沿著身體往上移動，清理能量場並充能。過程中，療癒師只需要保持自己的能量場充能並處於允許模式中。如此一來，宇宙能量就會流入療癒師，再進入個案。個案的能量場會根據其需求接收療癒能量，自行決定接收療癒師能量的方式、時間以及區域。個案的能量場也會將接收到的能量，沿著個案的能量場線移往最需要的區域。

波動概況：療癒師運用超感知力，以及布藍能療癒科學技術的通用與特定方法來清理時間膠囊廢物，並釋放個案被困在時間膠囊中的原初創造性能量意識。療癒師聚焦並跟隨著，人體能量場因生命創造性脈動而產生的展開與內縮。人體能量場從體內深處擴展至能量場所有層級，穿過第四層（時間膠囊所在之處），再穿過較高層到達能量場的外層。當它到達靜息後，再停頓，然後收縮，進入到較低層的深處，並在體內深處再度達到靜息。

時間膠囊療癒中的擴展與收縮節律：在這個過程中，隨著創造脈衝通過個案的人體能量場，個案會經歷創造脈衝的擴張和收縮。

假如療癒師繼續專注，使足夠的療癒能量進入時間膠囊中（例如圖14-1所示的時間9／T9〔現在〕），它就會打開，並釋放出俘獲的能量意識。這時，個案會重溫造成該創傷的事件。這個創傷既可能來自於今生的早期，也可能是前世。

隨著更多能量意識流入時間膠囊，下一個時間膠囊（例如時間8／T8）將會打開──取決於哪個先打開和釋放。每釋放一個時間膠囊，都會有更多能量意識釋放，進入生命創造脈衝，這也有助於打開下一個時間膠囊。這個過程會從今生開始，向前回溯。當我們在時間中不斷回溯，最終會發生一些不可思議的事情；個案可能會突然體驗到自己身處地球上的另一個時代，也許位於別的大陸。

在一次療癒的其間,「擴張—靜息—收縮—靜息」的脈衝會在垂直能量流中迴響。當創造性波動擴展時,淤滯能量會沿著垂直能量流被上推;當創造性波動穿過各層向下收縮時,淤滯能量可能會沿著垂直能量流向下,重新壓縮,除非療癒師使其停止。阻止淤滯能量的再次收縮並在脈動的擴展階段將其移除,是療癒師職責。這裡所需的技術,是能夠區分淤滯能量意識重新收縮與創造性能量退回核心時,自然健康的內縮之間有所不同。這需要練習以及清晰的超感知力。所幸,療癒能量和需要被療癒的淤滯阻塞能量之間差異很大。

淤滯能量是黑暗、稠密、低能量的,
並具有二元性。
創造性能量是明晰,
整體、鮮明、有活力,以及療癒的。

這種全身的波動會隨著越來越多的淤滯二元能量意識被釋放和變得完整,而貫穿整個療癒過程。療癒師使用特定的、更高級的療癒技術(請參閱下一節)來消融時間膠囊,釋放並激發原初的創造脈衝。療癒師依照人體能量場當下所需使用各種特定的療癒技術。隨著陳舊、不需要的淤滯能量意識得以清理和釋放,人體能量場會隨著每一次擴展而改變。

時間膠囊療癒中使用的高級技術:療癒師使用更高階的技術,為積聚在時間膠囊內原初創傷周圍和內部之淤滯,乃至有毒的廢物充能。這有助於鬆弛和釋放有毒物質。療癒師隨後用能量手指抓住(在「拉」的模式中)廢物,將它提升並帶離能量場,置於光中。當療癒師經過人體能量場較高層將其提升,並使它離開能量場時,她便將其轉化成了清澈的光。這一操作是在波動的擴張以及擴張—靜息階段完成的。在波動的收縮階段,療癒師進入允許模式,只需跟隨波動返回體內深處,取得更多的碎片。

瞭解被釋放的創造性能量:在一次療癒其間,可以從固著在能量場中的阻塞,清理和釋放出許多被俘獲的能量意識。一旦被釋放,能量就能繼續為它原初的、也許在很久以前就開啓的創造性奮力。這股能量,現在便能夠整合回到個案的創造性生命脈衝之中,這脈衝穿過人體能量場各層,並貫穿人類能量意識系統的四個維度。

現在,在當下,它將成為更適於此生的創造。它將符合個案在這一世當中與前世類似的那些需求。現在,在當下的這段時間,個案將能實現很久之前那最初受阻的創造。個案今生的需求,與創造脈衝最初受阻時的需求相同。

一旦創造性能量意識足夠強大,
最初的創造性意願就能實現!

由於每個時間膠囊裡都有許多相似的創傷,它們位於身體相同部位,來自於許多不同時間框架裡內重複的相似體驗,因而需要多次療癒才能全部清除。每一個都要清理,能量場中主要的長期阻塞區域也要完全恢復。因此,波動過程在許多療癒中都會持續出現,直到特定需要療癒的課題從能量場中清理完全。

療癒師全程要與其個案保持深度;有愛、支持性的臨在與連結,幫助個案在療癒中體驗到安全感——即使個案可能不會在時間膠囊中展開的體驗中感到安全。(療癒期間,個案身體對這些事件做出的反應,就好像它們正發生在當下。)

初級療癒師必須學習保持臨在,以便在療癒

全程中支持個案。若療癒師感到害怕，就有可能抽離這支持性的臨在。這將會破壞療癒，並且個案會體驗到在有需求時卻被拋棄。這會導致療癒中斷，那麼療癒師就必須再重頭開始——如果個案還願意，而且療癒師也準備好的話。

假如個案拒絕從頭開始，療癒師必須尊重個案的意願，並為那未完成的療癒做個恰當的收尾。沒有收尾的話，個案會因創傷而倍受煎熬，他可能會把分裂的創傷帶回生活中，直到下一次療癒為止。如果真的發生了這種情況，我建議療癒師要盡快地為個案安排下一次療癒。除此之外，非常重要的是，療癒師必須在嘗試給該個案進行另一次療癒之前，通過個人功課或是接受療癒來清除自己的恐懼。

保持明晰和維持完整，是療癒師的責任。

當個案完成所有療癒的波動，她會感覺潔淨、明晰，通常會感到更年輕了。

在療癒中被釋放出的能量意識之年齡，
就是創傷產生時的年齡。
自那時起，它就處於暫時停滯的狀態！
例如，倘若一個創傷發生時你正值五歲，
那麼新釋放出來的能量意識就是五歲！

它需要幾星期的時間來長大，
才能整合到當前年齡的個案中。

這就是為什麼在每一次療癒之後，有幾週的時間，療癒都會繼續在能量場中產生作用。通常需要二至三週的時間。新釋放出來的創造性能量，會持續通過能量場其他部分，以及所有所謂「來世」，除非它再次被停止。

時間膠囊療癒的效果：每當時間膠囊內的一個創傷被療癒，就會有更多的創造性能量被釋放到個人的創造性過程中。於是未完成的創造性努力再次煥發生機，實現未竟之創造。這個過程會在人體能量場中釋放出驚人的創造性能量，以便能創造你想要的生活。當然，時間膠囊療癒同樣會改變一個人「想要怎樣的生活」的觀念。它會開啟更好的契機，讓你發現更多的生活熱情和樂趣，因為它開啟了你最深層的渴望，這個想望曾經是陷落在過去的，是未消化、未整合和未善加利用的寶貴經驗。

我的時間膠囊療癒工作經歷

一位扭傷腳的個案：有位個案來到我的辦公室進行第一次療癒。他不久前才因為扭傷腳而二次受傷。事故原因是他再一次專注於思索與老闆的常年衝突而分了神，沒有注意到自行車道上車輪駛過的凹陷處摔了一跤。這下他只能靠著腳踏車支撐，一瘸一拐地回家，並為了摔跤而生自己的氣。他還擔心這會影響到即將到來的馬拉松比賽。所以他預約了一次額外的療癒。在療癒的第一部分，當我先清理了他的能量場並且充能的時候，他進入了深度放鬆。在我集中療癒能量意識，使其直接進入他的創傷時，他持續放鬆著。當能量在創傷中積累，多年來深陷在創傷之中的記憶和情緒被釋放出來，他開始有了反應。我用愛的療癒能量支持著他穿越時間膠囊，重新體驗讓他能量意識分裂的痛苦事件，在這些事件中，他分裂了能量意識，將其俘獲並凍結在時間膠囊中。時間膠囊中增加的能量，將時間膠囊中分裂的碎片聚集在一起，再度回歸完整與明晰。

現在我的個案準備好了迎接下一次的波動。

當他的創造力從內部深處開始進入擴展階段時，他的體驗加深了，並且他所有的感官也變得高度警覺。作為療癒師，我必須緊跟在波動之後，推動更多能量。在這段擴展中，隨著過去的鮮活重現，他的身體產生了反應。遺留在能量場中的東西現在激發了那個體驗。時間從封裝中得以釋放，再一次流經他的系統，同時完整的體驗從千百年來的內在監禁中釋放了出來。他感到難以置信！他能感覺到、聽到，並且看到，彷彿所有一切現在正發生在他的體內與周圍。他的眼睛是閉著的。他所見到的不是熟悉的事物。他看見自己身處於一個古老的世界，那是古羅馬。他內在的聲音無聲地尖叫著。

「我在地上了……我動不了……我的腳斷了。我剛被一匹馬踐踏了！我好害怕。正在打仗……。」

在個案本身及其能量場的承受範圍內，我繼續注入能量，使能量場在不被破壞；或與個案接觸不被斷開的狀況下獲得盡可能多的能量。他所體驗到的這一世時間膠囊的部分，完全整合為一體，並從能量場釋放了出來。

接著出現了一個停頓，他的創造力到達最大的擴展點後，進入了靜息。我立即停止向創傷輸送能量，並進入允許模式，同時仍保持全然臨在，維護個案所需的存在狀態，以便支持其療癒。在此案例中，個案所需的存在狀態就是「接納」以及「平靜地臣服」。一切都安靜下來了好一陣子。然後當能量場開始向內收縮時，他深度放鬆，進入了另一個深度平靜階段。身為療癒師，我跟隨、確認個案的寂靜，即我在聚攏、自動歸於中心的寧靜中也成為寂靜。我與他同在——沒有移動，就只是在那裡，手中充滿無聲的愛。

然後，個案的能量場再一次自動開始進入擴展階段。我跟隨著，在波動後方進入推出模式，再次將療癒能量注入創傷。我跟隨著能量流，它聚集在一起變得完整，獲得釋放並且順著垂直能量流向上湧！隨著另一部分的時間被釋放，也釋出了另一段古代經歷。他再次於體內和周遭看見、感覺到、聽見並完整地體驗到該事件。他的身體因痛苦而收縮，好像事件此刻正在上演。他內在的對話再次被啟動：

「喔，不！喔，我的天！真是難以置信！這不可能……我是，啊……我是，啊……我在一個女人的身體裡！」

總結來說，療癒師必須與個案同在，在處理個案人體能量場之時間膠囊的同時，一直保持全然臨在。療癒師繼續隨著個案經過波動循環，個案自行調節人體能量場之療癒脈動每一階段的療癒能量流，不需要大聲說出來。療癒時跟隨個案的創造脈衝經過其「擴展—靜息—收縮—靜息」的四個階段，隨著場景的不斷展開，觀看並聆聽那些場景。這會持續好幾個完整循環。每一次循環都會從該人世創傷中釋放出更多受困的能量意識與時間。大部分的釋放發生在波動擴展漸強之時。在療癒開始的時候，每次完整循環都會漸進增強，一次比一次強，有時還會引發恐慌，因為個案感受和表達痛苦事件時，就好像身臨其境一樣。再接下來，在療癒中期，漸強的趨勢逐漸平緩下來。接著靠近療癒的尾聲時，感受的漸強狀態——即便深刻——會平靜下來。隨著療癒的進行，個案會聚集更多的整體性、完整性、光和

愛。隨後漸強的波動將會停息。個案會處於平靜與和諧中——似乎「筋疲力盡」，但以一種良性的方式。肉體和人類能量意識系統已經達到了一個新的和諧狀態。個案現在能夠隨著他生命的創造脈衝，容納和運用更多的創造性能量。療癒後的一段時間，個案仍然會處在一種脆弱以及深層冥思狀態；通常是幾個小時，有時要好幾天。在接下來的好幾週內，療癒會持續展開。

無法求助的個案：這位個案的主要問題是，對於生活中的任何事，她都無法開口尋求幫助。她不知道是什麼原因引起了這種恐懼。在我為她進行時間膠囊療癒的期間，她回到了大航海時代。她重新體驗到自己曾是一名水手，在暴風雨中航向美洲。她的身體（在當時是男性）感受到了整個經歷。在時間膠囊療癒過程中，她（他）的肉體和人體能量場在搖晃的船隻和浪濤的沖刷下掙扎。然後一切都展開重現了：她（他）突然間被沖出甲板，掉入海中。她（他）不斷地呼求救援，但是夥伴們沒人聽得見她。她（他）溺水了，感覺無論多麼拚命求救都沒有用。在療癒結束時，她顯得平靜鎮定，仍在整合著所有發生的事。她在一種深沉的冥想狀態中回了家。

下一週，當她回來時，我問她：「關於尋求幫助這件事，現在怎麼樣？」

「非常好，目前為止，每一次我想要幫助時，我都提出了請求，就有人會來幫助我！喔，對了，我同時克服了對溺水的恐懼！」

「妳之前沒有提到那一點。」

「是的，我以前不知道這兩者有關。我去了游泳池而且玩得非常開心。我還想去上游泳課呢。」

有幽閉恐懼症的個案：這位個案的主要問題是，在狹小空間中會感到相當不適。她幾乎不能忍受也不願待在狹小空間中。在時間膠囊療癒中，她重新體驗到，她在中世紀曾是一位男子，在歐洲的監獄裡，被鐵鍊鎖在牆上並最終死去。結束療癒後，她能處於狹窄空間中了，但仍然不喜歡那種感覺。她還對此評論說：「現在我知道為什麼我討厭黑暗又照明不足的房間了。夜晚待在室外的黑暗中還可以，但天啊，我真的很討厭黑暗的房間。」

持有貧窮意識的個案：這名個案前世曾經非常貧窮，有好幾個前世都是死於窮困。所以現在的他一毛不拔。他正開始學著享受賺來的錢。

雙腿虛弱的個案：在這次時間膠囊療癒中，這個男人曾臉朝下趴在地板上。他就像被釘在地板上，雙腿無法移動。他體驗到被火包圍著並發覺有一根柱子倒下，壓斷了他的雙腿。柱子太重，他被困住了。他痛苦萬分，因為地震到來，他卻無法衝回家去救妻兒。在接受時間膠囊療癒之後，當他需要離家工作時，他感到自在多了，雙腿也因為療癒變得更加強壯了。

關於人類存在的多世輪迴理論和時間膠囊療癒重點

我們與生俱來的天賦，可以看成是從累世驗中習得的事物。我們最自然活出的更高原則，是天生的核心品質。這些品質已經在我們諸多前世中得到長足的發展，並被帶到這一世。創傷則可以視為未完成的創造，它們脫離了生命的創造脈衝。時間膠囊療癒法，可以復原未完成的創造，並將其實現。我們誤以為，通過逃避創傷，就能避免重複今生或前世未化解的體驗。事實並非如此。

逃避創傷，其實是在維持其中的二元性。這只會創造更多二元性，從而導致更多混亂、痛

苦、苦難、能量低落、創造力受阻，還有創傷。圍繞著時間膠囊中無故的恐懼，我們創造出了整個生活方式。

要釋放創造性過程，需要無奈地走進創傷，去完成被我們中斷的體驗。方法就是身臨其境的體驗——也就是，通過感受情緒，允許禁錮其中的思緒流動——將自我分裂的兩個面向重新合二為一。如此，我們讓創造性能量意識獲得自由，使其能繼續其原初創造性波動，直至完成。

這就是我們以自己所渴望的方式，藉此重新創造我們生活。

與其將業力視為是對我們所犯之「罪」的懲罰，可以先把它單純看作是對我們過去之創造的反應。更進一步瞭解時間膠囊的含義，業力只是我們不斷進行的二元性／不滿意的創造，因為我們尚未將時間膠囊中的二元性帶回整體，所以它們還不是我們健全創造性過程的一部分。由於它們還停留在二元性，它們就仍舊依二元性創造著。因此它們的創造物是二元性的，不是總體性的，因此並不健全，並分裂成「好」與「壞」。

為何時間膠囊療癒比前世療癒更佳

時間膠囊療癒，將我們從虛構的「受害者」的不健康習性中解放出來。假如對我們的處境沒有清楚的解釋，使我們有能力去改變它，我們很容易就會陷入受害者處境。我們會有無助的受害者感，是因為我們不知道如何療癒自身，改善生活。把自己遇到的麻煩歸咎於他人在今生或前世中對我們的所作所為，並沒有什麼用，因為這顯然是在將自身權力拱手讓人，任其掌控我們的生活。實際上，這是不可能的，但是如果我們當真，我們就一直是受害者。為什麼？因為我們不瞭解本章所描述的過程。時間膠囊療癒可以改變這一切。它會釋放我們因自身不足而對他人產生的責難。我們可能因與他人關係而引發的問題，並不取決於他人。

我們的問題，我們的創傷，是我們自己維持的！它們被困於創傷中未完成的體驗裡，困在創傷中的二元性裡。我們的療癒取決於將內在的二元性回歸整體，使原初的創造性努力得以再生，並加入我們的生命創造脈衝。一旦我們完成了這點，我們就釋放了創造過程，使其完成我們原初的創造性渴望。

這一創造，是我們生生世世所渴望的。聚焦並完成那些仍封存在創傷中的未完成體驗，是我們的責任。這才是我們在創造人生時造成問題的原因，而非某處的某人在或近或遠的過去對我們做了什麼可怕的事！

在這個過程中，我們實現了自身的渴望，構築了我們的生活，也因此而完善了自我！

理解並活出這點，帶給我們極大的自由！

歡迎來到你的新生活！

> **【自我回顧】**
> # 將「前世」重新解釋為時間膠囊
>
> 1. 將你的特定創傷和前世經歷重新解釋為「時間膠囊」。給自己一點時間,在日誌上寫下這段經歷。
> 2. 列出你能量場中需要療癒的主要「時間膠囊」,並列出它們原初的創造意願。
> 3. 困在在時間膠囊中的、阻止你實現創造的基本二元性是什麼?這種二元性很可能會使你責怪他人。在這種二元性之下,隱藏著你對自己能力的恐懼,害怕去創造出你所渴望的。這會阻止你進行創造。在目前的生活中,你可以如何處理?會採取何種形式呢?(可能是相同的形式,也可能不同。永遠都有機會在等待著。)

15
臨終時的人體能量場

你並非三維空間的奴隸，
也不是所謂時間之箭的奴隸，無情射向所謂的死亡。
死亡只是形態的改變，放手成為廣闊的存在。

——黑元

在西方，似乎很多人希望死亡快速又無痛苦，好走得快點。我們不願意為之臨在，或臨在其中。我們傾向於認為，如果我們不臨在並且走得快點，就不需要去面對死亡。但是，根據我對臨終與死後人體能量場的觀察，事實並非如此。

據說在東方，人們會祈禱死亡緩慢一些。或許因為這樣，人們就有時間來適應死亡過程了。這有一定道理，但不僅僅是如此。需要時間適應死亡的另一個原因，是瀕死時能量場發生的變化。這一點容我稍後敘述，此處我首先要講述一些關乎死亡的超感知力體驗，這些體驗為我開闢了道路。

死後的拜訪

我對於死亡相關的人體能量場變化的最早觀察之一，發生於某天在紐約州東漢普頓布藍能療癒學院的辦公室裡。我當時正坐在辦公桌前處理文書工作。辦公室裡還有另一位女士，坐我背後的辦公桌。我就稱呼她為卡蘿吧。這是一個極普通的工作日，直到卡蘿剛離世不久的母親從樓梯上來，進入辦公室。我抬頭看到她走向她的女兒，並嘗試引起卡蘿的注意，但無濟於事。我一邊觀察，一邊考慮要不要告訴卡蘿。我不想在卡蘿的服喪期間給她造成更多痛苦。然後，我看見卡蘿的母親試圖經由她們的關係帶聯繫她。我注意到她母親的意願，是將一些重要知識經由關係帶傳給卡蘿。那是卡蘿母親從她這一世中所學習到的知識精華。現在我明白，我必須告訴卡蘿發生了什麼事。

當我告訴卡蘿後，她很快就進入了感恩狀態，並進行冥想，以便全然臨在並與母親重新連結。她敞開自己，接收母親傳給她的信息。看起來就像有股清澈的意識，經由她母親的心輪能量帶流向卡蘿的心輪。當卡蘿的母親傳送結束，她親吻女兒並告別，然後就離開了——下了樓梯，走出門外！我猜測使用門和樓梯可能只是習慣性的。顯然，她當時還沒發覺自己可以不用靠門和樓梯，就能飄進房間。

我們都懷著崇敬和感激之情坐著——我為我所見證到的，卡蘿為她所接收到的。我們在無聲的淚水中，繼續保持著這個神聖的空間。愛籠罩著整間辦公室。

我父親最後的道別

許多年前，我的母親參加了我在美國波士頓舉辦的一場工作坊。這是她第一次參加我的工作坊。工作坊如常進行。週日上午，我們進行了常規的女神療癒冥想。（大家都問我為什麼這樣稱呼，但我也不知為何這個冥想成了「女神療癒」，我並未這樣命名。）在這次療癒中，我在冥想的學生之間走動，傳導著高等靈性能量，有些近似聖靈或神之臨在❶。我經過每一位參加者，臣服於傾瀉而下的白光，這光經由我流向每個學員。當我走到母親那裡，我注意到我的父親正拚命懸掛在她背上。他曾罹患阿茲海默症很長一段時間，我母親為此感到筋疲力盡。我把他從母親背上放開，並專注於流經她身上的白光。

不久後，我在紐約州長島舉行了下一場工作坊，一切同樣如常進行。週六的午餐時間，我回到旅館的房間後，接到了兄弟打來的電話，他告訴我，父親剛剛過世了。我立即在房間裡進入冥想，心想如果他在離開肉體時迷失的話，我可以幫助他。我幫過許多其他剛去世的人，但那次卻不同，父親來到房間後，十分堅決地向我傾注他在此生習得的智慧精華。結束時，他讓我用下午工作坊正常課程的時間進行通靈，因為他從未看過我通靈。

午餐後我回到工作坊，流著淚告訴學員：「我的父親剛剛過世了。我的姐妹珊蒂、兄弟大衛，以及母親在醫院陪伴父親走完最後一程。他們在床邊手拉手圍成一個圓圈。母親和大衛分別握著父親的雙手。他們說父親走得很安詳。大衛問父親：『爸，你現在還好嗎？』父親在嚥下最後一口氣前，回答他：『挺好的。』」

有一位學員代表整個團體說：「那麼，妳想要獨處一會嗎？我們都理解，妳不需要繼續講課。」

「噢，不是的！我剛才正和父親談過，他希望我可以幫他一個特別的忙。他要我進行通靈，因為他從來沒有機會親自看我這樣做。」

「哦！妳確定嗎？好的，沒問題！」學員們在驚奇中應聲答道。

黑元的通靈很美。內容聚焦於死亡與生命可以是那麼美好，以及我們都一直與去世親人保持著連結——或許在某些情況下，是（比親人在世時）更強烈的連結。

接著，在通靈開始後不久，我看見父親進入教室。他和我幾年前去世的姑姑葛瑞絲一同來了，也把自己的母親帶來了！這真的讓我很驚喜，我從未見過奶奶，她在父親八歲時就過世了。他非常開心能再次看到她！（她很漂亮，看起來和我的堂姐妹珍妮有點像。）

最初，我完全沉浸在這些個人體驗裡，並未注意教室內的其他人。然後，當我把注意力轉回學員們身上時，我看見整個教室充滿所有參加者的祖先們。有些參加者察覺到他們的祖先在場；有些則沒有。我繼續通靈，接收黑元的訊息。他告訴每個人當下發生的事。後來，黑元帶領了一場每位參加者與其離世親人們之間的療癒。包括療癒並重新連結關係帶，以及釋放物質界親人和靈界親人之間的祖先根。（療癒能量帶和祖先根請見第17章和第18章。）

那一天工作坊結束後，每個人都度過了不尋常的一夜，沉浸在家族的愛中。幾年後，我才得知有一位女士因為母親過世而取消參加在波士頓

---

❶ 神之臨在：即希伯來語「Shekinah」，指棲居或降臨。「神之臨在」為該詞之英語翻譯。

的工作坊，但出席了那場在長島的課程。她看見母親在黑元通靈／療癒時來到了教室。這讓她能和母親交流。她決定要參加布藍能療癒學院的培訓，最後還成了學院的教師。

母親等待姊妹們到來

我母親的死亡是緩慢而徹底的。日復一日，我和姐妹坐在她身旁。人們到訪，致以關愛、敬重和感謝，有的只是待在那裡。當我和姐妹在旁照顧時，有些人在一旁觀望，其他人則保持著距離。所有人只是等待著。

媽媽是七個姐妹中最小的，她另外還有七個兄弟。他們都先她而去。她希望自己可以活到一百歲，但距離目標只差兩年。

我們等待著。她忍受著痛苦，一半在這個世界，一半在那個世界，在肉體中進進出出。驚醒了，就時不時地看著我們。臨終關懷人員來了又去，時間越走越慢。每要為母親更換一次尿布，我們都覺得榮幸倍增，記得母親也曾這樣為我們做過。她的呼吸轉變成了潮式呼吸❷。

我不斷地問道：「她們在哪裡？為什麼她的姐妹們還沒來？」我本來希望她們到來並盤旋在床邊的。我開始對她們的延遲感到很生氣。接著我又想，既然她們都已經離開人世那麼久了，也許因為某些原因，重聚得花更長時間。

然後，母親把頭轉過來面向我們，看著我和珊蒂坐在那裡，我們的頭正緊靠在一起，充滿愛的手放在她身上，鼓勵她放心離去。當她深深凝望著我們的眼睛時，她的雙眼各滾出一滴淚，滑落臉頰，沒入枕頭。她把頭轉向天空，她的姐姐們俯衝下來，幫助她離開了。當她開始離開肉體時，我操作了她的人體能量意識系統，將白光沿著她的垂直能量流往上推，幫助她俐落地離開。

隨後是死一般的寂靜。

我們默默坐在那裡，帶著愛與感激觸碰她的身體。過了一會，我們才呼叫臨終關懷人員。他們來了，虔誠地送她的遺體去火化。按照她的遺願，我的兄弟把她的骨灰撒在威斯康辛中北部的多個湖泊裡，就像我父親的骨灰一樣。有很多個夏天，我們一家都在那裡露營。

馬喬麗

馬喬麗來布藍能療癒學院學習的時候，我已獨自傳導女神療癒冥想許多年了。在女神療癒冥想時，會有一道白色光牆進入教室。它幾乎至少和我身後的牆面一樣大；光牆的尺寸取決於我身後牆的大小。最大的一道約莫40英尺高、30英尺寬。許多靈性的存在體會來到房間，參與女神療癒。

當馬喬麗來的時候，整間教室的天花板便在我們上方敞開。我見到一層一層的天使團，隨著等級向上延伸，直達頂層的眩目白光。一切令人驚歎，而且還遠不止如此！

馬喬麗畢業於茱莉亞音樂學院，並且在亞特蘭大交響管弦樂團演奏過。當她還是療癒學院的學生時，我說服她把豎琴帶到學校。在那些日子裡，她對於要在同學面前彈奏還是非常害羞的。我有個祕密計畫，想讓她以通靈方式演奏豎琴，我知道她做得到，但她不做——不過那只是剛開始的時候。她確實有為同學們按照樂譜演奏。然

---

❷ 潮式呼吸（Cheyne-Stokes respiration）：概念為呼吸由淺慢逐漸加快加深，至高潮後又逐漸變淺變慢，暫停數秒之後，再重複上述狀態的呼吸循環，如潮水漲落。

後,我打算捉弄她一下。在學校舉行開學典禮的那週,在代表每個方向的學生手持水晶召請各自的方向時,請她演奏四向(Four Directions,一種美洲當地的古老儀式),最後馬喬麗允許自己自由發揮,通靈了四方演奏。真是美極了。

在馬喬麗進行了幾次四方演奏之後,我請她和我一道上台,為女神療癒進行演奏。我們見證了一次美妙奇蹟的展現。幸運的是,這個奇蹟持續了許多年。從那之後的很多年裡,馬喬麗都在為女神冥想通靈演奏豎琴音樂。每次只要她開始通靈彈奏豎琴,就彷彿開啟了天堂之門。事實上,確實是這樣!那是心靈的樂音,天籟之音,是靈性世界的音樂降臨地球祝福我們。我感到倍受祝福。每次我和她一起通靈,就是生活在人間的天堂之中!每次我們一起進行女神冥想時,都會有更多的靈性存在體到來。我的同事羅薩妮上台加入我們,站在我左邊。她手持一道光柱,為這整個無比神聖的過程進行接地。

在馬喬麗開始通靈彈奏豎琴後,她就和我的同事羅薩妮、麥克以及萊文特隨我一同旅行各地舉辦工作坊。我們一年內安排了十二次美國各地的行程(最多的時候),除此之外,還有六週時間給布藍能療癒學院的在校生上課。我們都很開心,而且成為了很好的精神夥伴。我們一起歡笑嬉戲,就像在糖果鋪裡的孩子。進行女神療癒時,馬喬麗坐在我右邊,羅薩妮坐在我左邊。過了一段時間,馬喬麗開始抱怨豎琴的音階不夠用。(那個時候,她已經帶了最大型號的豎琴到學校。)馬喬麗希望彈奏出更多的高音。她說她的手臂一直朝向更高音階移動,直到超出豎琴上方,但是那裡沒有琴弦了!

我請求馬喬麗將她的演奏錄下來,不過她不肯。我又請她同意在豎琴裡放一支麥克風,讓我可以錄音。很遺憾,過了好多年,她才終於答應在豎琴放置麥克風,讓我用學校的設備錄下她的彈奏。但不幸的是,時間來不及了,僅僅完成了些許片段的錄音。①

在幾年的美妙合作以後,馬喬麗的胸部發現了腫瘤。我一直沒想過要用超感知力檢查她的身體。當我看了之後,立即知道那是癌症。不幸的是,我的超感知力也告訴我,自己無法阻止病情。我看到腫瘤已經擴散至淋巴結,常規醫院接管了她的治療程序。醫生告訴她時,羅薩妮和我也在場。接下來的一年裡,絕大多數的時間裡她仍然繼續彈奏。然後,她決定用剩餘的時間陪伴她摯愛的伴侶羅伯以及她的小女兒。

她的葬禮在紐約市外新澤西州的一座大教堂舉行。我坐在走道旁的位置,以便透過超感知力看看馬喬麗在這期間所做的事。人們帶著她的靈柩進入教堂,上面覆蓋著紫色的布,還有一個大大的金色十字架。以下是我用超感知力看到的:

馬喬麗左手拿著一個金球,穿著純白色的長袍,髮色和長袍一樣潔白。她的頭上環繞著一圈金色光環,上面有著金色的星星。馬喬麗的下半身和懸浮的白色長袍融為一體,隨著向下延伸進靈柩而變窄。她的靈體在那兒向下連接著肉體。

教堂建築的樣式本身就像一座十字架。大概在進入教堂3/4處,就是教堂結構十字的橫向和縱向交接的地方,扶靈者把靈柩安放在那裡。牧師沿著走道行至靈

---

①可造訪布藍能療癒學院網站,下載馬喬麗與芭芭拉的通靈。

柩前。他用拉丁文吟誦詩文並在棺上灑聖水。當他這麼做時，馬喬麗的靈體和她的肉體完全斷開連結。當她往上飄向教堂高高的天花板時，她開始呈現較為正常的樣貌，不過，當然還保持著靈性的一致性。（我不清楚這為什麼會發生，也沒預期到會這樣。就好像拉丁文禱文中遺漏了某些東西。）

她最初在梁上觀看告別儀式，飄來蕩去，仍然穿著白袍，好像在回應著現場說出的話。然後，當她的弟弟提到她時，她完全恢復了平日的樣貌和著裝。她落下來，彎腰站在我旁邊的走道上。我很高興自己坐在靠走道的座位——走道更寬敞便於她站立。她不斷地告訴我，她多麼以她的弟弟為榮，以及多麼為他緊張，因為他很害怕宣讀悼詞。接著，她開始咯咯笑起來，對這一切開起了玩笑。看到教堂裡的這些人，她很興奮，也很驚訝竟然有這麼多人到場。她還對牧師的嚴肅模樣開玩笑。她說，「他總是那樣訓話！自顧自地講，沒有人跟得上。不過他的用意是好的。我們都很愛他。」

告別式的尾聲，她隨家族成員一起離開了。

馬喬麗再度現身

有好多年，馬喬麗仍然在女神療癒時到來，並彈奏音樂。她很興奮，因為就像她說的，

「我終於擁有一直夢想的高音了！
妳能聽到嗎？」

在很多堂課上，馬喬麗會在女神療癒期間，在我們頭頂的天使團中提升等級。我不瞭解那種提升是什麼意思。每一次我授課時，都會看到她向講堂的天花板移動，越來越高。我想她準備要離開了。又過了幾個月，她告訴我她很快就要離開，也確實走了。

死亡時的人體能量場變化

在那次隧道測試②中，我親身體驗到了離開肉體是什麼感覺。瞭解這些是件好事，後來在工作中面對臨終者時，我便能向他們描述離開肉體會是怎麼一回事了。

在隧道測試中，我的療癒導師和賽巴巴在拉我時，我感覺一股強力把我拉出身體，我沿著垂直能量流向上。當我衝出肉體時，可以聽到／感覺到風在體內吹動著，在我耳中鼓膜之內，和一般的風不同。因為，

那從體內吹向耳朵鼓膜的風，就是我自己！

我還會定期為即將離世的個案，通靈傳導黑元的訊息。黑元和個案之間的對話，一般是關於他們即將經歷的死亡體驗，還有最後時刻對家人和朋友之愛的細節。③

銀帶：在星光界旅行其實與死亡大不相同，但能幫助我們習慣離開肉體後的狀態，學習在無

---

② 見第7章。
③ 在寫本書的時候，我已經關閉個人療癒工作室多年，也不再給個人治病了。有很多布藍能療癒學院的畢業生可以進行療癒，請查看學院的網站，尋找合適的療癒師。

肉身狀態下游走於第四層人體能量場實相④。有一條「銀帶」，一如字面所示，將肉體與第四層人體能量場實相以及更高的靈性人體能量場層連結。在第四層人體能量場實相遊歷時，人體能量場較低的三層會留在原地，作為肉體細胞結構各方面的一部分，而第四層身體則在第四層實相中旅行。此時，銀帶保持著第四層身體和肉體之間的連結。可將銀帶看作是肉體和第四層身體以及更高身體之間的臍帶。因為銀帶並不存在於物質維度，所以你不必擔心穿越其他人體能量場實相進行遠距旅行時，會將它過度拉伸！銀帶極具彈性，可以伸長跨越第四層人體能量場實相。肉體死亡時，銀帶與肉體的連結處就會斷開。

當我第一次看到銀帶時，我驚訝地發現，它在距離皮膚約1英尺處（約30公分）分叉（成兩條能量帶），其中一條分叉末端插入大腦（在大腦中央，第七和第六脈輪的頂端於第三腦室的匯合處）；另一條分叉則從心臟上後方的心輪中央進入，接近房室交叉處。如圖15-1所示，為銀帶及其在肉體上的兩個插入點。

人體能量場的第四層或稱星光層，通常被稱為星光體。星光體是我們在星光界中清醒並覺知時所擁有的身體。星光界比較像是夢中。星光體就是我們體驗夢境的身體。我們的星光體體驗到的是星光實相。

我注意到，在進行心臟移植外科手術時只有位於心臟端的銀帶會斷開連結。心臟置換手術後，病人應該請療癒師重新連接心臟的銀帶。（我曾在需要時做過這件事，這樣做縮短了康復時間。）如果置換的是人工心臟，我不確定要做什麼。噢──黑元剛剛告訴了我，

我們可以做的，是在那個部位重建正常心臟的人體能量場，並將銀帶插回，然後讓人體能量場的心跳與人工心臟同步。為了確保同步，還有一些額外的細節程序需要遵循，但是那些超出了本書的範圍。

肉體死亡時的人體能量場變化：在肉體死亡過程中，人體能量場較低的三層會消融並消散。當一個人因為疾病經歷緩慢的死亡時，可以用超感知力觀察到較低的三層呈雲霧狀慢慢地飄散，離開身體。這個過程可能要花上好幾天才能完成。以下是對人體能量場變化過程的描述。

在死亡過程中，整個人體能量場向下循環，繞經能量場，其所有的能量意識沿著垂直能量流向上衝出頂輪（希望是如此，但並非總是這樣）。圖15-2顯示了人體能量場在死亡時的循環。在突然的死亡中，循環會非常沒有方向性，因為當能量場循環時，所有的阻塞、創傷、錯誤觀念和二元性，這些未能在今生整合的，都會通過垂直能量流，當然還有心靈！換句話說，你的所有防衛會一次性釋放，當它們從垂直能量流向上移動時，你會體驗到恐懼和創傷。那個瞬間要面對的事太多，所以會變得非常混亂。如果抗拒這些，就會很容易陷入負面思想形式、情緒化反應或是不理性反應，死亡就會很痛苦。如我在第11章中提到的，對服用過量娛樂性藥物的人來說，這種情況必然會發生。他們中有許多人死於極度的心智混亂、驚怖和悲慘的恐怖中，繼而使他們死後受困在第四層能量場（或是星光界）的較低層。那兒可不是什麼好地方。⑤

死亡那一刻，銀帶完全從肉體斷開，就我少數幾次的觀察發現，銀帶會消融。個體隨後從肉

---

④ 關於第四層人體能量場實相的描述，見第8章和第9章。

體中釋放出來，假如逝者希望如此的話。就我對馬喬麗和死者在其葬禮時的觀察，他們不再附著銀帶，但會基於某種原因，在能量層面上會於肉體的太陽神經叢區域上盤旋和進出。我還未完全理解這種特別現象，需要更多觀察。它也許是一種和物質世界保持接觸的方式，以便在葬禮期間有機會做最後一次道別。

東方人祈求緩慢死亡的一個原因，可能是因為在緩慢死亡的過程中，一如我所觀察到的，個體可以有機會完成遺留的課題，給一生收尾，以及發自內心真誠地道別。長期患病的過程有時能提供這種機會，提供時間和空間以便清理此生將結時剩餘的阻塞。有點像是為屋子進行最後一次清掃。在罹患絕症的病人緩慢死亡時，我曾見過這個過程。許多朋友和親人前來表達關愛，致以最後的敬意，說出他們最後感激的話語。這對臨終者來說是非常好的。但是，在死前的最後幾天，重要的是，陪伴在側的只能是最親近的家人；例如丈夫、妻子、母親、父親、手足和其他關係非常密切的人。

我曾目睹過，當他們迫切面對關鍵的、未化解的問題，並沉浸在與來訪道別親友間的無條件的愛之中時，他們的阻塞會消融，從能量場中漂浮出來。於是，在放手今生之際，他們有時間接受協助以便臨在，由此放開對死亡和平靜離世的抗拒。

東方的死亡準備方式

東方人傳統上以冥想來準備死亡，另一個原因是學習調節並淨化心智，成為光明空性，他們因而能在死亡時刻維持真正清明，從而避開死亡過程中的隱藏陷阱。⑥《西藏度亡經》❸是一本指導書，幫助臨終者在經歷死亡各階段時不要落入自身的二元性。人們在世時學習此經，然後臨終時，由一位陪伴身側的人大聲誦讀。通過聆聽經文，臨終者被導向比物質世界更高層的存在之中，甚至是沒有二元性的世界，或者，根據個人狀況，至少能獲得更好的轉世景況。破瓦法也是一種藏傳僧人的冥想方法，用來避免再入塵世輪迴，死後前往更高的靈性領域。

現在，對於想修習此項法門的西方人來說，這些方法都可以接觸到，感謝諸多藏傳喇嘛。

如何處理所愛之人的死亡，使他們與你都能獲益

1. 不要假設你無法聯繫到他們。
2. 他們聯繫你時，要相信。或者假裝他們將會聯繫，或正在聯繫你。
3. 當你感覺有人到來，就平靜下來，表現得好像那是你所愛之人——其實通常就是此人。平靜下來有助於感知到他們的臨在。
4. 安靜地坐下，對他們保持敞開和接受，接收他們想告訴你的。
5. 感謝他們此生曾給予你的一切。集中注意力

---

⑤ 我多次遊歷地獄，見過許多痛苦的人。在全校女神療癒冥想期間，我定期跟隨天使進入那些被稱為「地獄」的黑暗之處，幫助困在那裡的可憐靈魂進入更高的領域，以便可以聯繫上自己的指導靈。

⑥ 參見《光明空性：理解西藏度亡經》(Luminous Emptiness: Understanding the Tibetan Book of the Dead)，弗朗西絲卡·弗里曼特爾（Francesca Fremantle）著，香巴拉出版社，波士頓，2001年。

❸ 《西藏度亡經》(Tibetan Book of the Dead)：又譯為《中陰得度法》。作者為8世紀印度成就者蓮花生大士，該書依照佛教義理介紹了人離世後處於中陰階段的演變情形。該階段最長49天，然後開始下一期生命。

在他們身上，如果合適的話，告訴他們你所感謝的內容。
6. 崇敬他們的生命，接收他們傳來訊息的同時，讓你對他們到來的感激流經你。
7. 你可能會感受到並理解他們所傳達的，也可能感受不到，或是不理解。沒關係，你已經收到了。要記得，你收到的可能是智慧的精華，而非語言。或許在幾天之後，當你甚至沒有想它的時候，突然之間便明白了它是什麼意思。那也很好，順其自然。

哀悼愛人離世

想讓所愛之人重返人間，是任何人都無能為力的。儘管人類總以為自己潛能無限，但有時卻不得不承認自己無力回天。哀悼是生活中重要且自然的一部分。哀悼時，就只是在那裡，與你的哀慟以及對離世者的愛同在。有時，你可能會感覺到所愛之人以靈性形式到來；也許感覺不到。臣服於哀悼過程，它需要時間。讓它自然而然。允許自己，體驗因與此人相識而獲得的禮物——這禮物永遠不會消失。它永存於你的內在。

和一、二位摯友共處也很好，他們要有能力處理這種痛苦，能在愛的臨在中陪你面對痛苦。任何人都無能為力，無法讓你所愛之人回到人間。

可以找一位從我的學院畢業之優秀療癒從業者，為你進行核星療癒，這將會大有裨益。本質上，這類療癒能清理人體能量場，並對其充能，重建脈輪，校準和加強哈拉，並使你的核星上湧，遍布於細胞和生命存在，讓你充滿無條件的愛。這會讓你堅強並放鬆，有助於你處理哀痛。任何時候，你都可以與去世的所愛之人溝通。可以在心中默默進行，也可以大聲說出來。

> **【日誌 / 自我回顧】**
> **清楚瞭解死亡**
>
> 1. 回憶你摯愛之人的離世，你有何體驗？
> 2. 閱讀完本章後，你對這些體驗有了什麼更好的理解？
> 3. 你如何處理摯愛之人逝去的哀痛？
> 4. 你曾感覺到逝去的摯愛之人試圖聯繫你嗎？

16
死後的生活

你對所謂「空無一物」的個人體驗是什麼？
在物質和能量之間存在著什麼？
空無一物。無一物。

人類將「空無一物」或「無一物」定義為虛空，
等同於生命的不存在。
不過，你已經發現這所謂的虛空
等同於那充滿了生命和能量的零點場——
其中的生命和能量比所有宇宙中的顯化合起來還要多！
因此，所謂的無一物，或空無一物其實生機滿盈。

人類最大的問題或最深的問題，就是相信死亡。
人類相信死亡的確存在！
但這個虛空、梵❶，是一切所是：是你，是知識，是智慧，是那統一整體，
它容納並身處萬物之中、充盈於萬物之間的所謂空間中。

——黑元

馬喬麗死後，我決定多瞭解一些死後的歷程，以及如何協助人們度過死後的過渡期。我非常清楚要去哪裡學習；我已經讀完羅伯特‧門羅關於靈魂出體的兩本著作①，也查閱了門羅學院的文獻。他們正好有我想要進一步學習的，恰巧在我有空閒時開放報名，於是我就參加了。我的主要目標是學習他們創建和發展的，關於進入其他實相旅行（即出體旅行）的系統，並且，一旦精通此道，就能協助人們在死亡離開肉體之後前往中途站。

---

❶ 梵（Brahman）：印度宗教概念，源於自祭祀儀式所得的神祕力量，指宇宙的超越本體和終極實在。
① 《出體之旅》（*Journeys out of the Body*）、《遙遠的旅程》（*Far Journeys*）。

羅伯特・門羅的工作

在研究出體的步驟以及到非物質界旅行的方式上，羅伯特・門羅做出了傑出的貢獻。使用第7章中提到的雙腦同步聲音技術，羅伯特能夠教會人們在很短的時間內進入深層冥想狀態。藉由進入深層冥想，人們就可以像西藏和薩滿千百來年所做的那樣，進入非物質界中旅行。

羅伯特發現，某些特定的大腦狀態，對應著不同非物質（世）界的體驗。他用數字表示非物質界的層級，每一層關聯特定的大腦／思維狀態。其中一些層當中就是他所稱的信念系統領域②。羅伯特同時發展出了許多技術，在臨終時協助人們，引導他們在死後前往中途站。

在接下來的四個小節中，我將敘述在門羅學院的深刻個人學習經歷。

在門羅學院的冥想體驗：數年之前，我參加過門羅學院舉行的為期二週的工作坊。當時經歷的事讓我驚奇不已，完全出乎預料。一切是從一個簡單的小組練習開始的。在一堂創造力和直覺力繪畫課上，進行了短暫的冥想後，我們被要求給對自己有重大意義的事物畫一幅畫。我畫了一個小黑點，約莫10美分硬幣大小，畫紙上就只有這個。我們的練習是兩人一組，同組組員互相幫助對方理解所畫的東西。我問我的組員，我畫的是什麼意思。

他說，「哎呀，那就是明點❷啊！」

「什麼是明點？」我問道。

「你可以穿過它。」他只跟我這麼說。

於是我在冥想時專注於這個明點，並穿過了它。以下是我當時的冥想體驗：

我發現自己正飄浮在雲層裡，雲朵帶著粉紅色和橘色。天使結伴飛過，他們在交談，但是我不知道他們說了什麼。

「你們要去哪裡？」我問道。

「我們要去雷電那裡看創造。妳要同行嗎？」

「好啊！」我好奇極了，便與他們一同前去。

雷聲震耳欲聾，彷彿有好多枚氫彈同時爆炸。你能想像到的所有顏色，它都有，而且還更繽紛。不過，這一切都甜美而柔軟，並且讓人感覺很安全。我不知道天使們在那裡做什麼。他們只是在圍觀，還是有別的事呢？

接下來，在我意識到時，我發覺自己已經成了喜馬拉雅山區一個十到十二歲左右的男孩。我的母親正要把我帶到山上的寺院去。我很害怕，不知道會發生什麼事。她就這樣把我留在了寺院。

時間流逝。

現在，我長大了一點。僧侶們把我圍封在一個山洞裡。他們用泥巴、稻草和石頭做的磚塊把洞口封上。這個山洞很不錯，我以前常到這裡來。洞穴的後面有一道細細的水流，洞穴一側有低矮的石台，我想之前就有人在這洞裡修行了。洞兩邊都有寺院的建築物，距離約1/4英里遠，

---

②見第7、第8和第9章，瞭解信念系統領域以及第四層人體能量場實相的特徵。

❷明點（bindu）：梵語。印度教認為明點是創造之始，是可能成為一體的地方。也被描述為「未顯化狀態的宇宙之神聖象徵」。曼荼羅壇城即圍繞明點而創造。

都是沿著懸崖邊開鑿建築的。當封閉洞口的最後一塊磚頭填入時，我既興奮又害怕。在磚塊的上方有一道高約5英寸（約12.7公分）的窄縫。每天，他們都會放一碗粥在裂縫下方的磚台上。

時間流逝。

我仍然在山洞中，正寫下冥想中學習到的訊息。岩壁上已經擺滿一排我寫的書。我的筆像是一片細窄的竹片，一頭削尖。墨水像是由黑色粉末製成的，其中一些是木炭灰，再混和一點磨成粉的黑土或煤炭、牛血和一點水。顯然這些都是僧侶給我的，畢竟我沒有刀子或其他工具。我穿著深橘色長袍般的外套，底下是褐色的衣服。我還有一條毯子來抵禦寒冬。

時間再度流逝。

現在我是一個老人了，還在那個山洞裡，正在步入死亡的階段。我已經準備好離開我的肉體。我又看了看四周，想要在我回來時記住這個美麗山洞的樣子。我已經寫了大概十五本書。它們有點像很多張的書頁，只不過不是捲起來，而是用比較大張的紙折疊包住的。這些書是我冥想體驗的日誌。在洞裡的前幾年，我就已經學會如何出體周遊世界。我開始對西方特別感興趣，並且去了那裡好幾次。當我的肉身死亡時，我很輕易就出來了。

不過，傳統上我必須得留在洞穴中，直至肉體腐爛回歸塵土。我只好等待著。

時間流逝。

我等了許多年，坐在已經沒有血肉的骷髏頭上方。骷髏就橫躺在洞穴中央的地面上。我等待著。

終於，我離開了。一離開山洞，我便如往常一樣，先定位到兩側的兩座最高峰。然後向左轉，前往西方，尋找一副新的身體。

我遇到一位在農舍中的婦人，那間農舍原先是個老舊的羊舍。那位婦人正在臨盆，她難產了。嬰兒卡在產道中，臍帶勒住了這個小女孩。這個小女孩不停離開肉體和指導靈交談，確認是否要放棄這個出生的機會，離開這個令人窒息的小身體。

在她的前世中，她死於一個叫愛爾蘭的地方，年僅十或十一歲。一輛滿載麥桿的牛車撞上她，並碾過了她的身體，駕牛車的人一開始沒有注意到。她是孤兒，身處絕望，並且飢腸轆轆精神恍惚，完全沒有注意到駛來的牛車。她穿著由兩個麻布袋隨意縫上一塊的粗糙衣服，上面還有綠色的草漬。

我靠近了在分娩現場的指導靈們。這是一次療癒和重生的機會。我提議我和小女孩一起進入這個身體，和她一起出生。我可以用我長期冥想中得到的力量來完成這次出生，在我等待時，她還可以過幾年自己的生活。幾年後我會與她融合，她會一直知道我也在身體之內，即使對她來說會有點困惑。然後，我將一點一點現身，把我寫在書裡的知識教給她——那些書至今仍在山洞裡。她思索了一會，問我：

「你的意思是我再也不孤單了？」

「是的，正是如此。」

「好的。」

於是我和她一起進入了她的身體。出生後，我們靜默地在一起躺了三天。我成

為了她內在安靜的聲音，那個「知道」的人，而她則是「求知」的人——渴望知道一切！

當我將這段經歷告訴美術課的組員時，他的反應是：「好吧，我們去拿你的書。」

「你在開玩笑吧。」

「不，我不是在開玩笑。你知道洞穴在哪裡嗎？」

「知道，當我用超感知力觀察時，我可以看到珠穆朗瑪峰在左邊，另外一座山在右邊。我還看到山下有兩條河，這個山洞在下面一個較小的山坡上。我想，我的名字是尼洋・藏（Nyang Tsang）——或者，事實上我可能沒有名字。嗯，是某個東西叫那個名字。我有點困惑。我一直以為珠穆朗瑪峰在右邊，而不是左邊。你有地圖嗎？」

「沒有。」

「喔！等一下。我印象中的喜馬拉雅山，總是從北向南望向印度，而不是從南向北看。我打賭洞穴面朝北方！」

「這聽起來合理多了。」

而那僅僅是我在工作坊的第一天！

工作坊繼續進行著，我也持續經歷著「這個世界之外」的體驗。

羅伯特・門羅

在工作坊第二週的一天，羅伯特・門羅來到現場了。當時我們正圍成圈坐著，他說他的身體有一些不適，想問問教室內是否有療癒師，每個人都看向我。我說，我很榮幸為他進行療癒，並詢問是否有療癒床以及私人房間可供使用。

幾分鐘後，他們就拿來了一張療癒床。但羅伯特不想待在私人房間裡，所以我就在一圈學生的中央開始了療癒。羅伯特沒有閉上眼睛進入深層放鬆狀態，而是頭枕在臂彎裡，認真地看著我。我運用超感知力，看到他剛過世的妻子以第四層實相的形體來到房間，站在他的左側，面對著我。

我點頭向她致意，問道：「你能看到誰在這裡嗎？」

「是的。」他說。

我繼續進行療癒，他則透過心靈感應和妻子交流。她在試著安慰他。他仍為她的去世而深深哀痛。

療癒快結束的時候，他轉向我問道：「妳知道妳五十萬歲了嗎？」

「知道！」我好多年前就知道了，但一直沒有向任何人提起過，因為這顯得很荒謬。他繼續問到，「妳知道妳的名字是基亞那（Chiana）嗎？」（發音是kee-aa-na）

「是的。」我小聲地回答，希望沒有人能聽到我們的對話。

「我記得五十萬年前我的一個前世。那個地方也叫基亞那，那個美麗的花園島嶼充滿著和平與愛。花開遍野。我是一名療癒師。但我對此很困惑，因為那裡並沒有什麼需要療癒的！謝謝妳的確認！」

羅伯特好像很高興能告訴我這個。療癒繼續進行，沒有進一步的交談，而他一直興致盎然地觀察著我的每個操作。

羅伯特很顯然在思考自己的離世。他患有很嚴重的肺炎。他告訴我他已經不再出體旅行了，因為怕自己回不來，他十分想念他的妻子。

羅伯特・門羅的非凡離世：工作坊結束後，我留下來為羅伯特又做了一次療癒。這次在他

的客廳進行。羅伯特的女兒羅蕊·門羅（Laurie Monroe）和其他幾位家族成員前來觀看並記下了筆記。他的妻子（以第四層實相形體）也再度出現。我在療癒時通靈了黑元，大部分時間裡，黑元和羅伯特都在進行著討論，關於他在物質界和靈界之間搭建橋梁的工作，以及這項工作如何在靈界中繼續的話題。就在那時，我看到了靈界中的門羅學院，就建在羅伯特稱為「第二十七層」的地方。我以前見過在第二十七層的中途站，但未曾注意到那裡還有一所門羅學院。在第二十七層的學院比在地球上的大很多。

羅伯特過世的妻子再次出現在房間內，就站在他的左邊。隨著與黑元討論的繼續，他越發興致昂揚。我記不得太多，因為我當時在通靈。這些內容沒有錄音，我也沒看羅蕊和其他人做的筆記。

療癒接近尾聲時，黑元告訴羅伯特，他們已經在第二十七層的門羅學院準備了一場盛大的歡迎派對。我用超感知力看到他們在那裡，戴著派對帽，有五彩碎紙，還有一個大大的巧克力蛋糕。

在療癒結束前，發生了一件我前所未見的事，令我震驚不已。羅伯特在第四層實相中的妻子，靠近了他的左側，伸直身體並靠著他，好像躺下一般——事實上是飄浮著的。接著她猛然向右翻身，縱向滾動進到他的身體，和他待在一起。我從未見過兩個人能同處在一個身體之中！我很好奇他們那樣擠不擠，但我稍後看見他們這樣共處相當快樂！

療癒後，當我要離開時，他（從物質層面）對我喊道，「再見，基亞那。」

「回頭見，阿沙尼（Ashanee）！」我回答道，我記起了五十萬年前我們在基亞那相識時，他就叫這個名字。他喜歡我這樣叫，會意地微笑了笑。

我們此生短暫的重逢很美好，而且互相印證了許多。自上次我們見到彼此，已經過了好長一段時間——許多世。

快速切換回物質層面實相後，我才發現要趕不上飛機了。我衝出大門跑向等著送我去機場的汽車，剛好趕上了飛機。在返家的飛機上，我不斷從身體左側出來，部分出體，然後又得費盡力氣把自己拉回身體中，我覺得自己快死了。早先我對臨終者進行療癒之後，曾有過這樣的體驗。他們死亡後，我都會隨著他們部分離去——我會以為自己快要死去，並且感到困惑。但這一次，我知道死去的不是我；這一次，我知道是羅伯特。

我回家後，運用超感知力看到靈界第二十七層的門羅學院正在舉行派對。羅伯特和他的妻子一同慶祝，一切都好，那裡的每個人都很開心。我一找到電話就馬上去電給門羅學院，以確認我用超感知力看到的。羅伯特確實在我乘飛機的時候離開了。他們都還好，但是，當然，也都在哀悼一位傾其一生貢獻良多的偉大父親。

羅伯特·門羅是一位膽識過人的勇者，敢於站出來並公開自己的體驗。他幫助了許多人，帶領眾人達到更深、更寬廣的真相層面。我給門羅學院中繼承他工作的人們送上了我的愛和光。

羅伯特·門羅離去後：在整合了有關羅伯特的經歷之後，我在美國國家地理出版的《世界地圖集》中查找喜馬拉雅山。記憶中曾經生活的這片區域是如此的廣闊，真是讓我摸不著邊。我在地圖上找不到任何有關「尼洋」或是「藏」這樣的地名。

「算了吧，芭芭拉。」我這樣告訴我自己，

「這太可笑了，妳又不會去喜馬拉雅山找尋曾經住過的什麼山洞！」

幾個月後，我收到了一封當時門羅直覺繪畫課的組員的來信。他找到了一張非常古老的地圖，上面標示著我曾用超感知力看到的珠穆朗瑪峰和另一座高山；以及我在冥想中看到的兩條河流，它們分別叫做藏布和尼洋曲❸，就位於拉薩和加德滿都這兩個城鎮之間。那裡同時還有另外兩條河流叫做尼洋和藏。這種關聯性讓我感覺好多了。誰知道呢，也許有一天我真的能去西藏。

放下死亡

黑元說，我們對死亡的概念來自我們的二元性，而我們所認為的死亡是不正確的。這造成了我們巨大的恐懼，尤其當我們無法感知到物質界之外的世界時。

你對無生命的錯誤觀念

沒有無生命（Non-life）這回事。
思索這樣的可能性，
即「萬物」與「無一物」都是活生生的。
你因自身二元性而執著堅信死亡，
從而帶來了你的生存恐懼。

它絕對不是真的。
只不過是你內在之二元性
引出了死亡的觀念以及對死亡的誤解。
在整合進入永恆生命的一體時，
唯一死亡的就是二元性。

活在時間線中是行不通的

你的困境在於把自己放在時間線上。生命完全不是那樣的，尤其是你從內在體驗到的生命。時間是你們通過觀察變化而創造出來的工具。但是，大多數的變化只是物質方面的。時間只不過是你們心智中創造出來的工具。事實上，在世間物質界之外，時間並不是一個好工具。

時間是為了嘗試解釋變動。你嘗試用時間去解釋自身、周遭以及整個世界的恆常變化的體驗，這些時間觀念導致了許多錯覺。時間是協同合作的簡便工具，或許是一種衡量變化的校平器，用於與同在恆常變動中的另一個生命體進行溝通。

時間繫根於外在。

你對時間的觀念，
源於你試圖從自我之外的視角，
創造某種穩定性。

也就是說，你試著以外在事物去穩定自己，
而非從內在的中心實現穩定。

想想這種可能性，即你一直存在著；線性時間是種幻覺，而你們正處於開始理解並且直接體驗到這一點的人類進化階段中。不久，你們的科學家就會指出，沒有「線性時間」或物理學家所謂的「時間之箭」這回事。

---

❸ 藏布（Tsangpo）、尼洋曲（Nyang-Chu）：可能是指雅魯藏布江（yar kLungs gTsang po），以及尼洋河（雅魯藏布江北岸支流）。

第16章　死後的生活

了不起的一個概念：無時間！
但還需要更多的工作。

對於你將自己困在分離之中的程度，
以及你相信、體驗並困在線性時間中的程度來說：

當從內在整合了這些二元性，
你將會，或許緩慢卻非常肯定地體驗到，
並能夠直接進入非線性時間中。
在那當下就存在著的所謂「未來」中，
你已經做到了。

【自我回顧】
你對死後生活的體驗

1. 你有哪些死後生活的相關體驗？
2. 你認為它們是真實的嗎？如果你認為不真實，為什麼？如果你認為真實，又是為什麼？
3. 在面對自己未來的死亡，它們幫到了你什麼？
4. 在處理未來在靈界生活的方面，它們幫到了你什麼？
5. 如果你的信念系統中認可輪迴，這些體驗在你可能要面對輪迴方面，又幫到了你什麼？

17
療癒我們的關係帶

自你內在湧升發散、隨後進入收縮的生命脈衝，
在某種程度與你最親近的所愛之人保持一致並同步，
這些人可能是家人、朋友、愛人或伴侶。

他們和你一起參與了最重要的共同創造。
在協助塑造「你是誰」這方面，你的家人極為重要。

你化身降生時的個人選擇帶有明確的正面意願，
以便你在家庭中得到多層面的支持與挑戰。
你的家人永遠不會離開，
即使有某個成員離開了這個特定的肉身形態，即你所說的死亡。
他們仍然存在於你的生活中。

——黑元

我們將進入涵蓋人際關係的第四層實相。這些互動是在星光界創造的，並涉及能量帶。

我們的能量帶連結

我們都曾聽人們提過「我們的心弦」和「連接我們的紐帶」這些說法。在人體能量場中確實存在對應這類表達的配置。我們所有人際關係中，都有這類配置。我在《光之手》和《光之顯現》這兩本書中，已經討論過能量帶連結。我會在此簡短回顧，然後描述在這兩本書出版之後我又收集到到關於能量帶的更多訊息。我會討論能量帶，它們在生活中的健康功用，及對其不健康的誤用所導致的人體能量場扭曲。

在《光之手》和《光之顯現》中，我談到過我們通過人體能量場和他人溝通的三種主要方式。第一種是諧波感應，即一個人的人體能量場與另一個人的人體能量場和諧共振（像是敲擊音叉引起另一支音叉發聲）。第二種溝通類型，是透過流動在空氣中的生物等離子流，用以彼此交換能量。第三種是透過關係帶進行交流和能量交換。關係帶就像半透明、柔韌有彈性的、柔和藍色的中空軟管，我們的能量意識便流經其中。關係帶也是由能量意識組成的。**關係帶傳送我們的能量意識。有情感關係的人們由能量帶連接著，情感與心智能量則流經其中。它們將能量意識直接遞入並穿過我們的感知封印。**這股能量意識的

流動，不受兩個人之間的物理距離所限。它與物理位置無關；不受白晝黑夜或更長時間跨度的影響，比如很多年或幾個世紀之久。無論我們所愛之人是否還活在肉體中，或是死後不再有肉體——交流仍然透過能量帶進行著。關係越長久，越緊密，關係帶的連結也就越強大，數量也越多。我將接著描述能量帶的類型，以及其在人體能量意識系統的運作。

能量帶的五種類型

在做過涉及能量帶的工作一段時間後，黑元告訴我，能量帶有五種主要類型，分別是：

1. **靈魂帶**：持續發展的靈魂所攜帶的，在靈性世界（靈界）中與其來源之神連結的能量帶。
2. **前世帶**：來自地球和其他地方的體驗。
3. **基因帶**：與親生父母連結。
4. **原生關係帶**：與主要照管者之間產生的，通常是親生父母或養父母。
5. **關係帶**：因與他人的相處而產生的能量帶：在與你有個人連接的人、寵物和特殊物件之間產生。隨著我們的關係網越來越龐大複雜，就會製造出更多能量帶。關係帶傾向於與雙親關係帶的一種複製。假如你有兄弟姐妹，也會產生能量帶與之連結。我們和原生家庭中的任何一位成員都有能量帶連接。若有寵物，我們也會和牠們產生能量帶連結。

療癒基因帶和關係帶

受損的基因帶和關係帶：很多原因會導致基因帶和關係帶受損。幼兒會在最喜愛的玩具上纏繞關係帶。這些玩具被他們用於補償家庭關係中缺乏的情感方面。強行拿走孩子的玩具，對他們來說是相當痛苦的，因為這樣會撕裂玩具與孩童之間的能量帶，從而破壞孩童與玩具的替代連結中所帶來的安全感。在現代社會中大部分的孩童都必須單獨睡覺，泰迪熊和填充玩具的陪伴能幫助孩童在孤獨中感受到安全感。

我五歲的時候，妹妹出生了。我記得自己好沮喪。母親在懷孕的九個月期間一直很不舒服。與此同時，我的父親因為在經濟蕭條中失業而精神崩潰。他那時才三十二歲，要維持家中三個小孩和妻子的生計。我的哥哥一天到晚捉弄我。然後最糟糕的是，我剛出生的妹妹罹患了肺炎。母親把她包得緊緊地放在餐桌中央，這樣她才能在做家務和煮飯時照看嬰兒。我無法理解為什麼妹妹可以睡在那張桌子上，也許我才因此經常在桌子下玩耍。我只覺得沒人關心我，他們都愛妹妹。當她得到一隻「小狗」布娃娃時，我也想要；我把它拿走，並假裝它是我的。

或許那是我試圖得到所需關愛的方式。當然，這沒用。母親生氣了，將那隻小狗從我手上拿走，並且責罵我是小偷，把小狗還給了妹妹。我徹底崩潰了。這整個體驗與他們在現實中是否關愛我沒有關係，但當時我的孩童心智並不理解那些。

基因帶的產生

基因帶，是在想投胎的孩子與準媽媽的心輪之間的連接，該連接必須在準媽媽受孕前就建立起來。這條能量帶的連結發生在準媽媽和孩子能量場的第七層之外，參見圖17-1。連結一經建立，女性就能懷孕。我療癒過許多想要孩子但無法懷孕的女士。她們在醫學專業機構的檢查結果並無異常，卻仍無法受孕，因此來找我。

從我的超感知力看來，她們不能受孕是因為與想要投胎的個體之間的心輪能量帶不能連結。她們在無意識中害怕懷孕，卻不知道是自己阻止了能量帶的連結。只要在療程中重新連結能量帶，她們就能在幾個月內正常懷孕。①

基因帶也與父親連結。我不確定這個連結發生的確切時間點，因為還沒有男士因為不孕的問題找過我。然而，我推測父親和孩子的能量帶連結時間不會比受孕晚。

只有少數幾位男士來到療程中，主要是來陪伴支持妻子的。有一些則是被妻子說服前來療癒，因為單單療癒妻子的心輪能量帶仍然無法受孕。這種情況下，我也會療癒丈夫的心輪能量帶。一旦丈夫的心輪能量帶被療癒，妻子便能夠受孕。其他雖然只是純粹來支持妻子療癒，其實我也療癒了他們的能量帶。

我還觀察到一些女性（和男性），無法允許想要投胎靈魂的基因帶連結他們的心輪深處。這些女性（和男性）對自己恐懼懷孕這件事毫無覺察。觀察了這種情況的眾多男女的能量場，我發現他們的心輪損傷是類似的。圖17-2顯示，他們心輪深處有一個稠密、黑暗的阻塞，阻止了能量帶連結深深紮根在心輪的中心。想要懷孕，就必須先深深紮根。為了達到這種深度的連結，必須深深測他在靈性和生物學上臣服於神的意志。因此，受孕需要對神的意志有深刻的臣服；即臣服於以下黑元所說的神的意志。

許多人極大地誤解了「跟隨神的意志」的含義。我們受到了父親和其他男性權威的教條以及宗教教導的負面影響——尤其那些涉及神怒（wrath of God）的傳統訊息的教誨；倘若你不服從「祂」的命令，就要當心了！不孕就是我們對神的意志的眾多誤解導致的結果之一。這就是為什麼，黑元以下關於神聖精度❶的溫柔教導是如此重要。

冥思神聖意志

練習對神聖意志進行冥思，
將其視為一個繁複而精確的形式，
而非迫使你去做某些事的力量，
或你要反抗的力量。
如此，你對神聖意志的整體經驗將會改變。
那個憤怒又任性的，
只因你不從祂的願便施以懲罰的神去哪了？
它消融在了神聖精確的美麗形式中。
當你通過練習臣服於宇宙的神聖精度，
你的生命便與神聖意志同步，
在你臣服於當下的每一刻，
你會體驗到全然安全的喜悅和快樂。
神的意志是生命的精確神聖組織。
神的意志是神聖精度的模板。
是物質界中顯化之萬事萬物的形塑模板

神的意志是輕盈靈活的神聖精度。
這個宇宙的物質法則是你學習的工具。
它們包涵在神聖精度中的複雜模板裡。

---

① 請參見《光之手》第9章，以及《光之顯現》第14章，關係帶的問題。
❶ 神聖精度（divine precision）：即宇宙不會失誤，每一刻的當下都是精確的，是有深意的，同時也是自然的，不強迫的，仁善的。我們學會接納當下的一切，相信宇宙間存在這種神聖的精確性，如此就會放下「神是愛懲罰」的這種信念，樂於臣服於神聖意志。

神的意志是輕輕拂過你臉龐的輕風。
神的意志是花瓣精巧的綻放。
神的意志每日可見，
於蒼翠樹木的生長中，於子宮內胎兒的發育中。

神的意志可見於你生命的不斷開展中。
神的意志是萬物進化中
生命精確而微妙的展開模式。
神的意志是天籟之音。

神的意志為你的自由意志提供了開放的模板，
讓你可以帶著愛選擇每一個片刻，
平衡你自己並臣服於當下的全部體驗：
那要來到你面前的、那穿過了你的，
以及那在你之內擴展與收縮的，
讓你的生命最為自然地、無比美麗地展開。

來自你愛的創造力的神聖精度是什麼？
學習認出你獨特而完美的模式。
人類心靈將神的意志描述得嚴苛而嚴厲。
事實絕非如此。

神的意志不懲罰。
施行懲罰的正是你們自己，
因為你們相信了二元性和分裂。
你們內在的神性模板是仁善的，
宇宙是仁善的。

一旦希望投胎者和雙親的心輪之間連接起基因帶，懷孕就能成功。在受孕期間，雙親和孩子其他脈輪間的基因帶也會迅速連接。我還沒有機會觀察這個現象，原因很明顯：個案一旦懷孕並已對此確認，就不會前來療癒了。這些基因帶的連結會持續到永遠。

如果孩童被送去領養，他的基因帶仍然會和親生父母永遠保持連結。為了靈魂的發展與健康，基因帶如果受損，就必須修復和重新連接。在下一章討論祖先根帶的時候，會進一步澄清這一點。祖先根帶和其他任何形態的能量帶都非常不同。

當然，在我的療癒從業生涯中，基因帶受損並非不孕的唯一原因。我所看過的其他主要原因，是男性和女性的性分泌混合物的酸鹼值不利於妊娠發育，以及丈夫的第二脈輪問題，和子宮能量場虛弱而導致流產。

子宮內的關係帶發育

隨著胎兒在子宮內發育，親子間脈輪的關係帶連接也會成長。這一成長在孩童出生後仍然會持續。親子之間的能量帶連結，會成為其他關係能量帶連接的原型。孩子會與有情感關係的人發展出能量帶連結（見圖17-3）。與他人的關係帶，都建立在與親生父母或兒時主要照顧者之間的能量帶的基礎上。換句話說，雙親和主要照顧者建立的關係帶，是將來所有關係帶的原型基礎。我們和女性之間創造的關係，類似於我們與母親或主要女性照護者之間所創造的關係。同樣，我們與男性之間創造的關係，則類似於我們與父親或主要男性照護者之間所創造的關係。

能量帶簡要總結

健康的第一脈輪關係帶，會深入連接到地球核心。第七脈輪的能量帶則向上連接到較高的靈性世界。

關係帶連接則在其餘五個脈輪間建立，亦即，第二脈輪與第二脈輪連接，第三脈輪與第三脈輪連接，第四脈輪與第四脈輪連接等等。因

此，兩個人之間健康的關係帶，連接第二至第六脈輪的對應脈輪。在處於健康關係的兩個人之間，能量意識在對應脈輪（第二至第六脈輪）之間傳遞。

左側第二至第六脈輪的關係帶連接母親以及所有女性關係者；右側關係帶連接父親，以及所有男性關係者。

關係帶會呈現出這段關係的特徵。因此，假如關係柔和平順，關係帶也會如此。假如人際關係是惡劣和有困難的，關係帶會呈現鋸齒狀、僵硬，並傳遞著惡劣的能量意識。

關係帶是中空、柔韌有彈性的管子，看起來有點像一條輸水軟管，呈現藍色。攜帶著所連接雙方的訊息。被傳遞的信息可視為一種本能；它的本質並非是心智性的。更像是一種先天知覺，不知所以的一種生命基本存在方式。

所有物種的雙親都會有關係帶來連接並教育後代。關係（和基因）帶的連接是永恆的，超越生死。

不健康的能量帶連接有多種扭曲。例如：

1. 能量帶撕裂，與其他能量帶纏繞／或是飄浮在空間中。
2. 深深嵌入並纏繞於自身。
3. 裂成碎段。
4. 連接到錯誤的脈輪。
5. 虛弱、僵硬、沉重、汙染、吸取、強求、控制或拉扯，等等。
6. 能量帶包繞住另一人，而非與之正確連結。
7. 能量帶嵌入並糾纏住另一個人，而非與之正確連結。

一旦有關係，永遠有關係。
關係帶是永遠存在的！

✝✝✝

所有不健康的關係帶都必須被療癒。
除非得到療癒，
否則這個人將繼續創造更多不健康的能量帶！
無論關係與其關係帶有多糟，
能量帶的連結絕對不能被切斷！
而是需要被療癒。

每一段關係，無論多麼痛苦或「壞」，
都提供了自我的重要生命課程！

✝✝✝

我曾聽說有些療癒師會切能量帶，
這只會導致更多的療癒需求。
切斷的能量帶必須被修復。

關係帶是永久的。
你的原生關係帶始於出生之前，死後也將延續。

療癒基因帶和關係帶

在能量帶療癒中，會發生一些意想不到的有趣驚奇之事：

1. 能量帶療癒需要三個人：療癒師、療癒個案，以及與個案曾經或仍處於關係中的第三方人士的配合。
2. 第三方的肉身無需親臨療癒室中，如果剛好在場當然也可以。
3. 第三方必須同意療癒進行，並且在人體能量場第四層實相中來參與療癒。

4. 可以用療癒技術外加遠距技術來療癒關係帶，個案可以不用親臨療癒室。
5. 這項技術可以療癒所有五種類型的能量帶。

療癒一位學生和其已故母親間的關係帶：幾年前有一個療癒關係帶的絕佳範例，當時我在療癒學院給三年級的學生進行課堂示範。個案志願者是一位三十多歲的年輕男士，我就稱他為唐納德吧。唐納德小的時候，他母親的控制欲很強。為了獲得獨立，他扯斷了和母親相連的第三脈輪關係帶，然後把它們揉成一團塞進自己的第三脈輪。

療癒期間，我先進行能量場的常規準備工作，即清理能量場並為其充能。我小心地從腳往上移動到各個脈輪，為這些脈輪充能並進行修復，直至第三脈輪。清理第三脈輪並充能之後，我著手解開並清理在撕裂的第三脈輪能量帶中積滯的能量意識。

他的母親以靈體形態現身，願意並準備好接受療癒。她站在一段距離之外，因此她的人體能量場第七層和唐納德的第七層不會接觸（見圖17-4（a））。我清理了唐納德的能量帶後，就把它們拉到他的第七層外，並穩定住它們，使其保持在那。然後，我接著為唐納德母親的能量帶進行相同的療癒。給能量帶清理和充能，也將它們拉到她的第七層之外。

下一步無非就是在唐納德與母親之間，端對端地重新連接每一條能量帶。這一步在謹慎及關愛中進行。隨著每條能量帶重新連接，一陣能量意識再次湧動於兩人之間。他們的能量場明亮起來並且變得喜樂。我隨後進行簡單的收尾。他們兩方顯然都如釋重負。請見圖17-4（b）。

進行關係帶療癒的必備技巧

上述的療癒或許看來簡單，也的確如此。然而，困難的是完成這類型療癒所必要的技巧。這些技巧如下：

在給所有三方——療癒師及兩位個案進行療癒的全程中，療癒師都必須能夠保持所有四個維度（核星、哈拉、人體能量場、肉體）的穩定和明晰。療癒師一定要能運用超感知力，同時感知和運作於三方能量場的以下層面：

1. 人體能量場的七個層級
2. 哈拉
3. 能量帶
4. 脈輪
5. 脈輪中的封印

療癒師還必須能在療癒期間，保持無條件之愛的狀態。

健康的能量帶和封印

圖17-5所示為健康的能量帶和封印的解剖結構。在脈輪內部深處有感知封印，其作用如其名。正如第6章所述，感知封印可探測人體能量場頻率範圍內的能量意識，是其感知機制的一部分。我要再一次強調，稱它為「能量意識」的唯一原因，是因為在有生命之生物系統的人體能量場頻率範圍中，**意識成分有著極大的影響**。

如第6章中所述，人體能量場維度中的封印看起來有點像透鏡，進入的能量意識經由它們向下旋入到脈輪（見黑色螺旋箭頭），為人體能量場充能（見圖6-1）。這股能量意識可以被控測到，但條件是感知封印運轉正常，而且個體知道如何調節自己的人體能量場。看起來像是柔韌中

空長管的能量帶,是人體能量場構造的一部分。它們呈現自身的藍色。注意在圖17-5中,能量帶直接進入封印。

人可以將人體能量場,感知為有顏色和形式的能量意識,與物質界的正常視覺類似。因此我們可以說,能量帶中傳遞的訊息很類似於人體能量場中的能量意識。就像是充能的流體或生物等離子體。當它流經能量帶時,所攜帶的訊息可以通過超感知力被感覺到、看到、聽到、聞到、嘗到,並且知道。

感知封印:能量帶一旦進入封印,就不存在了。從能量帶流入的訊息會轉化並進入其他維度;與其說能量意識是從能量帶傳遞到更深層的維度,不如說是人體能量場的訊息在進入人類存在更深層,即哈拉維度(意願)和核星維度(本質)時,有了**質的轉化**。因此能量意識的性質,會被轉化為該維度的性質。要感知封印深處,並跟隨訊息的轉動至哈拉維度與核星維度是非常困難的。

訊息一旦移動到哈拉維度,就會轉化成我們的意願。當我們的意願深入到核星維度時,就會轉化成我們的本質,我們本質的神性存在。一個人如何感知或體驗本質,以及本質能提供什麼樣的訊息形式呢?對我而言,

> 體驗他人的本質,
> 是充分體驗他們包含在愛中、
> 更高知識與更高原則的獨特品質。

因此,正是經由人際關係,我們發展了自己的本質神性存在!這些是我們熟識並關心的人之間的關係,熟識但不特別關心的人之間的關係,以及與所有不相識的全體人類之間的關係。我們的關係網涵蓋了所有生物——植物、動物,一切有生萬物!極有可能還包括了更多存在體,超乎我們在人類進化的這個階段所能想像的!

【自我回顧】
療癒你的關係帶

1. 在你的原生家庭中,何種關係最為困難?
2. 在你的原生家庭中,何種關係最為輕鬆?
3. 基於上述第一個問題的回答,你與原生家庭中的哪位,有不健康能量帶連結需要療癒?
4. 基於上述第三個問題的回答,在你現在的關係裡,你會與哪種類型的人重複不健康的能量帶連結?
5. 要化解自己的哪些問題,才能療癒你目前關係中的能量帶?描述一下你內在需要解決的,仍然對你當前關係產生負面影響的三個主要問題。
6. 基於上述第二個問題的回答,哪一類的關係最容易形成?你對這類關係最享受的是什麼?你從中獲得了什麼?

18
療癒傳統祖先根

你選擇擁有著特定智力、興趣、天賦、環境與財務挑戰面向的家庭。
在任何一次化身投胎之前，你都會謹慎考慮並決定自己的生理和物質世界。
這其中包括在生生世世中已經發展作為你核心本質的那些自我面向。
也許在很久以前的某一世，你是你自己的多世祖父／祖母。

亦即，你曾經作為某一世你的祖父／祖母生活過，
幾代人之後，你又轉世到現在。

通常家族成員在做出這個選擇時，
會傾向於跳過幾代人。

因此，從這個角度出發，思考一種可能性：
你可能是，或確實是，你自己的守護靈或指導靈。

——黑元

對於我們根源的困惑

我們都聽過自己祖先的故事。當我還是一個在美國威斯康辛州嚴寒冬季中成長的兒童時，我的父親告訴我他的祖先當年乘坐五月花號來到美國，勇敢面對未知的故事。根據我的族譜，祖先中的兩位名人是兩位姓亞當斯的總統❶。可能大部分人的族譜裡都有幾個耀眼的名字；當我們需要時，可以把他們當作楷模。

我的母親說過，她的雙親在搶地時期❷來到這裡的故事。他們住在一輛有篷的馬車中，在俄克拉荷馬州得到一塊農宅地。他們用穀物向美洲原住民換取野牛肉。她的兄弟在俄克拉荷馬州種植小麥，至今他們的後代仍以此為業。

每個人都會在自己的家族史中尋找這類事蹟。它們確立了我們的存在。它們使我們感到安全——我們的內在也擁有力量，可以去創造自己

---
❶ 第二任總統約翰・亞當斯（John Adams）聯邦黨（1797-1801），以及第六任總統約翰・昆西・亞當斯（John Quincy Adams）民主共和黨（1825-1829），後者是前者的兒子。
❷ 搶地（Land rush）：也稱land run，指美國開放曾經限制的地域用為農宅地，人們可通過先到先得、投標或抽籤等方式得到土地。1889年出售俄克拉荷馬州的土地是最著名的一次。

的渴望，無論有多少艱難險阻。所有這一類的故事，將我們與根源相連。我們根植於大地和祖先相連，祖先爲我們鋪設了道路，供我們邁向未來，使我們以及下一代越來越好。至少這是我們盡力在做的，雖然有時候並不如願！

我們想要紮根於大地與祖先。當我們談論著自己的根源時，會感受到與祖先的連接；我們聆聽祖先的事蹟，也讓我們感覺與他們連接，並爲他們勇於跟隨自己的夢想而驕傲！

現在，讓我們來探索一下人類能量意識系統中健康的傳統祖先根配置吧：它們的功能、如何影響我們的生活、如何被誤用、如何變得受損並極不健康，以及我們如何療癒它們，爲我們自己以及與之的關係重塑健康。

我們的祖先根

療癒師只需要觀察個案與其朋友、家人之間的關係帶以及傳統祖先根，就能瞭解很多個案人際關係的信息。我們的人類能量意識系統中，既有健康的祖先根，也有不健康的。

祖先根與關係帶差異很大，但兩者之間也是有聯繫的。最初可能會引起一些困惑，但仔細觀察後是很容易區分的。

在第17章中，我描述過關係帶是如何運作的，以及我們如何透過能量帶與朋友和所愛之人溝通。關係帶與傳統祖先根之間有一個極大的區別。還記得在第17章中提到，關係帶就像中空柔韌的藍色長管，二人之間的訊息在其中流動著。這種訊息是由彩色能量意識組成的。連接二人的能量帶中，含有雙方每種關係特質的大量訊息。能量帶作爲直接管道，使這種訊息幾乎能夠即時流動。越是互動頻繁的朋友，彼此之間交流的訊息越多，創造出的能量帶也更多。這也就是爲什麼失去任何一段關係，都會讓人感到痛苦的原因之一。能量帶含有我們關係生活的流質。

瞭解能量帶與祖先根之間的差異相當重要。它們的運作方式不同，並且療癒二者的技術也相差極大。祖先根療癒是布藍能療癒學院教學中最困難的一組技術！祖先根療癒的挑戰在於，療癒師要會使用在學院中學過的所有療癒技術。

祖先根：祖先根是強健、黑色實心且柔韌的，它是將我們與出生家庭綁定在一起的紐帶。它們更難處理，而且需要相當集中的專注力。它們從脈輪封印內部，向下經過哈拉維度，進入我們存在的核心，即核星。

傳統祖先根

人類能量意識系統中的傳統祖先根有許多混淆之處。爲了解開這些混淆，我們先來看看基因帶和健康傳統祖先根的解剖結構。接著，可以觀察強加在我們身上的傳統是如何在人類能量意識系統中造成巨大問題的！由長輩強加給後輩的傳統，不只會傷害新一代人，也會凍結文化的前進發展。不健康、糾結的傳統祖先根並不能保存文化；最終會扼殺文化。因此，瞭解其中的前因後果，對所有人都極爲重要！首先，我將會闡明祖先根的性質和功能；然後，我會展示誤用傳統祖先根來控制後輩所帶來的損害，以及這些祖先根在強迫式傳統中被濫用時，對人類所造成的普遍傷害。

傳統祖先根是一種被操縱、扭曲的基因帶。將其扭曲的目的是爲了維持傳統，通過控制承接傳統的兒童來確保傳統的延續。通常這些傳統之下的信念，是出於宗教目的或是生存目的的，或者兩者皆有。

產生傳統祖先根的方式有幾種。最常見的一

種很簡單，就是家長——比如父親——他自己或許並沒有與某種傳統有多少連結，但他可能會因為自己有未竟之志，而致力於敦促孩子去完成他的志向。這類型的家長會撕掉自己脈輪中的基因帶，然後插入穿過孩子的封印，深入其脈輪之中。因此，這個孩子本應連接父親的健康基因帶，便被父親那扭曲、黑暗、堅硬、掌控、強求、糾結、固化的能量帶所取代；實際上看起來就像黑色的根。這些不是真正的祖先根，而是扭曲了的基因帶[1]。

即便它們是扭曲的基因帶，我也稱之為「傳統祖先根」，因為它們是人體能量場中維持「我們的傳統之根」的機制，傳統之根控制著一代代子孫。這些傳統祖先根確實可以控制未來的好幾代，因為它們會自動傳給每一個新後代，直至被療癒。一旦基因帶被傳統祖先根取代，就會持續傳給後代，因為第一個被束縛的孩子沒有了可以孕育給下一代的健康基因帶；而被孕育的下一代就會帶著祖先根出生。因此，要療癒傳統祖先根，必須回溯到發啟這一傳統的最初祖先根。這是它難以療癒的原因。

傳統祖先根對孩童來說是相當不健康的，會干擾孩子的自由意志。傳統祖先根看起來、感覺起來真的就像瀝青（傳統祖先根的英文縮寫是TARS，而瀝青正好是tar）。它們通常會纏入封印，干擾感知力，因而能讓偏見固著！它們引起的傳統和偏見都是盲目的。它們實際上會在人體能量場中創造「盲點」，盲點的位置就在傳統祖先根破壞感知封印之處！

此處不要誤解我的意思。我認為人類的多元文化很美好。每種人類文化都有各自獨特的貢獻，每種文化也都有其他文化能借鑑之處。每種文化都發展出了人體能量場的不同面向，創造出致以人類的禮物。

正如黑元所說：

人性
並不意味著同質性。
否則多無趣啊！

然而，每種文化也含有對其他文化的恐懼與敵意，許多恐懼敵意都基於過去的歷史，如今已經不具有任何現實依據。在文化歷史上的某個時期，為了生存很可能必須採取某些行為，但那是很久以前的事了，對於現在已不再適用。這些恐懼和敵意最終會固化成為偏見，成為持有這些偏見的人的「無意識僵化信念系統」。他們可能完全不會覺察到這一點。

傳統祖先根的幾則案例：有次我觀察到一位熟人具有不健康的傳統祖先根，恰好可以展示僵化的傳統是如何干預個人自由意志的。這則案例顯示，這樣的人要瞭解自己的渴望並創造想要的生活，是很困難的；不幸的是，我沒有機會為他進行療癒。

在此案例中，這位男士的第四脈輪基因帶被家族中男性的傳統祖先根所取代，源頭可以追溯到好幾代之前。這些祖先根從背後穿透第四脈輪，盤繞在後方和前方的封印，並沿著垂直能量流往下，彎曲穿過第三、第二和第一脈輪前後兩方的各個封印。這樣的配置意味著，傳統祖先根

---

[1] 這些祖先根並非我們紮根於大地的祖先根。我們是經由第一脈輪生長出的關係帶，向下根植大地的。

控制了他心輪中愛與意志力的平衡。控制著他允許去愛誰，以及如何使用自己的意志。他的意志被導向為以供養出生家族為首要目標。當祖先根沿著垂直能量流向下，也干擾了他的自由意志，以及對每個脈輪功能的理解；由於傳統祖先根穿過了他的第一、二、三脈輪，他實質上被傳統所掌控了！

他被迫以下列方式行事。在第四脈輪，它們控制他允許愛誰、和誰結婚。在第三脈輪，他得照顧自己以及特定家族成員，並排除所有其他家族成員之外的人。在第二脈輪，控制著他能與之表達和享受性的對象，包括他必須和誰結婚。然後，在第一脈輪，控制著他與之享受、欣賞生活中物質樂趣的對象。

在他身體的正面，有一條來自女性祖先的傳統祖先根。它只穿透了第四脈輪的前面，因此只影響了第四脈輪的前方部位和該脈輪的感知封印，而男性祖先們則對他施加了更多的壓力，因為他們的祖先根貫穿了他第四、三、二、一脈輪的封印。

下一節會討論，傳統祖先根貫穿感知封印所導致的盲點。

傳統祖先根所導致的感知封印盲點：每當傳統祖先根穿透脈輪，幾乎也就是穿透了其感知封印。此時，在封印被穿透的地方，就會產生一個感知盲點。如圖18-1（a）所示，即為由祖先根造成這類損傷的一個案例。我觀察了這名女性，可惜沒有機會為她施以療癒。將其情況呈現於此，是為了說明傳統祖先根造成的盲點。該圖是第六脈輪（靈試脈輪）的圖示。兩位成年人面對面站著，左邊的是發出傳統祖先根的人，右邊的是他已成年的女兒。假設6A是第六脈輪的前部；6B是第六脈輪的後部：父親首先將他的基因帶從6A自己的封印推出去，在他的視覺感知中創造出了一個盲點。然後，他（在後來的生活中）再將祖先根穿過女兒第六脈輪前部三次，再貫穿她6B位置後部封印三次，因而在她的第六脈輪前後封印各造成了三個盲點（見圖18-1（b））。盲點看起來就像封印上的黑色小點。見圖18-1（c），原本封印沒有阻塞時，她對實相會有清晰的視覺感知，現在則受到了阻礙。通常在生活中不太被接納的所謂禁忌或禁區情境下，就會產生這類盲點。因此，盲點會阻礙女兒察覺生活中的特定面向，在父親不想她看到的方面，她就無法看見生活中這一特定面向的現實真相。注意，圖18-1（a）中的傳統祖先根是如何從第六脈輪封印的內部，向下穿過哈拉維度進入核星的。

如果任何一個封印中存有盲點，那個人就會對該現實的清晰感知視而不見，你試圖傳達的內容他們就是理解不了。在盲點得到療癒之前，他們都無法看見，這就是各傳統之間難以溝通的原因之一。因為彼此存在盲區。相互競爭的傳統，會在各自的屬民當中創造出盲點並推及；這也是為何二者之間的外交總是困難重重！即使每人對準更大的整體利益——當然，通常並非如此——達成共識與和平仍是困難的，因為那早已存在千百年的盲點。相對於取得共識，多數傳統則致力於保護自身，從而將盲點保持在原位！

死亡過程中傳統祖先根的問題

在發生與羅伯特・門羅的那段經歷不久之後，我有一位九十多歲的年長朋友在醫院進入了最後的彌留階段。我在她去世前到醫院看她，我就稱她為露絲吧。露絲在不斷地進出自己的肉身，每次當她「掉」出肉體時，她都會暈頭轉向。她一直說自己正在掉落。我開始運用我在門

羅學院學到的技術。我緊握住她的雙手，向她保證她會沒事的，她的家人也一同請她安心。我離開醫院沒多久，露絲就過世了。我立即進入冥想，幫助她前往第二十七層（參閱第16章）。似乎有用。我在那裡發現了一間小屋，那是她過世的丈夫所準備的，用於在轉世期間居住。

後來，在她的葬禮上，當猶太教拉比吟誦猶太悼文（Kaddish）和其他禱文時，我留心觀察著生命能量場。每段禱文，拉比都用希伯來文和英語各吟誦一遍。他用英語時，生命能量場毫無變化；當他以希伯來文吟誦時，卻發生了很多事。以下是他以希伯來文吟誦悼文和其他禱文時，我觀察到的能量場變化：

1. 第一段吟誦期間，能量護罩被創造出來，籠罩著遺體靈柩及周圍站立的人們。有幾座墳墓因為離得近，也被籠罩在內。
2. 來自家庭的關係帶斷開連結。
3. 家族成員的生命能量場和露絲的生命能量場分離了，各別被置於兩個保護罩中：家族成員一個，露絲一個。
4. 露絲的第四層人體能量場身和更高層靈性身，被從肉身分離出來。
5. 一條通往過去祖先的長通道打開，祖先們在痛苦中伸出手來。他們想要露絲加入，並將她吸向他們，但是露絲並不想去。
6. 當拉比再次用希伯來文吟誦時，她被迫過去了。事實上，她是被吸入祖先所在之處。
7. 靈柩被置入墓地底部，同時一股能量封印封存了遺體，阻止任何其他與之連結。
8. 同樣的能量封印也將親人與靈柩中的遺體分隔開來。起初圍繞著靈柩、墓地和參加葬禮之人所造出的保護罩消散了。
9. 悼文結束，親人和其他人離去。親人與露絲在能量層面斷開了連結，而露絲加入了她的祖先。
10. 當我們離開時，祖先們仍然極度關注著在世的生者，即使二者在能量上是已分離的。他們似乎不顧一切地想從生者那獲取生命；這些祖先們似乎是各種大屠殺的受害者，最近的一次是納粹大屠殺。
11. 還有另一個現象，我之前沒有描述到：祖先們是透過傳統祖先根與露絲連接的。

我沒有告訴過任何人我用超感知力所觀察到的這些內容。我不太確定到底他們會如何看待此事，我也並不想冒犯到任何人。幾年前，我又再次看到同樣的現象；這一次，情況有所不同。

療癒一位和露絲有相似祖先問題的女士

幾年後，我在一場工作坊進行療癒示範時，發生了一件不尋常的事，解答了（至少對我來說）在上述葬禮中我所感受到的祖先問題，以及為這位讓我示範療癒的志願者解決了該問題。這位參加工作坊的女士學習過EST ❸。EST培訓使她在個人功課取得長足進步，還成為了一名領導者。她目前主要問題是擺脫不了的責任感；感覺深陷巨大的家族矩陣之中而無法脫身。就像能量從她身上被吸走似的。我稱她為漢娜吧。以下面是我在療癒過程中的經歷：

---

❸ EST（Erhard Seminars Training）：由美國著名作家和講師維爾納·艾哈德（Werner Erhard）於1971年開設的課程。目的是轉化人們對生活的體驗能力，引發個人轉變。該課程於1985年左右被他新創建的論壇課程所取代。

在我當著其他學員示範療癒漢娜時，我看到她的能量被抽乾。我跟隨外流離開漢娜能量場的能量，尋找抽取能量的源頭。我再次看見一大群過世的祖先，全部都在向漢娜討取生命。他們深陷痛苦，並且無法清理自己在大屠殺中遭受到的折磨和殺害的驚恐。

我竭盡所能去斷開傳統祖先根的連接和其他沾附，但不見起色。他們完全鎖定了漢娜，彷彿她是能解救他們脫離苦海的唯一方法；她顯然是他們的其中一個後裔。最後，費了好大一番功夫，嘗試了我能想到的每個方法後，我放手了。我臣服並祈求協助。然後，一切都變了。

空中出現一個拱形字母意象，從漢娜的頭到腳趾，從療癒床的左邊到右邊，連接了她和她的祖先。我推測那可能是希伯來文，但不是很肯定，因此我將在空中看到的頭兩個字寫在白板上，並詢問學生。他們告訴我，寫在白板上的是希伯來文字母表的前兩個字母。

在那個時間點，黑元告訴我將祖先們引入希伯來文字母意象中。於是我照做了。在我的理解中，那列希伯來文代表著神。

我花了好些時間才用心靈聯繫上祖先們，讓他們轉移注意力；他們終於看到希伯來字母，不再專注於漢娜。然後，他們一個接著一個，專注於字母表並走進其中。

當他們都安全回家後，我轉而為漢娜完成療癒。我移除了傳統祖先根，漢娜的氣場變得明亮了起來。接下來，我修復她能量場的所有層級和哈拉，再幫助她重新連接自身的核心本質來結束療癒。

一切都結束了。在歷經多年彷彿被人抽取能量的拖累之後，漢娜重獲她珍貴的能量！她可以繼續為自己而活，同時，也能榮耀她的祖先。

療癒黛布拉的傳統祖先根

讓我們來看一看，傳統祖先根的療癒與人體能量場，以及傳統祖先根鬆解的關係。圖18-2（a）所示，是移除二人間祖先根的療癒起始階段（幾年前我在課堂上為此人進行過療癒示範）。此案例比前面討論過的兩個人要簡單些。我稱這位個案為黛布拉吧，她的主要問題是，她對弟弟和其他家庭成員的過度照顧。以超感知力查看她的能量場，我發現黑色的祖先根纏結在她的第三脈輪內。當我清理、充能和平衡能量場，為移除祖先根做準備時，我看到她的弟弟以靈體形態走進房間。祖先根同樣貫穿了他，並控制了幾代人。它們持有的能量意識，是要求在極度安靜下進行照顧；也就是，黛布拉在照顧人的時候應該保持寂靜。我一開始並不明白為什麼是這樣，直到隨著療癒進行才理解。

隨著我鬆動、解開並移除黛布拉第三脈輪中的傳統祖先根，我同時也得關注祖先們的人體能量場。就在傳統祖先根從黛布拉的第三脈輪移除時，所有串聯的歷代祖先的能量場，都陷入了深深的恐慌。請見圖18-2（b）。在我療癒時，得把他們都保持在無條件的愛中。這耗費了巨大的專注力。在黛布拉的盲點得到療癒後，我才能移動到祖先隊列中的下一個，療癒前面一位祖先的盲點。為了完成療癒，要逐一回溯，直至傳統祖先根的第一位，每個祖先都要清理！

我必須從她的弟弟開始，依序回溯每一個人，解開傳統祖先根並療癒每一個盲點。祖先根在每一位祖先的脈輪和封印上的纏結方式，和黛布拉的相同。理所當然的，我徵求了每一位祖先的同意才繼續進行療癒。雖然他們一開始感到害怕，但每一位都樂意配合。療癒的祖先人數超乎我的預期。我穿越時間和每一個人相遇，解開他

們的祖先根。當療癒持續回溯穿越好幾代，我也目睹了每位祖先在世時的處境，這些未化解的，由束縛他們的傳統祖先根所致的處境。有人使用弓箭與人戰鬥；有人在酷寒中受凍；有人受到閃電驚嚇；有人被大型掠食鳥類追趕；有人拿著裝草藥的陶碗；有人正在宰殺他剛捕獲、類似鹿的動物；最後一位則是穿著獸皮的石器時代穴居人──而他的工作是讓洞穴中的每個人保持極度安靜，這樣才不會讓頻頻出沒洞穴的熊傷害他們。我之前從未見過有那麼多代人以這種方式連接在一起。

正當穴居人身上不健康的傳統祖先根被解開，一件意料之外的事發生了──當堅實的黑色祖先根被清除，穴居人身上發出了最初的藍色中空關係帶！關係帶自動向前，跳到下一代、再到下一代，沿著時間前進。每個人都從原本「缺乏自由選擇他／她所想要的生活方式」的負面信念中得到解放。請見圖18-2（c）。

我驚訝地看著每個人都擺脫了祖先根的束縛。他們自發的喜悅充滿了整間教室！當美麗的藍色中空關係帶重新得以連接，與下一代的交流也開啓了。每一代的關懷與愛的能量意識，都往前傳遞到下一代，所有的後代都能作為「本來的自己」而得到支持和關愛。

接著，更驚奇的事情發生了。在療癒教室中的每一個人都體驗到了。隨著基因帶繼續穿越一代代人，它們進入了這個教室。這感覺眞是太奇妙了。整間教室充滿著與學生們連接的基因帶！

我沒有料想到會這樣！事實上，這表示在場的每個人與先前的那位穴居人在某種程度上都有基因上的關聯。這種兄弟姐妹和家人般的感受太震撼了。我們親身經歷了教室中每一個人眞實的基因連通性。我們都是那位穴居人的子孫！沿著基因帶流動的本能智慧連接了我們所有人！在上課那一週的其餘日子裡，每個人都充滿了狂喜。

黛布拉的傳統祖先根療癒結果

療癒結束後，我等了幾天才和黛布拉進行談話。我想給她充分的空間來整合她的體驗。我很好奇，想知道她的體驗是怎樣的。她體驗到的，在場許多同學也同樣體驗到了。當他們目睹我為黛布拉進行療癒時，他們也在自身的人體能量意識系統經歷了相同的療癒過程！

他們的描述和我在療癒中體驗到的一致。幾天後，在黛布拉整合她所接收到的療癒時，我讓她談談在療癒中的體驗。多年之後，我又一次採訪她，以瞭解療癒的持續狀況如何，以及她後來的生活發生了哪些改變。她說，那次的療癒引發了她個人和生活的深層轉變。即使過了那麼多年，療癒的效果仍然良好的持續著。

正如你在本章看到過的，能量帶的存續超越今生；亦如你在第17章瞭解到的，在死後短時間內，能量帶會發生非常有趣的事。

畢竟，這是你的人生！

【自我回顧】
找出你家族世系中不健康的傳統

1. 在你家族世系中傳承了哪些不健康的傳統？
2. 導致了哪些不健康的行為？
3. 你的哪一個脈輪和封印正受到傳統祖先根的影響？如何被影響？
4. 你知道自己的盲點嗎？你對哪些事比較盲目？
5. 這些盲點來自家族哪一方？留意來自父系和母系之間盲點的差異。列出每一方的三項主要盲點。如果列舉不出來，想想每一方家族要你必須遵守的行為。你是照著做的，還是反叛？
6. 你在上述第五點中列舉的盲點，是如何影響你生活的？為了符合雙邊家族的要求，你放棄了什麼？
7. 你需要建立什麼樣的健康關係帶，來取代祖先根？這是通向你深層療癒的道路！感受你的渴望！你渴望過著什麼樣的生活？你想如何再造自己的生活？你對生活擁有的深切渴望是什麼？在實現他們所求方面，你是如何傳承的？（記住，清除不健康祖先根的同時，也是幫助你的家庭成員，從他們的祖先根中獲得自由！即便他們一開始可能對你的選擇感到不悅，但你可以選擇成為榜樣來協助他們獲得自由！這全都取決於你；除了對你自己，你的生命沒有別的義務！）

19
一元核心觀念

我將用黑元的一些通靈傳導作為本書的結尾，這些訊息關乎需要遵循的更高一元性原則。下文主要集中於以下觀念：世界和平、死後生命、療癒人際關係和家族承襲，以及它們如何連接著全球療癒與個人扮演的領導角色。我會以合一冥想收尾。

創造世界和平

對準你臨在於當下此時此地的意願，對準生活在真相中的意願。在這樣的時刻，你將面臨的挑戰，是恐懼的威脅。你已經做了一些內在恐懼處理，因此在各國相互威脅且情勢不斷升級時，你能辨認出想像的力量。記住，當你在電視和廣播中聽到威脅時，回到你的中心，並留意這類說辭是如何激起你內在恐懼的。留意你的生理反應，以及心理／情緒的反應。留意自己出於恐懼，不由自主做出了哪些行為。你因為這些恐懼，在生活中選擇了哪些行動？你的行動是基於一元性還是二元性的？

值得注意的是，你們之中有許多人正處於價值觀的轉變過程之中，很多人也正在回歸真實一元自我的途中。這一回歸還包括與長期分裂的家人、分離的朋友相團聚，因為隨著你的價值系統改變，你會進入心的聖殿。

在心中，你將尋得許多事物，你將發現一座愛的聖殿。
那聖殿擁抱生命的所有面向，
即便是所謂的恐怖主義。

留意不同種族、國家以及各個地方的人，是如何使用威脅性言論引起星光層的負面反應的，誘導人們向「對立方」採取負面行動。或者，我們可以說是「積聚在負面二元性原型的一端」。留意二元性的創造過程。對立力量的結合，會以大量的煽動、情緒和謊言來開場，這些全部是設計用來激發你時間膠囊中的未進化意識的。潛在目的是為了誘使你進入二元性，選擇加入衝突的一方或即將爆發的戰爭。

在歷史中，人類面臨這項挑戰已有幾千年之久。而我們選擇在當今這個世紀，盡最大的努力、用所有的溝通方式來教導你們，讓你們確信二元性只是假象，所有人類的需求是一致的。

人類最大的恐懼之一，就是恐懼自己擁有的不夠。這導致過度消費，傷害了地球生態系統並耗盡天然資源。而生態系統，如果沒有人類的過度消耗，是可以輕易維持自身平衡的。

同一個國家的原生居民，持有共同的深層集體意象和恐懼。每個國家基於口耳相傳和行動所流傳的歷史，都擁有自身的二元性和恐懼。這些歷史以二元形式書寫記錄，創造並保

持著各國人民心中的二元性意象。這些意象聚集形成的信念系統，定義著人們必須怎樣做以保證安全。所以，人類的問題是內在的，因此對內在的集體恐懼有著集體性的反應。對你們自己來說，就是深植在你們和你們社會內在的任何恐懼。我們需要解決的，正是這種深植於這裡以及全世界人民內在的歷史，無論以何種形式存在，如此才能解決人類的問題，保護地球的天然資源，並且恢復地球的自然平衡。

請記住，任何事物在沉降顯化至物質界之前，必定先在星光界達到臨界質量。目前正沸沸揚揚的國際言論、那些對各種恐懼的表達以及他們追隨這些恐懼所試圖引發的行動，主要是基於固守國家本位的意象和信念系統。

請與我們同在，我們因而能在這些恐懼逐漸升級的時刻，支持你，陪伴你。要瞭解，恐懼只是與愛的分離，與自我的分離，與你心中愛的聖殿的分離。當你感受到內在的分離，無論那恐懼的程度是多少，要知道是你讓自己遠離了人類神聖之心共同體（Community of Sacred Human Heart）。

正是在世界各地出現的人類神聖之心共同體中，才能創造出和平。通過面對你內心的恐懼，看見它們是如何輕易從內在被喚起，感受它們的強大，你就能看見一旦你將其投射到誤認為會摧毀你的假想敵身上，它們將變得多麼危險。然而，敵人是你內在的二元性，這引發你採取與人類療癒不相容或不同步的行為方式。根本沒有敵人，只有你內在的想像；或者，我們該說，是形式你二元信念系統的那些錯覺。

你所謂的敵人，也只是同樣在經歷和表達內心巨大恐懼並據此採取行動的人。有人將全球饑荒看作一個敵人，但它並不是。它是人類的創造。全球性的恐懼，也是人類的創造。戰爭當然也是，你可以從戰爭的形成中瞭解到這點。注意，這個二元創造性的形成是以心智形式呈現的。某些個體出於自己的恐懼，謀求創造出世界性的臨界質量，以將戰爭沉降顯化到物質界。他們也遵循著那逐步的創造過程。其他人則通過逐步創造過程來尋求合一。

思考這樣的可能性，在人類歷史當下的時間點，我們面臨如下挑戰，要穿過所謂的帷幕繼續交流，並行走於兩個世界。還有要命名那些誇大的情緒。去命名那些蓄意誇大負面情緒的過程，那些狂暴、憤怒、恐懼、驚怖——以便控制脆弱者的情緒反應和行動。脆弱是因為，這些人未曾有過受到這類教育的權利。他們的脆弱是因為嚴重缺乏我們在此講述的知識。關於如何煽動負面情緒以獲得特定反應，有大量的知識。然而，關於如何從情緒反應，轉而歸於光、愛與力量的中心覺受，這方面的知識極度缺乏。

從情緒反應轉移到愛，需要進入自身深層的痛苦和恐懼，並穿越它們。這恰好是歷史所阻礙的。歷史將焦點轉向外在；療癒則是轉向內在。進入痛苦的路途中，在情緒反應和痛苦之間的邊緣，會有那痛苦造成的巨大折磨和表述。但是，當你深入痛苦更深處，在與另一個人交流時，那個痛苦就會變得平靜，在美好的共鳴交融中，將有光湧現。它意味著，只要去認可每個個體作為人類的處境。在政治形勢下對情緒反應的積累，則否定了這個簡單的真相，誤用了人類對真實人類處境的否認，真實處境，也就是——無論任何政治或宗教立場，所有人都有相同的需求。

當你深入自己的內心並加入人類神聖之心共同體，對此便會沒有懷疑。在進化的這個階段，人類歷史大多是立基於情緒反應和超我需求的，即我們必須否認真實自我，並變得更好。這對任何一個人類，無論其處於進化途中的哪個程度，都會在其內在系統造成巨大的張力。現在，你面臨著更大的挑戰，去處理內在這些仍處於陰影和混淆之中，並與人類集體無意識連接的部分，其中一些部分還相當分裂。

這些會弱化人性，主要是因為你一直被教育要變得更好、要循規蹈矩。然而，你越學習深入自己高心中持有的靈性渴望，就越能深入這美麗神聖的人類之心，也越能面對這些事物。其實很簡單。單純地陳述自己此時此刻的狀態、感受、想法，以及當下生命體驗的要點是什麼，是多麼的讓人如釋重負啊。就是那麼簡單。當你能做到這一點時，就會發現生活中大量的混亂或看似混亂的事物消失了。你內在和生活中固有的混亂之所以存在，皆因你否定了真實自我這個簡單的真相。

完美主義意味著否定。

然而，只要通過進入人類處境，進入真相，便能將你帶向謙遜❶——多美好的詞。

謙遜，意味著將自己置於上帝神聖計畫中自己的完美位置上。事實上，你不需要把自己放在那，你已經在那了。只需允許自己在神聖精度中的那個位置上，全然成為你自己。

你擁有偉大的天賦❷。每個人都有許多的天賦能夠給予。你也擁有許多的痛苦、一些困惑，還有需要發展之處。因此，這可能會是讓人困惑的。毋庸置疑，在你童年時期的成長中，會遇到一些被認為是偉大領袖的人。他們都有著一定程度的完美性，你會覺得只要成為那樣的人，就不會遭遇痛苦，也無須費力。

那些教導是基於二元性的。我向你保證，每一位偉大的領袖，無論是靈性還是其他方面的領袖，都有巨大的痛苦和個人轉化工作要做。當看到某個公認的所謂完美典型，會產生兩個主要難題：引發內在對完美的追求，還會產生自我評判，因為你不如榜樣那樣完美。這讓你產生更多隨自我評判而來的痛苦。你誤以為只要變得完美，就不會陷於痛苦。因此，每當陷入痛苦，就開始評判自己。評判，只能使痛苦固留原地。要學習辨識出，防衛的第一步就是評判；它隱藏你的完美主義，隱藏你想免於痛苦的需求，隱藏你想要超過他人（不過是另一種避開痛苦的方式）的想法。然而，在評判之下，是你對痛苦的恐懼。我在此使用「痛苦」作為通用的說法——它包括了任何一種痛苦：飢餓、貧窮、虐待、嘲弄、被排斥等等。

你看，在世界各地爭執中任一方或多方之煽動性言詞，其力量都是基於你們對痛苦的恐懼，以及你們認為避開痛苦所必須採取的行動之意象。你的意象說，如果你有痛苦，就意味者你一定犯了大錯。畢竟，看看你活了多久、吸取了多少教訓，以及你做的所有事等等。

戰爭意圖有個簡單的程式：首先，引發恐懼，然後是恐怖，接著是暴怒，隨之而來的就是戰爭行為。你是攜光者。你和這星球上許多和你一樣的人，都在四處進行光之工作。不要

---

❶ 謙遜：此處的英文是humility，與「人類處境」中人類（human）一詞同源。
❷ 天賦：英文是gifts，也有禮物之意，作者此處一語雙關，表明人類擁有天賦，同時也有能力給予他人「禮物」。

認為因為你是光之工作者，就不會有痛苦，不是那樣的。那是「我做了這項工作，那麼就不必再有痛苦。」的另一版本。保持清晰空間的領導者，奉獻自我的療癒師，所有種類的光之工作者，都會有痛苦且無一例外。身為人類，就不會有所例外。也許有一些人，在某些人生命中的某些時刻，看似沒有痛苦，但他們並不是例外。

來到地球上，就意味著你要直入自己的痛苦和恐懼。意味著去進行為此化身而來的工作，並因此工作而受到祝福。這個祝福，是謙遜的祝福。這祝福是一種能力，是你能夠走入臣服並成為自己，而那已足夠。成為你所是，你將福杯滿溢❸。成為你所是，便能看透二元性的煽動說辭，它們只是想要積累二元創造性心智形式的意識能量，達到臨界質量，沉降顯化到物質界並引發戰爭。

帶著這份自覺、自謙和自我臣服，將會帶來進入神性精度的放鬆，你因而能感受到與這份神性的永恆連接，它說，「照顧好自己，開始與神的靈性世界交流，無論『神的世界』在你的生活中意味著什麼。你因而能釋放並敞開內在之門，通向伴隨著奧祕生活而來的、光明覺知的激盪。」

本世紀的一個挑戰是，在進行世俗生活的同時活出奧祕生活，從禁閉在深山密林的祕密團體中走出來。是的，我們當然要重返隱修地，以便更新自己，但要在人間生活，將靈性帶入人性中。

聖靈以神聖精度的不同方式穿過你，但在一開始你很可能無法理解。最初看似是混亂的，事實上卻是神聖精度經由地球無論哪個種族的每個人在運作。正是神聖精度的運作帶來了共時性、愛與光。

當你處在恰當的位置上，你的奧祕生活於焉展開，帶來和平與愛。當你選擇不參與日益升級的恐懼；當你選擇不助長處於恐怖中的人類集體意識中不斷增加的二元性；當你選擇在愛中，讓光流經你，並一步步地跟隨著它；那些聚集的烏雲將會消散。與這個星球上的光之工作者一起這樣做吧。

允許這奧祕自你內在展現，從靈性世界灌溉你。人類所謂的力量，很多時候是任性的堅持己見，無論是出自個人、小團體、國家、教派、宗教，或者其中的一部分。

人類錯將任性妄為等同於力量，等同於違背個人的自由意志。真正的力量是毫不費力的。

如你所知，這是能量意識系統中的扭曲。它通過意志中心運行大量能量，並使用了強制性的能量流。

我們的社會為了說服人們進入任性妄為的狀態，真的是煞費苦心。然而，你在此已經體驗過真正的力量。它毫不費力。當你的能量意識系統對準、完全歸於中心、平衡且明晰，它就會更加連貫。它是你執行人生使命的工具。它可以經由毫不費力的意願自動運作，因為你達成了理性、意志和情感的平衡，也因你的目標堅定、明確又踏實。當你做到這一點，你便已進入心輪中央神聖的當下空間。能量意識系統是完成這項工作的偉大工具。學會這一點至關重要。

---

❸ 福杯滿溢（your cup runneth over）：來自《聖經·詩篇》（23:5），意思是所擁有的不會匱乏。

倘若我們希望拯救人類免於自我毀滅，這就是達成的方式之一。每個人都可以用個人精度來做到這點，允許你的自由意志交融流經心中的神聖中心。

脫離混亂，迎來秩序。當你處於二元狀態時那些看似的混亂，當你歸於中心後，就能看見其本然真相——神聖精度。

人類受到的挑戰是保持在真相之中。

你生活中的混亂正挑戰你生命中的某些領域，即你個體化自我尚未發展的領域，因為你選擇在這個時間點去發展它們。

倘若你的生活中出現混亂，你可能需要它來打破你生活中導致痛苦和不滿足的系統性刻意控制。

現在，因為讓每個人都去學習和自我教育的重要性，你們生活中的混亂增加了，這是為了要打破你已經保持的，可能已經持續生生世世的不健康習性。

感謝神賜的混亂；它帶領你走向真相。

找出生活混亂是如何挑戰你很想要改變的領域的。它打破了固化你行為習慣的系統。利用戰爭和恐怖主義的國際性威脅，利用它們來打破你經營生活的不健康習慣。它們也確實在設法推波助瀾。你看，當某些人可能捲入戰爭，其他人則可以利用這些煽動性言論和電視上的演說。你可以利用它，因為它喚起了你心中的恐懼，而那恐懼直通你的負面習慣，而正是這些負面習慣創造出了你的不滿足。

所以，現在，讓我們團結成一股巨大的力量，從毫不費力的意願湧出，這是成為整體的意願，滿足這星球上每一需求的意願。對清淨的、愛的交流之需求；對創造的需求；愛與被愛的需求；對安全的需求；對舒適、獲得滋養、照顧身體、社群生活的需求；擁有自由以便行使自由意志進行創造的需求；你們的創造物得到接受的需求；獲得認可的需求；認可每個人的個體性以及認可每個個體實相是不同的、每個人的渴望也是獨特的，每個人都是神聖的，每個人的身體也是神聖的，是要獲得照顧並尊榮的聖殿，這樣的需求；被撫慰和關愛的需求，去榮耀、照顧與愛自己的需求；辨識出「自我評判是一種防衛，是創造力的分裂」的需求；為了自己，也為了尊敬他人而臨在當下的需求。

避免戰爭的方法就是：去餵養飢餓者，去愛被遺棄的人們；用愛與清晰去引導困惑的人，他們的痛苦太深且迷失於二元中。帶出這樣的愛，讓它充滿你的身體，充滿你們的生命和家族；讓它放射，照耀地球。向世界上所有國家的領袖發送明晰、愛與真理的療癒。率先清理自己，這是你療癒二元集體無意識的一份責任。當你清理了自己，便會從集體無意識中除去你助長固著的那一部分。你還可以專注清理星光界中他人維持的心靈噪聲。這是你來到此地所鍾愛之事，也是你身為人類的特權。

✧ ✧ ✧

光芒閃耀穿越帷幕

所有被認為已迷失的，都與我們同在此地。
帷幕現已消融，而所有已穿越帷幕者，
都與我們同在當下、沒有界限，歸於神聖中心。
沒有了帷幕，生與死是同一回事。
不過是從一種形體轉化到另一種，
都是生命。

> 我們是乘著愛之翼的生命和光，
> 光明與黑暗融合成透明。

✢ ✢ ✢

我們永遠不會離開你們

> 我們就在此地。
> 我們的世界不存在於你們這樣的空間框架中。
>
> 不用向遠方尋找——我們就此地。
> 只要你對內在的真理和愛敞開。
> 你因此得以穿梭宇宙。

✢ ✢ ✢

行走在兩個世界

同時行走於靈性與物質界，是極大的樂事。當我們擴展兩個世界的體驗後，又將生活中其他面向納入其中，它會變得更為複雜，需要我們對自己有更多的清晰度。除非我們能在日常生活中保持清晰，否則兩個世界的體驗將會伴隨大量投射與感知間的錯亂。這是因為體驗兩個世界會即刻挑戰我們最深層的問題。首先是我們的清晰度受到挑戰，接著是神志清醒度。（當聽到、看到、感受到「另一邊」的人們時，我們會如何看待自己的神志清醒狀況呢？）然後，是我們的人際關係會受到挑戰，最終則是死亡的挑戰。

我們需要理清自己對死亡的感受，理清因個人及傳統教育而對死亡產生的信念和恐懼是什麼。這意味著，要面對我們自己即將到來的死亡，也意味著要面對我們摯愛之人的死亡。無論我們說自己多麼相信另一個世界的存在，

當真正體驗到死亡時，無論是自己還是別人的死亡，也無論我們的信念為何，總是會面臨深深的恐懼和痛苦。部分是因為肉體就是被設計得要抗拒死亡。肉體會努力掙扎抗拒死亡，而我們今生發展出的人格也會如此。不論是緩慢或快速的死亡，幾十年前伊麗莎白・庫伯勒—羅斯博士已經描述得清清楚楚的死亡與臨終的幾個階段，確實會發生。

我們被防衛機制充斥著，這些機制抗拒進入那深深的恐懼和痛苦之中。擁有超感知力的人最容易犯的錯誤之一，就是在面臨極大的恐懼或挑戰時，投射出一個正向的夢幻般的靈性連結，連接到靈性世界中。產生這種投射的主要跡象之一，就是在死亡相關體驗中，無法感受到深刻失落、沉重痛苦和失去摯愛的打擊。唯有在哀悼體驗中臨在，療癒才會發生。一個人感受到重大痛苦，同時就可能透過他所擁有的任何一種超感知力，體驗到所愛之人的即刻臨在。逝者可能處於安詳之中，但也會因為與所愛之人陰陽永隔而體驗到巨大失落。從我對剛剛跨越生死之人的多年觀察來說，他們看起來和過世前不久很像。

行走於兩個世界的任務，在於重新定義出生、生命與死亡。對死亡的恐懼阻礙我們進入靈性世界。然而，若要活得完整，就必須將我們的靈性存在與物質存在整合。死亡是一次偉大的放手；死亡是一種偉大的臣服。整合的關鍵在於臣服那些防衛，並面對自我當中無法活在當下的那些部分。這意味著，要經歷自我中的那些諸多部分的小規模死亡；這意味著，臣服於活在生命當下的每一刻；這意味著，在我們面對廣大外部世界的脆弱中，臣服於人類的處境。

行於兩個世界的路途，是長遠而深刻的，需要多生多世才能走得充滿平靜、明晰、寧靜與智慧。這是一條榮耀之路、臣服之路，也是一條焚毀我們的某些最固執的信念和實相構造之路。在某種意義上，對於這條路不能掉以輕心，但是我們必須走得輕盈。要帶著優雅與榮耀行走在兩個世界，我們面臨著挑戰——對自己和他人以整體性的語言交流，同時尊重他人對實相的價值觀框架。在他們的哀悼期間，要其相信超感知並不如關愛照顧他們更重要。在哀悼期間，對以靈體狀態存在的所愛之人的體驗，可能會讓生者困惑並發出憤怒的控訴，因為痛苦與打擊是如此巨大。而晚些時候再告訴他們有那樣的靈性存在，或許這能令他們大受鼓舞。

在我們面臨挑戰，要尋找以合適方式生活在兩個世界中，且要榮耀與尊重兩者時，我們可以利用自己對人體能量場、哈拉和核星的知識。超感知力作為進入另一邊的門戶，最難的部分就是要保持清晰。超感知力容易受到因恐懼而生的幻想所影響。在人體能量場中，幻想與真實最主要的差異在於脈輪的旋轉方向。倘若脈輪逆時針旋轉，個體便是在投射；倘若脈輪順時針旋轉，則個體是在感知。安住當下，意味著有著校準對齊的哈拉線，因而目的明確並與我們存在的核心保持連接。如果一個人處在當下，超感知力便是清晰的。如若不然，超感知力就是不清晰的。我們在療癒室中便是這麼做的。而要在日常生活中時刻保持，才是真正的挑戰！親愛的朋友們，請與天使同行。

✝✝✝

從個體療癒到關係療癒

你和另一個人的親密關係是由兩個人維繫的，
需要雙方完全的真誠。
在關係中，你會發現真實傷痛的共同面向，
及其與恐懼、情緒化反應和性格防衛的關係。
你的關係都有著核心本質。

用你療癒自己的相同歷程來療癒你的關係。

持續療癒吧，在由成員們的真誠和正直所組成的
不斷壯大的團體中，
在逐漸增大直到遍布全球的關係中。

我們在關係中得到療癒，
這是不可或缺的。
隨著我們對自身之真誠的擴大，
也就療癒了更大的關係團體。

✝✝✝

你就是下一步

你的祖先、祖父祖母們，
贈與你這生來既有的偉大遺產。
而你，作為回報，
亦將新的所學、新的進化發展，
經由關係帶傳遞給他們。

你出生在前人的基礎之上，
你出生在一個充滿支持的世界。

你出生在一個需要踏出下一步的世界，
而要踏出這一步的，就是你。
你的成長，你那靈魂之歌，內在之愛，
在你的美麗之中，在你的歌中，

在你一生的每一個創造物的所有形式中，
展現出自己。
這就是下一步。

✝✝✝

教導與人類進化

蛻變的過程——探索你的內在風景，
超越存在——自我擴展，以及
變形——殘餘部分
在所有的靈性成長、
所有的覺醒路途上發生的直接質變。

這裡所教導的只是另一種框架，
我們借此框架維持對這個時代、這個世紀，
以及這群個體化人類的教導。

在人類進化也即覺醒過程中的每一階段中，
需要的是不再僵化的傳統，
你也比以前更為進化了。
隨著你一步步的放手，消融傳統，
用你與神性對齊校準後的個人遺產，來取而代之。

你不再需要幫過此前歷代的老傳統。
隨著邁向真理的每一個新步伐，
每一代人都釋放了先前的所有世代。

✝✝✝

全球療癒領導力的先決條件

當你越向地球深處對齊，你就越能與個人的和人類的人生使命、目的對齊。所有的哈拉線為了人類進化的共同任務，聚匯相遇於地心。而如你所知，人類的進化就相當於是靈性覺醒。它們無法、也不曾分開。

你們每個人都是各自文化、國家、轉化國際衝突並療癒這個星球的避雷針。那麼，在你們的物質能量意識系統中乘載的，你的文化、群體、國家和宗教的特徵是什麼呢？你們每個人都攜帶著那個特徵，二元形式和一元狀態的，在你內在、滲透你整個存在的那些地方，在那裡分離從未發生，時間不存在，你處於當下的至福時刻，知曉你的所有存在，確實是，與神聖合一的。

我們會從個體化以及覺醒這兩個觀點來看待全球療癒，覺醒亦即與整體神性融合。你懷著神聖的渴望，它引領你在覺醒的道路、也即人類進化道路上的每一步。在這神聖渴望中是你的天賦，也是你贈與人類的禮物，還包含你個人的領導力。

讓我們來談談這項領導力吧。你在家族中是什麼樣的人？你在原生家庭和現在組建的家庭中擔任什麼角色？在你的團體中，你是什麼角色？你從今生的一開始就擔任這個角色了。你在家族結構中擔任的角色，已經反映了你可能想在團體擔任中的角色。我們可以這麼說，你是在家族結構中演練你在團體中的領導力。

你的角色可能會從團體擴展到你周圍越來越大的圈子，或說是——影響範圍，這取決於你的承諾與對承諾的遵循。你將這一領導角色擴展到多大的範圍，是你自己的選擇。在此的每一個人，都以自己獨特的個人方式成為領導者。你可以將此領導力擴展到家庭界限之外、貫穿你的團體、國家、國際以及全球，如果你選擇這麼做。

首先，每一位領導者同時也是追隨者，

瞭解這一點非常重要。在承擔起任何規模的領導角色之前，需要你有跟隨並支持你生活任一領域之領導者的能力。尤其是在你想領導的那個領域。這種對領導力的支持，也就是若他人恰好在此時領導著你所相信的事，你就為其提供能量與智慧，這種支持能力是相當重要的，因為你將瞭解並學習到——首先是你的權威課題。

關於權威，令你害怕的是什麼？在這樣的工作中，你會發現在久遠之前、兒時或著可能是當前的生活中，領導力是如何被誤用的。你將學習辨認出自己對權威的恐懼，是源於對權威的誤解，而在你擴展自身領導力的進程中，需要澄清這些誤解。

所以，在你的童年早期，領導力是如何被誤用的呢？這點又如何影響到了你自己的領導力？然後，還會有一些空白區域是你尚未學到的，也就是你兒時缺失的一些領導力面向。你的領導力中可能也有些區域，是自動跟隨了某些誤用模式，只是因為你並未覺察那種誤用。

所以，你內在正在發展的領導力是什麼風格？將你的領導力個體化，是至關重要的。領導力可以是既堅定又親切的。領導力可以聆聽需要改進的領域。從「不傷害」、從「不失誤」的角度來看，地球上沒有人是完美的，這是人類的進化階段所決定的。在這些肉體之中，在你的人格個性之中都存在著不完美，因為你還在學習的路上。不完美，事實上是化身過程不可或缺的一部分。因為，當你選擇化身降生到物質世界，你便已經由降生這一事實，選擇專注於自身仍須學習的領域，並將其他領域暫時擱置，以使不完美之處更加突顯。從同樣也是「你之所是」的「更大整體」來看，完美是存在的。只不過在此次化身中，你因你的不完美而完美，因為不完美帶來學習，因為它們為偉大的創造留下空間。

你生活在一個有來有往的宇宙中，他把你的創造反映出來，無論是愉悅與痛苦、還是成功與尚未成功的，並帶回給你。這些都是領導力的關鍵。你會直接得到回應，讓你知道自己是否與強大的創造力連線，這股創造力從你一體性的創造主體，向下經過能量場較高層進入顯化，進入物質界。

跟隨領導者和領導跟隨者，都需要對自我深度的真誠，以及深厚的個人功課歷程。說了這麼多，我們當然也認為，每個人都是平等的。每個人既是領導者也是跟隨者。生而為人，悉皆平等。每一個個體靈魂都是珍貴的。每個個體靈魂都在神性、豐盛且仁慈的宇宙那呵護、溫柔的懷抱中。你存在的基礎就是神性。神性充滿了你。宇宙，無論是顯化還是尚未顯化的，都被神性所充滿。在帶來全球療癒的過程中，必須從這一基礎開始。

✛ ✛ ✛

地球上的光輝

地球上所有的限界都消融了。
每一個體都是神性之子。
包括地球上的所有民族，
所有大洲和國家的民族。

將地球上的所有種族、所有國家，
視為在出生、生活、交往，轉變、超越、變形，
死亡並再次出生的同胞。
包括四足生物、海洋與空中的生物、

植物、動物、晶體、地球和其他星球，
偉大多樣性的同一宇宙，
在此神聖的當下。

我們都存於一個巨大的生命共同體，
它恆常創造著，
每一微秒都在改變著，皆歸於此神聖的當下。

✟✟✟

合一冥想

同你臨在當下的意向對準。感受色彩斑斕的美麗光索，在你身體的中央上下交織著。盡可能輕柔地移向心的中心。在心的正中保持覺知。允許你的光呈球形擴展。維持與（根植於愛的）心之中心的連接。感受光放射照耀身體的每個細胞中，進入你存在的每個細胞中，將你提升到光和意識的更高世界中。感受愛的波動通過你，並向外擴展貫穿宇宙。

隨著你的心與核星合而為一，認出所形成的神聖球體，它承載著古老的智慧，它啟發著你內在光球中的古老智慧，隨著它從你的DNA中浮現、從你的古老記憶中浮現，並被釋放到意識覺知之中，在此時、此地，在這交融、關係、愛的神聖時刻。

將這些愛的波動播散全球，送往你的國家、你的家鄉。先錨定於地球上你知道的地方，以此開始協助打造這片生命、光、愛與榮耀的網。

隨著光芒從地球中心向外增加，注視著女神從地球中心浮現，帶來生命的贈禮、物質世界的贈禮、你神聖身體的贈禮，群山與有情眾生的贈禮、物質世界生命的贈禮，神聖之心、愛與人性的贈禮，你愛之聖殿以及肉體的贈禮。將天堂的靈性世界與肉身聖殿融合，讓它們在偉大的多樣性中，合而為一，沒有界限。

所有被認為是迷失的，都在此與我們同在。對於所有那些已跨越帷幕的，帷幕現已消融，也都在此與我們同在，沒有界限，歸於神性中心。

所有地球上的界限都消融了。光明與黑暗融合成為透明。每個個體皆是神性之子。

將地球上所有的民族納入，所有民族。將地球上所有國家所有部落的人視為同一種人——出生、生活、交往、蛻變、超越、變形、死亡又再出生。

沒有了帷幕，出生與死亡是一回事——只不過是從一種形式到另一種形式的轉變。都是生命。我們是乘著愛之翼的生命與光，與四足生物、地球、晶體、植物、動物、與海洋生物、與空中生物，以及其他行星上的存在體，皆為同在。一個有著廣大多樣性的偉大有愛的宇宙，經由創造發生著巨大的變化，一微秒接著一微秒，皆在神聖之愛的當下。我們都存在一個偉大的生命共同體中，存在於愛的仁慈和光中。

讓你的個體光芒閃耀。讓你的核心品質閃耀穿透肉體外層。把你的光芒傳送給你愛的人，並呈球形擴展，送給所有需要的人，地球上所有的人。正在經歷飢餓、痛苦、死亡和暴力的民族，把他們的痛苦和悲傷提升到當下的光與無條件的愛之中。讓它遍及全球。說出你心中話語的力量。用你的語言說出神的名字。將它守持在心中。

✢ ✢ ✢

顯現吧，顯現吧，釋放美麗自我，
翱翔在因創造而璀璨的光芒中。

現在正是時候，獲取你的自由。

✢ ✢ ✢

> **【自我回顧】**
> # 黑元的一元觀
>
> 1. 冥思每個吸引你的概念或原則。
> 2. 倘若你願意，記錄下來。

【附錄A】
人體能量場及超感知力調查

讓好奇心引領你，
那是你最佳的學習工具。
——黑元

以下收錄了多年來我研究人體能量場，以及運用超感知力的一些個人經驗。每一次經驗都令我獲益匪淺，我十分享受與這樣一群具有天賦的人們相識與共事！

人體能量場的暗室測量

我再次踏足科學研究，擔任生命能中心能量研究小組（Energy Research Group）的組長。小組已沉寂一段時間，還沒有完成實驗。我和理查（迪克）·達布林（Richard (Dick) Dobrin）博士及約翰·皮拉克斯博士重啓了實驗，並在生命能中心一棟大樓的地下室裡打造了另一間暗室。利用一台可測量出波長400奈米紫外線的光電倍增管，在暗室內進行一些氣場實驗。迪克和我也研究了我來到中心之前收集的數據，並將其納入我們的實驗結果中。

在與迪克和約翰進行新實驗時，我們沿用了部分舊有程序。每一個受試者都要脫去所有衣物，並且徹底清除身上會發出螢光的物質。每位受試者都要站在光電倍增管前約16英寸（約40公分）的位置，然後嘗試為自己的能量場充能。由於訊噪比❶過低，我們必須疊加長達60秒以上的訊號才能得到清晰的結果。採用這種方法，再加上冷卻光電倍增管的外殼，在大部分的受試者嘗試增加人體能量場的能量時，我們測量到的訊號值增加了15％。少數受試者可以使倍增管的輸出增量超過100％。有一位受試者約翰·P最為特別，他只要一走進暗室，甚至還沒嘗試增強自己的能量，就能增加15％的訊號量。當他增強能量時，就能穩定產生超過100％的最強訊號增量。①

---

❶ 訊噪比（Signal-to-noise Ratio）：信號強度與背景噪聲強度的比例。其定義為信號功率與噪聲功率的比率，單位是分貝（dB）。若比值過低，說明噪聲太強。

① 芭芭拉·布藍能、理查德·多布林和約翰·皮拉克斯，《人體能量場存在和功能》（Existence and Function of the Human Energy Field）（紐約：新時代研究所，1978）。理查德·多布林，芭芭拉·布藍能，約翰·皮拉克斯，《人體能量場的儀器測量》（Instrumental Measurements of the Human Energy Field）（紐約：新時代研究所，1978）。

在產生強信號的受試者身上，會重複出現一種不尋常的現象，亦即當受試者離開暗室之後，訊號並不會完全消失，要等15至20分鐘，訊號才會完全消退。這種「延遲效應」也被其他人觀察到，因此得出一個假設，即受試者某種形式的能量被留在了暗室中。

有三名受試者，在暗室外就能夠讓光電倍增管增加輸出。他們表示，是他們將自己的能量投射到了暗室中。

有幾名受試者在進入之後，能降低暗室觀察到的訊號值，儘管他們試著要增加也無濟於事。這其中就有一名受試者，在暗室中情緒極度激動，她同時也導致了訊號受到劇烈的擾動。研究人員對此的印象是，她在從實驗進行前後所接觸到的人身上「吸取能量」。這種心理印象，似乎在我們的觀察中找到了物理上的對應。

我們觀察到，能量場強度與身心狀態似乎有著關聯性。比如，苦思冥想會降低受試者的訊號強度，然而冥想則普遍能增強訊號。

由於當時遇到的困難，我們顯然需要一台敏感度更高的光電倍增管，以便能進一步測量到更廣的紫外線範圍。

第二年，即在1978年美國波士頓舉行的國際電機電子工程師學會（IEEE）會議上，迪克和我發表了一篇關於氣場紫外線暗室測量的論文，以及另一篇關於「氣場解密」（Demystifying the Aura）的論文，其中包含了我對人體能量場的超感知力觀察。

暗室實驗的收穫：

1. 用光電培增管來測量人體能量場相當困難，最可能的原因是：較強的人體能量場波段位於更高的頻譜範圍。現今或許已經有更靈敏的儀器可以勝任。
2. 儘管存在輸出訊號值太低的困難，我們仍然取得了一些數據，能夠證實對人體能量場變化的超感知力觀察：當有人運用大量身體能量時，出現更明亮的能量輸出現象；當有人試圖從他人那兒獲取能量時，出現的能量吸取現象；以及所有人都離開後，出現的仍有某些東西被遺留在房間內的現象。
3. 既然這麼多不同的受試者都能對光電倍增管產生一些影響，這就證實了用超感知力觀察到的人類能量場現象，確實存於每個人身上。
4. 我還需要一間實驗室！

觀察一位通靈者用超心靈能量影響植物

我在IEEE遇見了幾位科學家，他們邀請我到美國費城的卓克索大學參與一些測量並觀察其他的研究。我們將氣場實驗也帶了過去，希望能取得更好的測量結果。

當時卓克索大學正在進行著好幾項實驗。其中一項是用意念影響植物，使這株植物產生反應，足以讓安裝在上面的測謊儀之輸出值出現變化。測謊儀的輸出值會傳送至一台記

錄器。參與這項植物研究工作的通靈者名為尤金・康多（Eugene Condor）。他被要求全神貫注於這株植物，試著每隔一分鐘便使測謊儀輸出的記錄出現變化。我用超感知力觀察了他，他手上拿著一隻手錶來確定時間點。我觀察到每隔一分鐘，他的第三眼便會射出一道狹窄的白色閃光，這真的非常有趣。他就像鐘錶一樣準時。我看著他在那坐上好幾個小時，每隔一分鐘便成功進行一次。我未曾見過有誰具備如此精確的能力。每一次他進行操作時，植物的氣場就在那片刻迸發成為光芒，然後又歸於「正常」的能量流動。

對尤金・康多的觀察讓我確認到：
1. 這很可能是我首次見到一個人的第三眼發出雷射般的白光脈衝。
2. 定時控制第三隻眼，發射雷射般的白色閃光是可行的。
3. 從第三隻眼發出的強烈白光可以影響植物的氣場，繼而能影響測謊儀的讀數值。

用人體能量場影響雷射束的輸出

在卓克索大學進行的另一項實驗卻遇到了困難。我參與這項實驗，是因為實驗涉及科學家與通靈者之間的溝通。凱倫・吉茲勒（Karen Getsla）是一位著名的通靈者，曾在杜克大學和萊茵博士[2]合作過多項實驗（例如，喚醒被麻醉的老鼠），這次她和物理學家們的溝通出現了困難。他們設置了一項彎曲雷射的實驗，問題是，凱倫一進入暗室便會立刻對雷射造成影響；物理學家們對此難以置信，於是他們更改了實驗。她的影響又會立刻再次出現雷射。物理學家們因此再度更改實驗。事實上，每一次在她造成影響後，科學家都會進入暗室更動配置。他們的懷疑能量中含有一種預設，即雷射的輸出值不應有所改變。科學家們所不明白的是，每一次他們抱持十分懷疑的能量進入暗室時，他們就會改變房間內的能量，因而改變了整個實驗。所以，凱倫都得先清理暗室內所有的「測量值不應有任何改變」的能量，只有完成這件事之後，她才能開始影響雷射的光強度變化值。換句話說，懷疑的能量讓影響雷射輸出值更加費力。每次科學家加入更多懷疑的能量，就為凱倫增加了更多的工作量。

在我到達那兒的時候，凱倫已感到十分心煩並想退出實驗。她說那些科學家在對她說謊，謊稱他們沒有進去過暗室。身為一名通靈者，她知道他們之中進去過。為了讓他們明白她有方法能夠知道，這種方法也能讓他們理解——她把膠帶貼在門和門框上，他們進入

---

[2] 約瑟夫・班克斯・萊茵（Joseph Banks Rhine, 1895-1980），通常被稱為 J. B. 萊茵，美國植物學家，他創立了心理學的一個分支，超心理學，在杜克大學建立了超心理學實驗室，《超心理學期刊》，人類本性研究基金會（Foundation for Research on the Nature of Man）和超心理學協會（Parapsychological Association）。

時就必定會動到膠帶。當她休息後回來時，膠帶已從門上被扯下，垂懸在門框上。那些科學家們仍然堅稱自己沒有進去過房間！

於是我接手了負責凱倫和科學家之間溝通的工作。這對實驗大有幫助。後來，我和凱倫一起進入暗室。我們對雷射傳送正面的愛的能量，帶著讓雷射彎曲，使光強度的輸出值降低的意願；我們成功了，測量值改變了。隨著我們增加更多的能量，顯示出測量到的雷射便越暗。

問題是，是什麼在產生變化？實驗是設計來測量雷射器發出的雷射量的，雷射牢牢地安裝在鋼軌橫梁上，因此能固定不動。雷射是從暗室發出的，經過一道窄縫，進入用來測量光強度的光電倍增管。倘若光的強度改變了，便意味著雷射所發出的光不是出現彎曲，就是衰減了。數據可以在一張圖表上讀取到。紅外線攝影機則會在暗室中錄影，所以，倘若我們其中一人去碰觸雷射，就會被攝影機錄下來。當凱倫和我開始積蓄正面意願與能量，以彎曲房間內的雷射光束時，光電倍增管測到的輸出值就會降低。科學家們會透過麥克風將結果反饋給我們。光的測量值穩定地降低了。

接著，科學家們要求我們同時先增強然後再降低測量到的光輸出。我們練習了一會兒，找到了方法，然後成功地撤回我們的能量，並搖擺著從雷射退回能量，再搖擺向前並送出我們的能量。我們從未碰觸到雷射。這麼做效果很好，而且我們還能在數值變暗和變亮數據時，告訴在查看數值的科學家們。

剛開始時，我們會用「現在、現在！」的字眼，來讓他們知道何時我們要傳送能量而使讀數變亮。

每當我們搖擺著朝向雷射發送正面能量時，我們益發興高采烈，升入一種狂喜的靈性狀態。

我們不再說「現在」，而是說「是的、是的！」

「是的」又變成了更大聲的「愛、愛！」

然後，「愛」變成了高呼的「神、神（上帝）！」

突然間，我意識到我們正在卓克索大學的物理實驗室中高呼「神」呢！

這次經歷令我永生難忘。

回顧這個實驗，我意識到我們先是給雷射發送能量，然後不發送。我們還前後搖擺著，從而使我們人體能量場的不同層級與雷射接觸或脫離接觸。當我們靠近雷射時，它在我們的能量場第四層裡；當我們搖晃向後時，它在人體能量場的第六和第七層中。

從物理學家的觀點看來，我們無法真正得知，究竟是什麼造成了探測器測量到的光強度變化。光首先從雷射發射出來，然後通過一道窄縫，並進入測量光強度（明亮度）的探測器。因此，光強度的改變可能是多種因素所造成的。舉例而言，我們並不清楚是否真的彎曲了雷射光束，還是影響了雷射體不同的部分，譬如製造雷射的金屬，從而導致了雷射

體的彎曲，使光束偏離窄縫雷射；亦或是我們影響了雷射內部的晶體。畢竟，我們是專注於整台雷射的，而雷射它由許多零件組成。

或許光束的衰減是因為其他我們並不瞭解的現象。有可能根本不是雷射被影響，而是實驗中的其他設備，雖然從常理來看不像如此，因為我們並未專注於其他事物。我們當時都確知，雷射沒有被移動位置，因為它牢牢固定在一個沉重的鋼軌橫梁上，還連接著一台靈敏的地震儀。當然，我們從未碰觸到雷射。科學家們也知道，因為他們透過全程錄像仔細觀察著我們。所以，每一個人都確定雷射沒有位置上的移動。

雷射實驗的收穫：

1. 這次雷射彎曲經歷教會我，療癒師和科學家之間的思考和行為方式存在著巨大的鴻溝。要橋接這一鴻溝，需要接受這兩個群體的差異性，還需要有共同常識來制定清晰明確的方法來進行研究，將我們有超感知力者所知的物理世界之外的運作方式，以及其與物質界的交互方式也考慮進去。

2. 有一個問題是，許多具有超感知力的人會借用科學用語，來指涉與科學方法設定術語顯然不同的現象。當與耗費心力以實驗來研究、定義和證實這些術語的科學家們溝通時，這樣做就是最糟的事了。

3. 另一方面，科學家們，尤其是那些沒有超感知力的科學家，他們對實驗做出假設，卻沒有理解到僅僅是自己做實驗的方式以及其無法調節自身人體能量場，都會影響到實驗。當時在卓克索大學，科學家們並不知道自己給正在進行實驗的系統中也注入了能量。他們也不知道應當將自身能量影響視為實驗的一部分。他們不知道進行實驗時，如何控制自己注入系統的能量。有時，實驗室裡充滿恐懼、懷疑和傲慢的懷疑，因為人可能會在「懷疑」中含有傲慢，也可以懷疑但並不傲慢。這兩種態度都存於科學界。能量場中懷疑和「傲慢的懷疑」這兩種能量意識，與「開放的好奇心」或「允許如是或展開」是兩種相當不同的能量意識類型。由於這是一項包含能量意識的實驗，他們的能量意識便會對這項實驗造成負面影響。

4. 我發現超感知力的一項主要工具，就是人與生俱來、個性化的好奇心。運用你的好奇心，你便能自動將正在獲取的訊息，與在人生中已獲取的一切知識進行比對。我認為這就是一種良性科學，並且是驅動良性科學調查研究的因素之一。這與「懷疑」大相徑庭。當有科學家對既有科學思想之信念系統提出挑戰的新理論時，就會遭到其他科學家們的嘲笑，這在科學史上屢見不鮮。很多時候，新思想都是真確的，但仍必須等到「保守派」辭世，才會被眾人接受。

5. 我看到從凱倫雙手與身體發出的能量很清晰，同時也比她周圍的能量稠密得多。

6. 凱倫也能夠憑意念從她的脈輪發射能量。（請勿嘗試這麼做，這是一項利用脈輪中心

的特殊技術，而不是像常規狀態那樣，以順時針旋轉〔從外面來看〕的渦流來汲取能量滋養身體和能量場。）

在聯合國大樓進行人體能量場錄像

我們研究的下個階段，是確定人體能量場能否被攝影機記錄在錄影帶上。我們聯繫了聯合國超心理協會（United Nations Parapsychology Club）。使用私人工作室的設備並和一群聯合國的電視工程師們合作，我們成功錄製了人體能量場相關的訊號。我們的方法是，為黑白電視攝影機的訊號加上色彩，顯示在彩色螢幕上並錄製下來。這項實驗使用著色處理（用來描繪衛星數據的一項標準技術），將黑白電視訊號劃分成二十二層灰階，再為每一層灰階加上不同的色彩。由於其辨識敏感度比人眼高許多，我們希望能在電視圖像上看到被肉眼視力忽略的細微差異。我們發現，當對「著色處理」功能進行適當的調試，在一種中藍色背景下，電視螢幕顯示出人體周圍有薄薄的一層脈動場。除此之外，電視螢幕也顯示出，在脈輪的位置有數個漏斗狀形體。

我們在測量期間嘗試了一些動作。如果受試者的手指併攏在一起，然後再慢慢分開，會顯示出手指的能量場線接合在一起。所有的受試者都呈現出這樣的效果，和手分開的角度無關。

實驗期間，我與約翰·皮拉克斯博士均用超感知力觀察了人體能量場，並且描述我們所見。我們的描述也被錄製，而我們在敘述時沒有看到電視屏幕。之後，我們觀看錄影帶，並將超感知力所見與攝影機錄製結果進行比較。我們所感知到的人體能量場活動是螢幕上的三倍，而且是正確的顏色，也就是說，並非是那種色彩與人體能量場不對應的虛擬畫面。當時，我至少可以看到好幾個能量場層級及其顏色。自1970年代後期以來，我的視覺超感知力又提升了許多。

對我們來說，這些實驗清楚地指出人體能量場的存在，也與我們用超感知力觀察到的相吻合。很顯然，光電倍增管也記錄到少量的人體能量場現象。我們當時希望沿著這些線索，進行更多的實驗，但是我們無法繼續做更多。不久之後，迪克和他妻子搬遷到荷蘭，而約翰和我在道途課程的工作中忙得不可開交，再也抽不出時間進行實驗了。

人體能量場錄像的收穫：

1. 一台簡單的索尼黑白攝影機，便能記錄到一些人體能量場較低層級的能量。
2. 利用著色處理，有助於我們看到人體能量場的不同層級。
3. 著色處理所顯示的顏色，描繪出的是不同灰階而非人體能量場的真實顏色。
4. 那時的實驗設備能觀測到的內容，可能是我當時所見的1/10。這和我現在能感知到的相比起，更加微不足道，它只顯示出幾個較大的灰階顏色轉換，只要具備良好超感知

力的人，都可以看到全域的細節——從宏觀到微觀——包括每個能量場結構層上（細胞內部，甚至在某程度上DNA中）能量線的細節。

用AMI對布藍能療癒科學進行的一項快速小測試

在我到加州拜訪友人麥克爾期間，我們去了由本山博博士所創辦的加州人類科學研究所（California Institute for Human Sciences），進行一項快速測試，看看布藍能療癒科學能否對本山博博士的經絡鑑定儀（AMI）❸產生影響。在療癒前後，我們都進行了測量。然後蓋坦·謝瓦利埃（Gaetan Chevalier）博士將電極放置在麥克爾的指尖上。一開始，在我為麥克爾進行療癒前，他做了一些測量，在我為麥克爾的人體能量場進行15分鐘的充能和平衡後，再測量了一次。當謝瓦利埃博士進行第二次測量時，他似乎對麥克爾的能量場在經過如此短暫的療癒之後，便顯示出更為充足和平衡的能量狀態而感到吃驚。AMI的測量結果呈現為一個圓。這個圓越大越均衡，經絡便越強壯，人體能量場和能量狀態便越好。從這兩份讀數的差異是顯而易見的。第一個圓形較小且不均衡。那時夜已深，麥克爾很疲倦了。而第二個圓形大得多也均衡得多。一般而言，圓形的直徑越大，圓周越平均，能量狀態就越健康。本山博博士的著作《氣能量的測量、診斷和治療》（*Measurement of Ki Energy, Diagnosis and Treatment*），描述了AMI的運作原理。

BHS／AMI快速測試的收穫：

1. 由於我療癒的是人體能量場的能量線，而AMI測量的是人體經絡，它向我證實了針灸經絡相對人體能量場的光線是更大的面向，好比是光的河流，畢竟儀器是如此容易便受到影響且反應迅速。
2. 用簡單的療癒技術，便能迅速提升系統中的能量。
3. 這項測試對於我在人體能量場療癒工作前、中、後所做的和所看到的，是一次絕佳的驗證。

觀察馬塞爾·沃格爾為水晶充能

另一次非凡會面，是在美國聖地亞哥見到馬塞爾·沃格爾❹。那時我還不認識他，是班坦（Bantam）出版社安排了這次拜訪。當我走進馬塞爾的處所時，他的咖啡桌上放著兩個裝了水的玻璃杯，他問我是否能看出那兩杯水的差異。我立刻看出其中一杯水的氫

---

❸ 經絡鑑定儀（AMI）：全名為Apparatus for Meridian Identification。
❹ 馬塞爾·沃格爾（Marcel Joseph Vogel, 1917-1991）：曾是IBM研究中心的研究科學家。職業生涯的後期開始對石英晶體的各種理論和其他神祕領域感興趣。創造了「沃格爾型水晶切割」。

鍵❺被「打開」了，亦即他以某種方式使原子之間的連結角變寬，降低了表面張力。他對我的答案很滿意。他接著向我展示，只需要將紅酒倒入一個銅管，而銅管纏繞在經特殊切工並編程過的水晶上，便能對一瓶新的紅酒進行完美的陳化。馬塞爾示範了如何對特殊切割的水晶進行編程。他雙手握著水晶，水晶的尖端在左手，圓端在右手。他的雙手並不互相碰觸。然後，他心智專注，設定意願，深吸了一口氣，閉嘴用鼻子呼出氣。與此同時，他的第三眼（第六脈輪）迸發出一道狹窄明亮的白光，嘶地一下射入水晶。我看見水晶的乙太能量場中覆蓋了幾何圖形結構。

觀察馬塞爾・沃格爾的收穫：

1. 當馬塞爾拿著水晶時，他能夠在雙手間創造出一個偶極子❻電荷。
2. 馬塞爾從第三隻眼中央射入水晶雷射般的光，與尤金・康多用來影響植物的光是同一類型。
3. 馬塞爾使用急促的鼻腔「呼氣」，讓氣息沿著口腔上方軟顎磨擦的方式，與《光之手》中提到的火瑜珈呼吸類似，但馬塞爾的呼吸只呼出了一大口氣。這種呼吸方式可為第三眼充能，有助於將能量從垂直能量流拉進第三眼。
4. 馬塞爾不但使用了這種呼吸方式為第三眼中心充能，也進行了另一次「呼氣」來釋放第三眼中聚集的能量。
5. 馬塞爾能通過為水晶充能達到不同的目的。馬塞爾充能過的水晶能夠引起事物，比如水和葡萄酒的變化。因此，他或許能出於療癒目的來影響其他物體。
6. 馬塞爾沒有向我展示他是如何改變水中的氫鍵和表面張力的，但他明確告訴過我，他讓水通過了纏繞在一塊充能水晶上的銅管。
7. 他讓水流經纏繞在充能水晶上的銅管，使水充能，並讓我嘗了嘗。味道極其美妙。
8. 他表示，葡萄酒可以經由繞在水晶上的銅管轉為完美的陳化狀態。陪我同行的人也表示酒味甘醇。

觀察一位黑帶的猶太教拉比使出輕觸技巧

在我為《光之手》進行巡迴簽售會期間，班坦出版社安排我和一位猶太教拉比見面，他同時也擁有空手道黑帶資格。這是一次非常有趣的會面。最初，拉比示範誦讀合宜的神

---

❺ 氫鍵（hydrogen bond）：分子間作用力的一種，是一種永久偶極之間的作用力，氫鍵發生在已經以共價鍵與其它原子鍵結合的氫原子與另一個原子之間（X-H Y），通常發生氫鍵作用的氫原子兩邊的原子（X、Y）都是電負性較強的原子。

❻ 偶極子：在電磁學中，一般指相距很近的符號相反的一對電荷或「磁荷」。

聖經文時，穿戴上祈禱披肩和經文匣❼。在儀式中，他的人體能量場變得更強、更亮，展示出兩道顏色獨特（桃色和青綠色）盤繞著脊椎上升的彩色能量光流。這和我見過的昆達裡尼左脈（Ida）和右脈（Pingala）沿脊椎盤升相似，但是顏色稍微不同，昆達里尼的左脈是紅色，而右脈則是藍色。

接下來，拉比示範了他所稱的輕觸（soft touch）。他將兩塊煤渣磚上下相疊，放在另外兩塊直豎於地面的煤渣磚上，然後在最頂端的煤渣磚鋪上一小塊桌墊。他向後一站，集中心神，作了一個空手道出擊時收緊丹田大喝一聲的氣合❽動作。然而他做氣合時並沒有移動。但是，我用超感知力觀察到，在做氣合時他將能量從丹田拉到第三眼，能量以亮白光的形式停留在那，直到他做下一個動作。接著，他要我仔細觀看。他輕柔地舉起右臂，再緩慢輕柔地放下，以波浪式的動作來到最上面那塊煤渣磚的中央，幾近觸到磚頭，接著他緩慢地以相反的波浪動作，再度舉起手臂回到原來的位置。當他放下手臂，碰觸上面那塊煤渣磚的中心時，我看見一道清晰的能量縱波沿著手臂中央的哈拉線管向下，從右手脈輪的中心出去，落到那兩塊疊加的煤渣磚中央。那個能量點隨後擴張成力量巨大的球形。他的手臂一回到原位，煤渣磚就由內而外粉碎，落在地上！

「哇！」我驚呼道：「真是太厲害了！」

觀察拉比的空手道的收穫：

1. 行經拉比的哈拉通道之「能量」，似是一道蘊藏極大力量的連貫縱波或壓縮波。它雖然透明卻稠密。
2. 那股「能量」可以經由集中意念來導引。
3. 那股「能量」不僅可以被導引著沿手臂下降，進入兩塊磚的中心，也可以由意願將其聚焦至某個小地方。
4. 我不知道拉比是否刻意讓「能量」擴張成球形，亦或是能量自動會如此。
5. 這種類型的超心靈能量，對物質界物體有強大的影響。

觀察來自菲律賓的通靈外科療癒師

我所觀察過的第一位外科靈媒來自菲律賓碧瑤市，名叫普拉西多。我和一位個案同行，就叫她貝琪吧。貝琪罹患乳癌，已經轉移到肝臟。她約了普拉西多為她治療，並邀我一同前往進行觀察。最初普拉西多並不想要我進行觀察，但是後來他同意了。他穿著一件

---

❼ 經文匣（Tefillin）：一組黑色小皮匣，其內部裝有寫著《摩西五經》章節的羊皮紙，在猶太教平日晨禱時穿戴。其中一個綁於上臂，而另一個綁在前額。
❽ 氣合（kiai）：日本武道以及空手道中執行攻擊時發出的短促呼喝。

短袖上衣，衣服上沒有口袋。貝琪躺在治療床上等待，他讓我在治療床的另一邊和他面對面站著。他認為這樣我能更好地觀察他的操作。療癒開始之前，他舉起雙手，給我看了他的手心手背，確定他雙手空空如也。接著，他把雙手舉高至空中，然後猛然下衝，指尖向下，恰好直入貝琪裸露的腹部內約2英吋處。我用超感知力看到，他雙手手指刺入貝琪的肝臟內約3/4英吋（約1.9公分）處，幾近觸及我感知到的腫瘤位置。

「他都還沒碰到腫瘤，要怎麼整個取出呢？」我暗忖。

接著讓我吃驚的是，他在指尖創造出一股強大的吸取式能量，開始將肝臟的癌細胞組織吸向他還在個案體內的指尖；我敬畏地站著。他抬起頭看向我，示意我留意皮膚層。於是，我將注意力集中在那。他把手指展開成一個直徑約3英吋（約7.6公分）的圓圈，將手指停放在皮膚上，不再插入皮膚。他說：「現在，看著！」

於是我看到，那看上去像身體組織的（未證實是否為癌細胞組織）暗紅發臭的東西，從貝琪皮膚表面浮出，約有1.5英吋（約3.8公分）高。其直徑不到半英吋（約1.3公分）。就在此時，普拉西多一手抓起這個發臭物，將它放進工作桌旁事先備好的盛滿水的碗中。說明一下：在這個組織浮出身體之前，房間內並未有任何臭味。

隨後，貝琪完全筋疲力竭。我還注意到在普拉西多治療的部位，貝琪的人體能量場有一些破洞和裂縫。我使用自己開發出來的高級療癒技巧，對能量場結構層進行了修復。

還有一次機緣，當我前赴歐洲舉辦療癒工作坊時，我注意到一位名為米凱拉的外科靈媒，她旅行的路線顯然與我相近，只是比我早到一些。有許多人在參加工作坊的前一週，都在她那接受過靈療手術。從他們人體能量場上的破洞和裂縫，我可以看出哪裡進行過靈療手術。我將這些破損都修復了。

後來，在倫敦舉行了一場大型會議，多名來自菲律賓的外科靈媒受邀前來展示他們的工作。很多新聞界人士也到場了。每一位外科靈媒使用的技術都是使雙手／手指進入人體，並創造吸力，移除病變組織，或某種暗紅色發臭物。他們大部分人使用的技術，與先前所述普拉西多的方法極為相似。（謠傳經過化驗後得知，那些暗紅色發臭物並非人體細胞。）我的確有注意到，他們從肝臟取出的東西比身體其他部位，例如肌肉或韌帶的，更難聞。

有一位女性外科靈媒，同時也是一位修女，正在演示為一位罹患肺癌的男士進行治療。現場有多台電視攝影機和亮燈圍繞著她，這對她造成了不小的干擾。所有的電子設備和新聞記者懷疑的好奇心，都影響到了她對療癒能量的調控。我看到她反覆將整個食指盡可能地刺入個案喉嚨底部的小凹口，試圖吸出腫瘤組織。但干擾實在太多，進行得並不順利。每一次她把手指拉出時，就會發出像紅酒初次開瓶時拔出軟木塞的「砰」的一聲。這讓病人感到相當不適。她最終只能停手，於翌日沒有新聞媒體在場時再嘗試手術。

另一位療癒師的技術原理相同，但做法不一樣。他從手指末端發出一道強烈而狹窄的

光束，在個案的皮膚上劃了一道切口，而未曾眞的碰觸到個案的身體。然後他在切口上放置一枚一分美幣，再於硬幣上放了一團浸過酒精的棉花。然後他用一根火柴點燃棉花，棉花點燃之後，他把一個小酒杯蓋在起火的棉花上。如此便創造出了一片眞空，將組織物吸出。他甚至在他人的允許之下，可以用其他人的手指創造出切割光束。看了一會兒之後，我讓他用我的食指來進行手術。他用拇指和其他兩根手指抓著我的食指，從我整條手臂中吸取大量的能量，聚集壓縮進入他大拇指和其他手指所抓住的我食指的部位。接著，他從我的食指尖射出一道狹窄的光束，劃開了個案的皮膚。我的手臂在那之後痛了好一會兒。後面也沒有讓他再做一次。我想再次說明，我不清楚這些外科靈療手術的療癒效果如何。

觀察菲律賓的外科靈媒讓我學會：
1. 儘管技術可能看上去有所不同，但所有的外科靈媒都使用了大致相同的能量現象，通過指尖發出的類似雷射縱向波進入身體，並吸出體內碎片組織。
2. 我看見許多外科靈媒都會有一些指導靈陪同工作。
3. 外科靈媒進行手術時，會消耗使用個案大量的能量。
4. 外科靈媒確實從身體中移除了一些東西。
5. 外科靈媒的手術會在個案人體能量場上留下裂縫和破洞。

與瓦萊麗・杭特博士的會面

在《光之手》出版後，大約在1992年，我接到一通來自瓦萊麗・杭特（Valeire Hunt）博士的電話。她表明想要進行一些研究，正在進行「國內最佳療癒師」的採訪。我倍感榮幸。我知道杭特博士曾與羅薩琳・布魯耶爾（Rosalyn Brueyer）和艾蜜莉・康拉德（Emily Conrad）一同進行了著名的羅夫研究[9]。由於我之前並未見過杭特博士，至少在今生未曾相遇，我決定調查一下我們是否有任何前世淵源。我進行了幾次冥想，用超感知力讀取前世。我所接收到的訊息相當有趣，就像看了一場關於前世的電影。

第一個場景是在亞特蘭提斯。那時瓦萊麗是一個大型團體的領導者，負責守護宇宙的奧祕知識。瓦萊麗身穿一件大白領的紅褐色長袍，正在為五艘即將啟航的船舉行儀式。由於當時的亞特蘭提斯正在崩解，我的任務是帶著其中兩艘船，將奧祕知識運往現今的埃及，其他三艘船則執行護衛以及運載補給物資工作。我看見自己和其他人搭船前往埃及。神聖的奧祕知識以一個巨大發光球體的形式呈現，由白藍色能量意識線組成，內部有著許

---

[9] 羅夫研究（Rolf Study）：對布魯耶爾從事的羅夫按摩術（Rolfing）進行的科學觀測研究。詳情請見《光之手》第5章。

多幾何圖像。

我繼續冥想,「看見」在抵達埃及後,我們和當地的居民文化出現了交流障礙。一場悲劇在我的眼前展開。神聖知識球體是讓每個人理解並與「另一世界」,或環繞又存在於我們之內的「能量意識世界」交融共存的。當我看到這能量世界美麗神聖的知識失去了重要本質,我絕望無比。然後,它被簡化下降了數個層級,並轉變成石頭金字塔,用來確保強權領導者們能夠通行到另一個世界。

此次冥想後數年間,我四處找尋這個球體。卻總是在第三眼中看到三道交叉的白光。這三道白光相交於中心,彼此相隔約60度,就像一個六角星。年復一年,我對此倍感挫敗,但它並未改變。我的理性一直說著它必然是個八角星,但每一次我用超感知力察看,它仍然是六角星。我不得不繼續等待⋯⋯

現在,回到拜訪瓦萊麗・杭特博士這件事:

杭特博士帶著全然自信的權威感走進我的辦公室,說道:「告訴我妳所知道的!」於是,我花了些時間告訴她人體能量場和療癒相關之事,卻不好意思再提起任何其他的事。

最後,倍感挫折的她只得命令我,「現在,告訴我你真正知道的!」。

「好吧,我確實進行了一個冥想,想看看我們在前世是如何相識的。」

「現在,我們終於有所進展了!」她宣布道。

我羞於告訴她有關知識球體的故事。她鼓勵我繼續,於是我還是說了。

當我說完時,她說,「描述一下我當時裝扮是什麼樣的。」

我描述了長袍,還有像超大波紋褶邊的大白領。

「我記得自己設計了那個衣領。」她表示。

那一天接下來的時間裡,我們討論了我認為可以進行的人體能量場相關研究。瓦萊麗計劃用一間大型實驗室來測量能量場。會晤結束的時候,我對未來可能進行的項目感到雀躍不已。但是這些領域的研究資金並不容易募集。

我從與瓦萊麗・杭特的會面中學到:

1. 瓦萊麗對我的超感知力以及我讀取的「前世」經驗的確認,當時對我來說是非常重要的支持。
2. 瓦萊麗向我提供了許多這個領域中其他人士的有用訊息。
3. 瓦萊麗並未提及知識球體是什麼,但她一點也沒有駁斥它。這有助於我繼續調查。
4. 在超感知力與科學結合的領域,我不再感到如此孤單。

與羅素・塔格博士一同進行遙視和超感知力的比對

在《光之手》出版幾年之後，我和羅素・塔格❿博士及珍・卡特拉⓫博士在紐約市共進午餐，並開了一個短會。午餐期間，我看著塔格博士遙視了我在蒙托克的約90英里遠以外的家。我看到他的能量場中伸出一道能量意識偽足，來到我那間有著許多道滑動式玻璃門的房子並穿過它。

他說：「我穿過妳的房子了！妳住在一棟玻璃屋中嗎？」

「沒錯。」

這實在太有趣了，於是我們決定再進行一個遙視小實驗；我們上樓來到了他們的房間。珍在房間裡的浴缸中放了一個未知物件，而羅素和我在客廳等著。接著，我看著羅素用遙視查看浴缸中的目標物。

我會跟他說，你現在從它的北面看著它、你現在正從它下方看著它，諸如此類。每一次我公布他正在遙視的目標物時，他都會確認我說的是正確的。我可以說出它有多大，還有它在浴缸中正面朝上；但我無法得知是什麼物體。這可能是由於我的工作大多聚焦在活生生的人類和動物上，而非無生命的物體。

塔格博士在充分觀察了以後，得出結論說道，那是一把梳子。他是對的！

因此，從我的觀點來說，無論距離是近或遠的遙視，與隔著一段距離使用超感知力去感知是一樣的。我曾經讀取過的最遠距離，是從紐約到東京。另一次則是從紐約到羅馬。在這兩個案例中，我對兩位不同個案的人體能量場的讀取都是正確的。

從和羅素・塔格博士的會面中，我學到：

1. 即便是塔格博士正在觀看目標物的時候，我也無法看見它，這一事實令我興趣盎然。然而，我卻能能輕易透視人體內部，描述器官、骨頭和不同的組織，直至微觀的層次。我的結論是，重點在於要提取被觀察物的正確頻率。畢竟，我練習透視人體內部的技藝已有多年，但卻從未嘗試過用超感知力來觀看物體。
2. 如今再次回顧這次會面，我意識到自己很可能犯了一項重大失誤。我能夠經由觀察他和目標物連結的偽足，得知他正在察看物體的哪一面。我現在意識到，當時我調頻到的是他以及他的偽足，而非調頻到被觀察物，並尋找它的頻率。

---

❿ 羅素・塔格（Russell Targ, 1934-），美國物理學家，超心理學家和作家，以遠距離遙視工作而聞名。與珍・卡特拉合著有《心靈奇蹟：探索非本地意識和靈性療癒》（*Miracles of Mind: Exploring Nonlocal Consciousness and Spiritual Healing*），以及《心靈之心：用我們的心靈改造我們的意識》（*The Heart of the Mind: Using Our Mind to Transform Our Consciousness*）。

⓫ 珍・卡特拉（Jane Katra）：美國俄勒岡大學公共衛生博士，在一次瀕死體驗後一直從事靈性治療工作。

3. 對我來說，這些能量意識偽足看來就像變形蟲的偽足，故而如此表述。（能量意識偽足是一種流體般的能量延伸物，從你的人體能量場體延伸至你的被觀察物，將超感知力和目標物連接。你可以把它看成是一個穿越空間的蟲洞，將你和所觀察的目標物連結起來以傳遞訊息。）

【自我回顧】
探索你個人對人體能量場和超感知力的調查

1. 在將你的超感知力與其他人的相較時，你得到了哪些經驗？
2. 你對自己的能量偽足或蟲洞熟悉嗎？它看起來像什麼？
3. 它對你建立超感知力的自信心提供了什麼幫助？
4. 和你的朋友／同學比對人體能量場經驗。它們是如何相互印證的？它們有哪些不同之處？你從這些差異中得到了什麼結論？
5. 在識別訊息和利用訊息時，你曾留意過自己是如何運用個人經驗的嗎？留意其他人是如何運用自己的人生經驗，但以不同方式來識別和利用訊息的。解釋兩者的差異。這兩方訊息是如何構成更完整的訊息，而非相違的？每一方的訊息都乘載著全息圖的某個獨特焦點！

【附錄B】
芭芭拉・布藍能療癒學院

芭芭拉・布藍能療癒學院（Barbara Brennan School of Healing, BBSH）是一所備受推崇的專業教育機構，致力於探索和發展療癒科學。療癒學院於1982年成立至今，吸引來自世界各地各種專業及背景的學生前來研習。學院由兩個部分組成：

療癒科學推廣

我們為對布藍能的療癒工作及著作內容感興趣的人，提供了多樣化的工作坊、講座、研討會與療癒活動。工作坊是為了讓參與者體驗到在四年制療癒科學課程中所傳授的一些相同課程。這些活動為定期舉辦，並發布於療癒學院網站的全球活動日程表（Global Events Calendar）中。按摩治療師與身體療癒師可藉此獲取進修教育學分。

布藍能療癒科學學院課程

療癒學院提供科學學士課程，以及專業研究文憑課程，兩者皆導向專業療癒科學的實踐。教程包括為期四年的課堂培訓，並輔以在家學習，包括筆試和實習考試。教師培訓另需三年學習。並提供按摩治療師與身體療癒師的進修教育學分。

培訓包括從科學角度與療癒師臨床觀察角度，來研究人體能量場（HEF）或氣場。該培訓教授人體能量場的解剖學和生理學；人體能量場的心理動力學，包括在人體能量場中顯現的能量阻塞和防衛系統；開發超感知力來感知氣場，並獲取疾病原因的相關訊息；與靈性指導靈進行通靈；哈拉療癒；核星療癒；以及多種其他療癒技術。通過深入進行旨在揭示內在獨特「療癒師」的個人功課歷程，來探索個人問題。一年五次的五日課程舉辦於美國佛羅里達州。

有關更多訊息，請至芭芭拉・布藍能療癒學院：
- 網址：www.barbarabrennan.com
- 電話：561-620-8767、800-924-2564
- 電郵：bbsh.office@barbarabrennan.com

參考文獻

Research Publications—NASA Goddard Space Flight Center

Sparkman (Brennan), B. A. "A Method to Correct the Calibration Shift Observed in a Nimbus Medium Resolution Infrared Radiometer, on the NASA Convair-990." NASA X-622-67-37.

Sparkman (Brennan), B. A., and G. T. Cherrix. "Simultaneous Cloud ALBEDO Measurements Taken with Airborne Sol-A-Meters and Nimbus II Orbiting Medium Resolution Infrared Radiometer." NASA X-622-67-49.

Sparkman (Brennan), B. A., and G. T. Cherrix. "A Preliminary on Bidirectional Reflectance of Strato Cumulus Clouds Measured with an Airborne Medium Resolution Radiometer." NASA X-622-67-48.

Sparkman (Brennan), B. A., and G. T. Cherrix, and M. S. Tobin. "Preliminary Results from an Aircraft-Borne Medium Resolution Radiometer." NASA X-622-67-445.

Brennan, B. A. "Bidirectional Reflectance Measurements from an Aircraft over Natural Earth Surfaces." NASA X-622-68-216.

Research Publications—Other Organizations

Brennan, B., and W. R. Bandeen: "Anisotropic Reflectance Characteristics of Natural Earth Surfaces." *Applied Optics* 9, no. 2 (1970).

Conaway, J., B. Conrath, B. Brennan, and W. Nordberg: "Observations of Tropospheric Water Vapor Contrasts near the ITC from Aircraft and Nimbus III During BOMEX." Presented at the 51st Annual Meeting of the American Geophysical Union, April 20-24,1970: Washington, D.C.

Dobrin, R., B. Brennan, and J. Pierrakos. *Instrumental Measurements of the Human Energy Field.* New York: Institute for the New Age,1978. Presented at Electro '78, the IEEE annual conference: Boston, 1978.

Dobrin, R., B. Brennan, and J. Pierrakos. *New Methods for Medical Electronics Diagnosis and Treatments Using the Human Energy Field.* Presented at Electro '78, the IEEE annual conference: Boston, 1978.

Books

Brennan, Barbara Ann. Hands of Light: *A Guide to Healing Through the Human Energy Field.* New York: Bantam Books, 1988.

Brennan, Barbara Ann. Light Emerging: *The Journey of Personal Healing.* New York: Bantam Books, 1993.

Brennan, Barbara. Seeds of the Spirit. Boca Raton, FL: Barbara Brennan Inc., published each year, 1998–2009. Each year a Seeds was channeled by Barbara Brennan. The 2008 Seeds is translated into Japanese; the 1998 into Spanish, as *Semillas del Espiritu.*

能量領域聖經

《光之手》系列

至今沒有任何能量療癒書能超越

《光之手》
華人界等待28年,「中文版」終於問世!

芭芭拉・安・布藍能以一位物理學家的理智清晰、具有天賦療癒師的仁心仁術,及其超過十五年(以本書一九八七年出版計算)、對五千多位以上個案與學生的觀察,為想要尋求幸福、健康及身心靈潛能者,呈現「人體能量場」極具深度的第一手研究。芭芭拉親身且引人入勝的非凡生命經歷,提供了成長、勇氣,以及意識擴展可能性的絕佳典範。本書為健康照護專業人員、治療師、身心靈療癒老師,以及想要有更好的身體、心理,並渴望獲得靈性健康的人所撰寫;對任何一種健康照護領域的專業療癒師而言,絕對值得您擁有的參考書。

JP0104
光之手1:人體能量場療癒全書
定價:**899**元

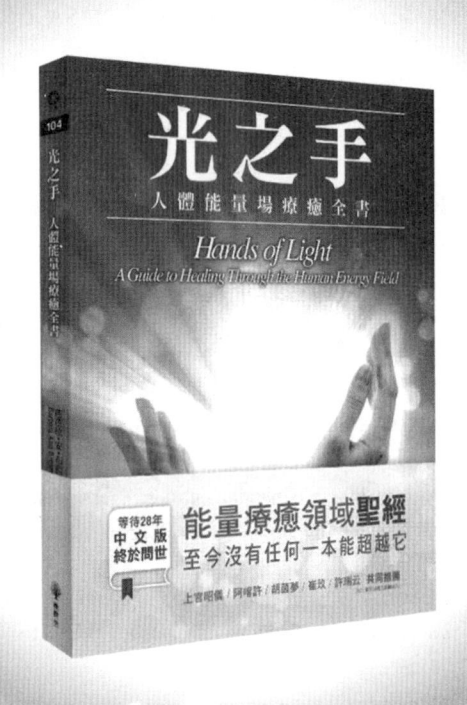

長銷不墜數十年的療癒新典範

是有志從事療癒與健康照護者必備的「教父級」經典

《光之顯現》

銜接理性科學與靈性療癒，在深度及廣度上皆有擴展

布藍能在本書增加了對人體能量場中更深度之「哈拉層」與「核星層」的描述（人體能量場中有四個維度：物質層、氣場層、哈拉層和核星層），介紹了在療癒中如何建立療癒師與醫生的合作、療癒的不同階段，還有如何從生活的各個方面改善療癒環境，以及人際關係與性格氣場結構對健康的影響等，書中呈現了健康、療癒和疾病方面的新視野。作者在多年教學和療癒實踐中逐步發現和總結出這些內容，對於有志從事靈性療癒的人，亦或走在靈性道路上需要自我療癒的人來說，都有巨大的參考價值。

JP0169

光之手2：光之顯現──個人療癒之旅‧來自人體能量場的核心訊息

定價：1200元

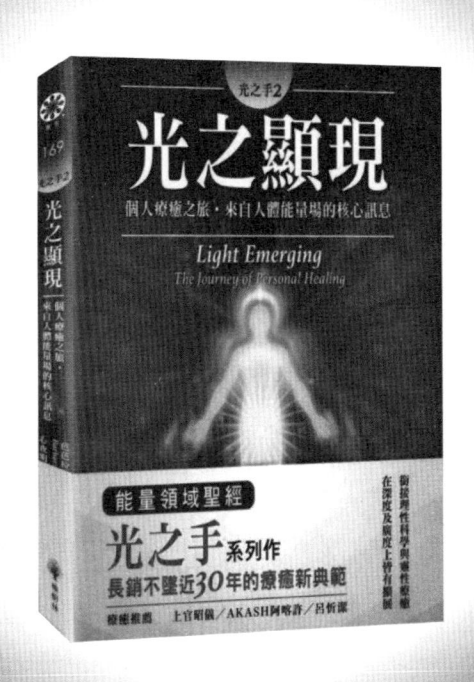

CORE LIGHT HEALING
Copyright © 2017 by Barbara Ann Brennan
Originally published in 2017 by Hay House Inc., USA

眾生系列 JP0180X

光之手3：核心光療癒──我的個人旅程・創造渴望生活的高階療癒觀
Core Light Healing: My Personal Journey and Advanced Healing Concepts for Creating the Life You Long to Live

作　　　者	芭芭拉・安・布藍能（Barbara Ann Brennan）
譯　　　者	呂忻潔、陳楷勛
審　　　校	心夜明
責 任 編 輯	劉昱伶
封 面 設 計	葉若蒂
內 文 排 版	歐陽碧智
業　　　務	顏宏紋
印　　　刷	韋懋實業有限公司

發 行 人	何飛鵬
事業群總經理	謝至平
總 編 輯	張嘉芳
出　　　版	橡樹林文化

城邦文化事業股份有限公司
115台北市南港區昆陽街16號4樓
電話：(02)2500-0888 #2736　傳真：(02)2500-1951

發　　　行／英屬蓋曼群島商家庭傳媒股份有限公司城邦分公司
115 台北市南港區昆陽街16 號8 樓
客服服務專線：(02)25007718；25001991
24小時傳真專線：(02)25001990；25001991
服務時間：週一至週五上午09：30～12：00；下午13：30～17：00
劃撥帳號：19863813　戶名：書虫股份有限公司
讀者服務信箱：service@readingclub.com.tw

香港發行所／城邦（香港）出版集團有限公司
香港九龍土瓜灣土瓜灣道86號順聯工業大廈6樓A室
電話：(852)25086231　傳真：(852)25789337
Email：hkcite@biznetvigator.com

馬新發行所／城邦（馬新）出版集團【Cité (M) Sdn.Bhd. (458372 U)】
41, Jalan Radin Anum, Bandar Baru Sri Petaling,
57000 Kuala Lumpur, Malaysia.
電話：(603) 90563833　傳真：(603) 90576622
Email：services@cite.my

初版一刷／2021年4月
二版一刷／2024年8月
ISBN／978-626-7449-24-0（紙本書）
ISBN／978-626-7449-28-8（EPUB）
定價／799元

城邦讀書花園
www.cite.com.tw

版權所有・翻印必究（Printed in Taiwan）
（本書如有缺頁、破損、倒裝，請寄回更換）

國家圖書館出版品預行編目（CIP）資料

光之手3：核心光療癒：我的個人旅程.創造渴望生活的高階療癒觀／芭芭拉・安・布藍能（Barbara Ann Brennan）著；呂忻潔,陳楷勛譯. -- 二版. -- 臺北市：橡樹林文化出版：英屬蓋曼群島商家庭傳媒股份有限公司城邦分公司發行, 2024.08
　面　；　公分. --（眾生；JP0180X）
譯自：Core light healing : my personal journey and advanced healing concepts for creating the life you long to live.
ISBN 978-626-7449-24-0（平裝）

1.CST：心靈療法　2.CST：能量

418.98　　　　　　　　　　113010445

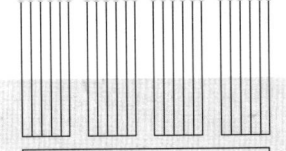

廣告回函
北區郵政管理局登記證
北台字第10158號
郵資已付 免貼郵票

115 台北市南港區昆陽街 16 號 4 樓

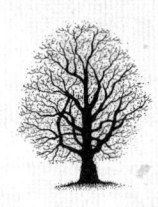

城邦文化事業股份有限公司
橡樹林出版事業部　收

請沿虛線剪下對折裝訂寄回，謝謝！

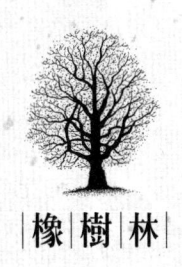

橡樹林

書名：光之手 3：核心光療癒——我的個人旅程‧創造渴望生活的高階療癒觀
書號：JP0180X

橡樹林文化
讀者回函卡

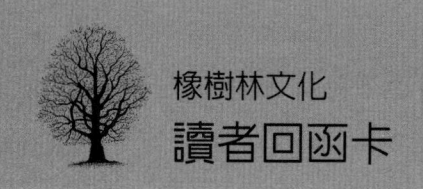

感謝您對橡樹林出版社之支持，請將您的建議提供給我們參考與改進；請別忘了給我們一些鼓勵，我們會更加努力，出版好書與您結緣。

姓名：＿＿＿＿＿＿＿＿＿＿＿＿　□女　□男　生日：西元＿＿＿＿＿年

Email：＿＿＿＿＿＿＿＿＿＿＿＿＿＿＿＿＿＿＿＿＿＿＿＿＿＿

● 您從何處知道此書？

　□書店　□書訊　□書評　□報紙　□廣播　□網路　□廣告DM　□親友介紹

　□橡樹林電子報　□其他＿＿＿＿＿＿＿

● 您以何種方式購買本書？

　□誠品書店　□誠品網路書店　□金石堂書店　□金石堂網路書店

　□博客來網路書店　□其他＿＿＿＿＿＿＿

● 您希望我們未來出版哪一種主題的書？（可複選）

　□佛法生活應用　□教理　□實修法門介紹　□大師開示　□大師傳記

　□佛教圖解百科　□其他＿＿＿＿＿＿＿

● 您對本書的建議：

＿＿＿＿＿＿＿＿＿＿＿＿＿＿＿＿＿＿＿＿＿＿＿＿＿＿＿＿＿＿＿＿

＿＿＿＿＿＿＿＿＿＿＿＿＿＿＿＿＿＿＿＿＿＿＿＿＿＿＿＿＿＿＿＿

＿＿＿＿＿＿＿＿＿＿＿＿＿＿＿＿＿＿＿＿＿＿＿＿＿＿＿＿＿＿＿＿

＿＿＿＿＿＿＿＿＿＿＿＿＿＿＿＿＿＿＿＿＿＿＿＿＿＿＿＿＿＿＿＿

非常感謝您提供基本資料，基於行銷及客戶管理或其他合於營業登記項目或章程所定業務需要之目的，家庭傳媒集團（即英屬蓋曼群商家庭傳媒股份有限公司城邦分公司、城邦文化事業股份有限公司、書虫股份有限公司、墨刻出版股份有限公司、城邦原創股份有限公司）於本集團之營運期間及地區內，將不定期以MAIL訊息發送方式，利用您的個人資料於提供讀者產品相關之消費與活動訊息，如您有依照個資法第三條或其他需服務之務，得致電本公司客服。

我已經完全瞭解左述內容，並同意本人資料依上述範圍內使用。

＿＿＿＿＿＿＿＿＿＿＿＿＿＿（簽名）